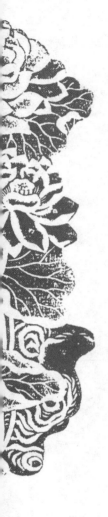

陈国权 编著

陈国权八法验案

经方临证要旨

中国科学技术出版社
·北 京·

图书在版编目（CIP）数据

陈国权八法验案：经方临证要旨 / 陈国权编著 . —北京：中国科学技术出版社，
2018.5（2024.6 重印）

ISBN 978-7-5046-7969-7

Ⅰ . ①陈… Ⅱ . ①陈… Ⅲ . ①中医临床—经验—中国—现代 Ⅳ . ① R249.7

中国版本图书馆 CIP 数据核字（2018）第 034465 号

策划编辑	王久红　焦健姿
责任编辑	黄维佳
装帧设计	华图文轩
责任校对	龚利霞
责任印制	徐　飞

出　　版	中国科学技术出版社
发　　行	中国科学技术出版社有限公司销售中心
地　　址	北京市海淀区中关村南大街 16 号
邮　　编	100081
发行电话	010-62173865
传　　真	010-62173081
网　　址	http：//www.cspbooks.com.cn

开　　本	710mm×1000mm　1/16
字　　数	300 千字
印　　张	16.5
版　　次	2018 年 5 月第 1 版
印　　次	2024 年 6 月第 2 次印刷
印　　刷	河北环京美印刷有限公司
书　　号	ISBN 978-7-5046-7969-7/R・2218
定　　价	58.00 元

（凡购买本社图书，如有缺页、倒页、脱页者，本社销售中心负责调换）

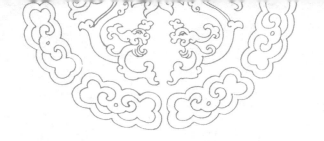

编著者名单

编　著　陈国权

协　编　孟立锋

编　者　（以姓氏笔画为序）

王仁礼（湖北中医药大学）

石　乔（山西中医药研究院）

李瑞洁（湖北中医药大学）

张志峰（湖北中医药大学）

陈国权（湖北中医药大学）

孟立锋（广西中医药大学）

周　益（湖北中医药大学）

秦　丽（解放军医学院）

学术秘书　张　勇（武昌陈国权中医内科诊所）

陈丽霄（武昌陈国权中医内科诊所）

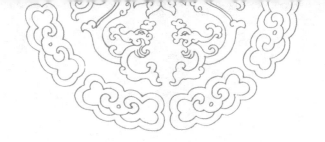

编著者简介

陈国权 湖北中医药大学教授，湖北省首届老中医药专家学术经验继承工作指导老师。曾任中华中医药学会仲景专业委员会副主任委员并兼临床组组长，湖北省中医药学会仲景学术分会副主任委员及湖北省科协委员。

陈国权研习《金匮要略》近 40 载；传道《金匮要略》万余学时；授业《金匮要略》学术讲座约百场；解惑于海内外 40 余家报、刊，发表以《金匮要略》研究为主的学术论文 100 余篇；主编、副主编全国高等中医药院校首版七年制、本科第 7 版、首版研究生教材《金匮要略》《金匮要略讲义》《金匮要略理论与实践》等。

其擅长习用经方，并辅以时方，立足脏腑辨证论治常见病、多发病及疑难杂症；提倡"凡杂病多关乎五脏六腑""卧不安则胃不和""补气者必当先益血""通畅元真"；认为张仲景治"咽干口燥""手足烦热"等脾胃阴阳两虚的小建中汤开创了"甘温除热"之先河。虽年逾古稀仍耕耘于湖北中医药大学（带徒、临证）、武昌陈国权中医内科诊所，济世救人。

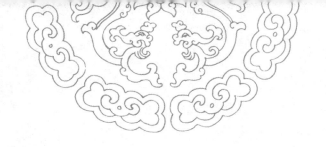

内容提要

  鉴于现行教材《方剂学》之八法部分内容尚欠完备，不利于临床灵活使用经方、时方。本书基于《黄帝内经》《金匮要略》《伤寒论》之八法证治，结合清·程钟龄《医学心悟·医门八法》之要义，着眼于临床证治，系统并相对完善了"八法"内涵。全书八法之内每法均按肝、心、脾、肺、肾及多脏腑分节，以应《金匮要略》之脏腑相关理论及脏腑辨证方法。本书既利杏林学子、中青年中医师学业精进，亦可予长期从事临床工作的中医专家启发、借鉴和裨益。

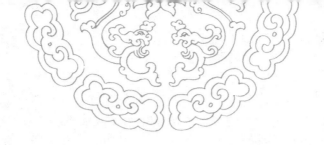

自　序

　　《经方临证要旨——内科病证验案析》（医案第一辑）问世后，受到中医尤其是中青年中医及杏林学子的普遍好评，被认为是一部将中医经典特别是《金匮要略》理论与实践相结合的好书。广大读者对《伤寒论》《金匮要略》等中医经典之方、后世名著之方即时方，以及有所加减的协定处方（简称"协"），非常感兴趣，称赞书中内容易学好记、有章可循，便于临床对号入座和复制。连老资格的河北某《金匮要略》专家也给予充分肯定，并热诚建议干脆在处方中将"协"方完全展开，以方便读者阅览。但考虑使用协定处方是中医的传统做法，既然中青年中医及杏林学子都十分欢迎，或许是出于从众心理，抑或是"欺老不欺少"思想作祟，恕只能忍痛割爱，一如既往。湖北中医药大学的研究生处尚把拙著作为奖品赠送给品学兼优的硕博士生。也正是在此等建议及鼓励下，促成了《陈国权八法验案——经方临证要旨》（医案第二辑）问世。

　　受清·程钟龄《医学心悟·首卷·医门八法》的启迪，鉴于《方剂学》对汗、吐、下、和、温、清、补、消八法的解释尚欠完备，不利于临床正确地使用经方、时方，并扩大其使用范畴，促使我撰著此书。例如汗法，历来多认为服用公认的发汗剂后当有汗出，但事实并非尽然，本书第1章即有不少"汗法验案"均使用了具有"利小便发汗"之功的五苓散，但患者复诊时并未言及有汗出，而其风、寒、湿、热等邪气却烟消云散，我称之为"隐汗"。如同人体内的痰湿既有有形，也有无形一般。有的患者从表面看无便溏、四肢困倦、饮食不香、苔白厚或白滑等痰湿征，但一经切脉则可见脉滑或脉濡或脉缓或脉细，皆痰湿之征也。况且药后的汗出并非尽从皮肤，有的是从口鼻而散。同时从临床看非发汗剂者反可致汗出。此外，其不"在皮者"，同样可以汗而发之，如《金匮要略·水气病》"心下坚，大如盘，边如旋杯，水饮所作"，而用桂枝去芍药加麻辛附子汤后"当汗出"；又例如吐法，昔日强调从口中而吐者方谓之吐，而从口鼻而散者则视而不见，这违背了《素问·阴阳应象大论篇》"酸苦涌泄为阴"之"涌"旨。《黄帝内经》虽强调"其高者，因而越之"，但临床实践证明，其不"高"即在中者同样可以"因而越之"。还如下法，历来多注重攻"其下"，少有注重攻其"中"，更极少知晓攻其上，《金匮要略》的"肺痈喘不得卧"及"支饮不得息"皆用葶苈大枣泻肺汤，即是病在上者也可攻泻的典型例证。至于和法，注重用小柴胡汤和解少阳者多，这是和法的"狭"义，而对于其广义的"和"有时会被忽略。尽管人们在临床实践中每每以调和营卫、调和阴阳、调和气血辨治常见病、多发病乃至疑难杂症，却忽略人体部位上的调和。从《黄帝内经》到《金匮要略》，均有调和上下、调和前后二阴及调和左右的论述及证治。特别是和法既可从一方中体现，也可从合方中体现，还可以从某一疾病的总体治法或治则上予以体现。痰饮病强调以温药"和"之即是其中代表。而《金匮要略》对水气病的治疗强调"腰以下肿，当利小便；腰以上肿，当发汗乃愈"，前者临床表现体现了"腰以下"不能与"腰以上"和，故用利小便法使腰以下能与腰以上平调；同样后者临床表现体现了"腰以上"不能与"腰以下"和，故用发汗法使"腰以上"能与"腰以下"和，此悉因上下失调而治之使和也。谈及消法，过去只强调消宿食、燥屎、痰饮及瘀血等有形之邪，而忽略了尚可消风、暑等无形之邪，对于在消法框架下客观存在的分消法，如上下分消、表里分消及前后分消却被忽略。如此等等，都应当完善于现行的《方剂学》之中，让教材也能得以创新和发展，紧跟时代的步伐，与时俱进。

陈国权

戊戌年甲寅月

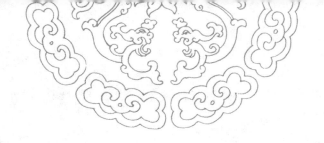

编著说明

1. 2013 年 2 月—2015 年 9 月保存比较完整的医案约 1500 个,本书所载 241 个医案正是从中挑选而来,全系皮外疾病及内科病证(其中不乏儿科疾病),并按汗、吐、下、和、温、清、补、消八法统领之,故定名为《陈国权八法验案——经方临证要旨》。在每章之内均按肝、心、脾、肺、肾及多脏腑分节,以充分展示《金匮要略》的脏腑相关理论及脏腑辨证方法。

2. 凡所用主方(多指医案中两方或两方以上合用的首方)相同而次方及加味药不同者,均被选择性地纳入,并依次集中排列,以方便杏林学子及中青年医师等同中见异(即同方治异病,主治方同而所加之方、之药有异)。

3. 本书的病证名绝大多数出自中医学,其间只有少数是西医学病名,如肺癌、结肠癌、支气管扩张、痛风、强直性脊柱炎、荨麻疹、颈椎病、高血压等。

4. 医案之末的"按语"应出版社要求创新为"赏析"(弟子书)与"解析"(本人写)。凡两案或两案以上需要作比较者则在医案之末设"又"之栏目,以便读者同中知异。

5. 75 个协定处方(简称"协")非经方即时方,除极少数药味的用量维持了原比例(如桂枝茯苓丸、当归贝母苦参丸及四物汤均等量,肾气丸的 8 味药维系8 : 4 : 4 : 3 : 3 : 3 : 1 : 1)外,其余"协"的药物用量全系本人逐渐摸索出来的,但仅在武汉乃至湖北地区适用,其他地域同道请勿照搬,还是因地、因人、因时制宜为好。

6. 每个医案之首均用一句话即 7 个字来概括该医案主诉证的治法特点(其中有部分兼顾了次要证的治法),如"发汗理血补肝肾""养阴祛风理下焦""无效守方促水到"等,虽不尽严谨,但在一定程度上能达到提纲挈领的目的。

7.《黄帝内经》中的"藏府"、《金匮要略》中的"臟腑"等一律保持原貌,而不作"脏腑"。《金匮要略》《伤寒论》《神农本草经》《备急千金要方》《外台秘要》《诸病源候论》《三因极一病证方论》及《金匮要略心典》等也一律保持原称谓。但少数已发表论文中的称谓则基本维持原貌。《金匮要略》的"栝蒌"在处方中一律作"瓜蒌"，但在引用其原文时则不做修改。

8. 病案中的天、小时、分钟、厘米分别用"d""h""min""cm"表示，但有些内容在叙述过程中仍然用"血压"等表示，如"高血压""血压高"等。

9. 为了节约版面，每个医案中药物的煎服法一律省略，极个别者例外。凡外感病，药物加水浸泡 30min，用武火煮沸后改用文火煮 15 ～ 20min；凡内伤病，药物加水后同样浸泡 30min，用武火煮沸后改用文火煮 30 ～ 40min。然后将 2 次所得药液混合，再煮至 500ml，成人每日分 3 次、儿童 2 ～ 3d 内分 6 ～ 9 次，于饭前 1h（内伤病证）或饭后 1h（外感、在上病证）温服。制附片、制川乌、制草乌等有毒药一般都无须先煎（个别体质特虚者例外）。服法：蜜丸或水泛丸每次 10 ～ 12g，每日 3 次。膏剂每次 15 ～ 20ml，每日 3 次。均用温开水吞服或冲服。

10. 本书中有少数医案已公开发表，在纳入本书时为了保持体例一致，故在格式和具体内容上都做了必要的修润。凡在【赏析】群中所见【解析】者均为编著者已发表的论文。

11. 本书第 1、2 章由陈国权编撰，第 3 章由李瑞洁、石乔编撰，第 4 章由张志峰编撰，第 5 章由王仁礼编撰，第 6 章由周益编撰，第 7 章由秦丽编撰，第 8 章由孟立锋编撰，其他内容概由陈国权编撰。署名均在每章之末，有极少数在某案之末插入的署名，只代表所署名案例，这是因为当初在将医案按八法分类欠当所造成的。

12. 广西中医药大学第一临床医学院的孟立锋博士及解放军医学院的中医科秦丽博士积极参加了本书的撰写工作，湖北中医药大学的陈炜炜、戴征浩、曾晨、汪帅及王思琪等协助本书做了大量工作，特一并致谢。

书中如有疏漏，敬请杏林学子、中医同道不吝教正，以便再版时酌情纳入，以光篇幅。

编著者

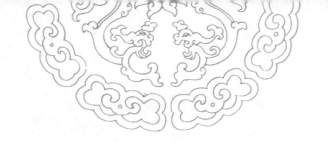

目　　录

第 1 章　汗法验案

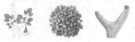

第 2 章　吐法验案

第 3 章　下法验案

第 4 章　和法验案

第 5 章　温法验案

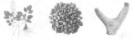

第6章　清法验案

第7章　补法验案

第8章　消法验案

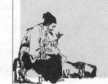

第1章　汗法验案

汗法是通过开泄腠理、平调阴阳及调和营卫等而使邪气从肌表排出人体的方法。《素问·阴阳应象大论篇》曰"其有邪者，渍形以为汗；其在皮者，汗而发之"，可视为汗法的理论源泉。前者邪气相对在表，故用药物煎水熏洗肌肤，使邪从汗解。后者邪气相对在里，故用药物煎水内服，使邪气从肌表汗解。前者在客观上未引起后世的重视和研究，而大多注目于后者。后者也并非尽然，即邪气不在皮者，亦可使之从汗解，最典型者莫过于《金匮要略·水气病脉证并治第十四》"心下坚，大如盘，边如旋杯，水饮所作，桂枝去芍药加麻辛附子汤主之"这一条了。其方后注云"当汗出，如虫行皮中，即愈"。很显然，作为邪气的水饮并非在皮，而是在里、在"心下"即胃脘，但通过内服桂枝去芍药汤后，营卫得以和调，加之麻辛附子振复肾阳（即所谓"见胃之病，知胃传肾，当先实肾"），卫气得以畅行于体表（"如虫行皮中"即卫气畅行之征），水饮得以从汗而解，这是军事上"无势者，造其势"理论在中医治法学上的体现。

汗法具有解表、透斑疹、消肿、发散以及消散疮疡等作用。一般而言，对于外感六淫之邪的表证，乃至虽邪气在表，但并无表证即无恶寒发热者，如黄褐斑、西医学的带状疱疹等，还有麻疹初起、疹点隐隐不透、水气病腰以上肿甚、疮疡初起有表证等，欲其透邪外达者，均可使用汗法。由于病情的寒热偏颇、邪气的兼夹多寡、体质的类型强弱有别，故汗法在总体上又有温凉之异，以及汗法与补法、下法等其他治法的综合运用等。

纳入汗法验案的原则是，多数案例邪气在表，此其一。其二，所使用的方剂具有发汗之功（如具发汗、利尿之力的五苓散），但服药后多数并无明显汗出，我称

之为"隐汗",而以在表的邪气是否被驱除为衡量标准。但少数案例并未使用具有发汗之功的方药,但患者服药后收到了汗出之效,此正胜则邪出也。如年逾古稀的患者,以左膝关节疼痛(被西医诊断为骨刺)为主诉就诊,服用《金匮要略》治寒湿历节的乌头汤合后世的桃红四物汤加味后即汗出,且持续达1周之久,就是典型的例证。后改服逍遥丸合六味地黄丸(量各半)后,全身瘙痒(除胸部外),半个月后膝关节疼痛奇迹般消失(因西医断言不可逆转),此说明"痒"不仅可以"泄风",尚可"泄湿",因患者服药前的苔白、边齿印已不复存在(患者大小便的数和量均无增加,此说明体内尤其是流注于膝关节之湿从肌肤乃至口鼻而散)。该患者并无恶寒发热的表证,反而是脉细略沉、舌红偏淡、苔白,按寒湿历节兼血虚而瘀辨证用药,10剂药服毕后,虽疼痛仅略有减轻,但体内的湿乃至于寒,至少部分从汗解,故膝关节较服药前为轻松,且迈步也较自如。该案例与上述《金匮要略》气分证用桂枝去芍药加麻杏附子汤同理,即邪不在表而在里、邪不在上而在下,但同样可汗而发之。而乌头汤在人们心中并非发汗之剂,而只是散寒除湿而已。

汗乃心之液,这是就生理状态而言,但在病理状态下,五脏六腑的功能异常皆可导致汗出,故《素问·经脉别论篇》有"疾走恐惧,汗出于肝""惊而夺精,汗出于心""摇体劳苦,汗出于脾""持重远行,汗出于肾""饮食饱甚,汗出于胃"等论(2005年我的硕士生曾江琴等总结了田玉美教授辨治盗汗的经验,我在审阅时即加入了上述《素问》关于脏腑汗的论述,之后方将这篇经验总结定名为《田玉美从五脏辨治盗汗》,后发表于《湖北中医学院学报》2006年第1期上)。至于肺汗,《素问》虽未径言,但包括《灵枢》在内的《黄帝内经》却有不少间接论述,如《素问·藏气法时论篇》"肺病者、喘咳逆气,肩背痛,汗出"、《素问·脉要精微论篇》"肺脉……其耎而散者,当病灌汗"及《灵枢·邪气藏府病形》"肺脉……缓甚为多汗……头以下汗出不止"即是。由此可见,在病理状态下,肝、心、脾、肺、肾及胃均可致汗出,将其推而广之,可以说"五脏六腑皆令人汗,非独心也",在我的启发下,弟子柯峰、秦丽先后提出并正式撰写《五脏六腑皆令人汗,非独心也——陈国权教授治汗证验案举隅》之文。张仲景的《金匮要略》大大地继承并丰富了《黄帝内经》的汗证理论,不仅有五脏汗、胃汗,尚有大肠汗及多脏腑之汗。故本章涉及肝汗、脾汗、肺汗、肾汗及多脏腑之汗。

本章40案初诊所用协定处方按使用频率多少依次为:协2(35)、协4(18)、协19(9)、协15(7,其中4方加桃仁红花)、协11(5)、协72(3)、协21、协49、协39、协28及协10(各2,其中协49有1案去制何首乌)、协7、协33、协

35、协 25、协 47、协 70、协 6、协 14、协 8、协 29、协 37、协 41 及协 22（各 1，其中用协 22 者加葛根、炙麻黄，协 8 者加桂枝、附子）。很显然，具有发汗之功的协 2 即五苓散使用频率最高。协 72、协 28、协 10、协 6、协 29 及协 22（加葛根、炙麻黄）同样具备发汗之功，只是多为"隐汗"而已。

❧ 第一节　肝　　汗 ❧

一、养肝健脾除湿浊

带状疱疹

李某，女，64 岁。2005 年 9 月 12 日初诊。

发现带状疱疹 6d。

6d 前患者头部、颈部突发带状疱疹，经用土法治疗，略有好转。现左侧头部及颈部疼痛酸软，伴头晕、耳鸣。口干不欲饮，乏味，大便干。脉沉弦，微数，舌边尖红，苔中根部白。证属肝肾阴虚，脾虚湿滞。治宜滋养肝肾，健脾利湿。方投协 4+ 协 2+ 板蓝根 12g，栀子 10g，黄芩 10g，川芎 10g，郁金 10g，薏苡仁 20g。7 剂。

2005 年 9 月 22 日患者专程来告，上药服毕诸症渐减，以至基本消失。唯颈部略痒，偶微痛。于是自作主张继服 3 剂，欲巩固疗效。

> **解析：** 脉沉弦而微数、舌边尖红、苔中根部白及口干不欲饮说明肝肾阴虚，且不乏少量热邪，中下焦湿浊较盛。况伤于风者上先受之，故带状疱疹发生于头部、颈部，且伴头晕、耳鸣。以协 4（一贯煎）养肝肾之阴，加黄芩、川芎及郁金调畅胆经以利于肝肾之阴的恢复。再以协 2（五苓散）加薏苡仁以健脾发汗除湿，加板蓝根、栀子以清热解毒。

二、健脾发汗兼养阴

腹背汗斑

雷某，女，19 岁。2007 年 6 月 14 日初诊。

3

腹背汗斑约 2 年。

患者念高中即发现腹背汗斑，近半年尤剧，冬日稍轻，不痒。手足心汗出，口干喜水，纳呆。有时月经先期，6～7d 方尽。便秘，尿黄。脉数，舌红，苔少。证属肝肾阴虚，脾湿兼风。治宜滋养肝肾，发汗祛风。方投协 4+ 协 2+ 地肤子 10g，白鲜皮 10g，茵陈蒿 20g，焦山楂 15g，黄柏 10g，玄参 10g，牡蛎 3g。7 剂。

2007 年 6 月 21 日二诊。汗斑略稀，汗略减，纳略增，大便调。脉舌同上。守上方，加协 33。7 剂。

至 2007 年 7 月 5 日四诊时，汗斑方稀疏。

> **解析**：从脉舌看系一派肝肾阴虚且有热之象，而其症——腹背汗斑、手足心汗出、口干喜水及纳呆等，则病在脾胃，即脾虚有湿，其所以近半年加剧，是因为时逢春夏，自然界风、湿常在，每易犯人。故首选协 4（一贯煎）加玄参、黄柏养肝肾肺之阴，退其虚热，寓"增水行舟"之意，故其便秘、尿黄亦多减，甚或消失，且有利于月经的按时来潮。次选协 2（五苓散）加焦山楂、茵陈蒿、牡蛎健脾发汗，和胃运湿，地肤子、白鲜皮祛风，共奏汗斑从汗解之效，故四诊时述汗斑稀疏。

三、发汗理血补肝肾

全身皮肤瘙痒并粟粒疹

刘某，男，65 岁。2005 年 8 月 5 日初诊。

全身瘙痒 10 年。

患者 10 年前原因不明地突发四肢继之全身的瘙痒，起粟米大小颗粒，抓之渗血，久而久之，瘙痒处皮色变深。经皮肤科给予抗过敏药物及外搽药物治疗，症状得以短暂控制，但不久即复发。医生告知，此症已"治不好"了，只能如此。刻诊：全身皮色均较深，双上肢肘关节以上满布肉疙瘩，压之不痛、不红，但略痒，胸腹、背部及两膝以下亦略痒。久行或久立均大腿麻木。胃脘偶尔悸动，大便每日 1 行，质稀。脉微数，左寸略弱，舌边尖红，苔中白。证属肝肾阴虚，湿胜血滞。治宜发汗理血，滋养肝肾。方投协 4+ 协 2+ 延胡索 10g，赤芍 10g，川牛膝 10g，丹参 15g，川厚朴 10g，地肤子 10g，白鲜皮 10g。7 剂。

2005 年 8 月 12 日二诊。颈部略痒，余痒皆除。守上方，加知母 10g。7 剂。

2005年9月3日三诊。药未尽而痒尽除。患者以为已痊愈，岂料昨日双上肢肘关节以下略瘙痒，左下肢胫侧（足三里下方）亦略瘙痒（此处有癣疾）。便溏，尿黄。脉略数，舌边尖红，苔中薄黄。守上方，去赤芍、川厚朴，加栀子10g、黄柏10g。7剂。

2005年9月10日四诊。上药服毕3剂，瘙痒消失。但前日背部及左上肢偶尔瘙痒。癣疾处配合外搽膏剂，竟亦痒除，且已结痂（这是过去所没有过的）。特别是双上肢的肉疙瘩已无踪迹，患者喜不自禁。脉数，舌红，苔白。守上方，加金银花15g。7剂。

> **解析**：患者舌边尖红乃肝肾心阴虚之征，不仅血虚生风，而且阴虚亦生风（脉左寸略弱，征心血虚），加之疏泄紊乱，两者相合而致瘙痒。大便溏、苔中白，皆为湿盛之象。湿邪困脾则四肢肌肉失主，在下则可表现为麻木。脾湿传胃则有时胃脘悸动，湿邪泛滥，肌肤失养也加重其瘙痒，故治宜两方合化。其中协4（一贯煎）养肝肾之阴以息风，协2（五苓散）加地肤子、白鲜皮、川厚朴健脾除湿，发汗祛风以除其瘙痒。加丹参、延胡索、赤芍及川牛膝养血活血，血行则风自灭。

四、健脾养肝除风热

面部痒、红

郝某，女，33岁。2014年3月21日初诊。

面部痒、红5个月，加重1周。

患者自2013年11月起即面部发痒、发红，近1周复发加剧，每因食辛辣食物而诱发，熬夜或饮咖啡亦复发，被市第一医院诊断为皮炎。容易上火（常饮菊花茶、玫瑰花茶）。脉微数，舌红，苔微黄。证属阴虚兼瘀，脾湿风热。治宜滋阴通络，健脾解表。方投协4+协2+桃仁10g，桑叶10g，防风10g，地肤子10g，白鲜皮10g，蝉蜕10g，苦参10g，薏苡仁20g。7剂。

2014年4月1日二诊。服上方后红疹减轻，但停药2d后有所反弹。脉舌同上。守上方，加夏枯草10g。7剂。

2014年8月29日因他证就诊时述上证尽愈。

解析：面部发痒、发红结合脉微数、舌红、苔微黄看，为风热袭表，脾虚有湿所致。每因食辛辣食物而诱发，熬夜或饮咖啡亦复发，说明脾胃中素有湿邪，尤其是热。内外之邪相合，故每易发病。首选协4（一贯煎）养肝肾之阴，使疏泄正常，不致乘克脾土，而诱发面部痒红。加桃仁活血以助肝气之调畅。次选协2（五苓散）健脾运湿发汗。加苦参、薏苡仁以助除湿之力，加桑叶、防风、蝉蜕、地肤子、白鲜皮以清热祛风、解毒止痒。故首诊则病去大半，再诊加夏枯草一味，以强清肝热之力，则病豁然。

五、养阴健脾解风热

皮肤瘙痒并局部丘疹

杜某，女，75 岁。2013 年 6 月 11 日初诊。

皮肤瘙痒 1 个月。

患者 1 个月前即感皮肤瘙痒，局部呈块状（服西药无效）。口干不欲饮，食苹果则下肢痉挛。后项不适或胀。坐卧 10 余年（练过功）。大便干，尿黄臭。血糖偏高。脉弦结，舌红，苔少而白。血压 136/50mmHg。证属肝肾阴虚，脾湿兼风。治宜滋养肝肾，健脾发汗。方投协 4+ 协2+ 防风 10g，连翘 10g，柴胡 10g，制香附 10g，郁金 10g，薏苡仁 20g，苦参 10g，知母 10g，天花粉 15g。7 剂。

2013 年 6 月 25 日二诊。瘙痒本愈，行走轻松，但停药则反弹。现瘙痒依然，后项稍适，大便调，尿臭轻微。脉弦，舌红，苔白根黄。守上方，加白鲜皮 10g，黄柏 10g。7 剂。

2013 年 8 月 8 日三诊。上症俱失。现左胸隐痛约 1 周，或腰痛、两太阳穴附近疼痛，视物模糊，尿频。脉细，偶结，舌红，苔少，中根微黄。改投协 4+ 协 11+ 菊花 10g，沙苑子 10g，黄芩 10g，川芎 10g，延胡索 10g，旋覆花（布包）10g，丹参 15g，天花粉 20g，黄芪 20g，桑寄生 15g，小茴香 6g，夏枯草 15g。7 剂。

解析：皮肤瘙痒、局部呈块状与脉弦结、舌红、苔少合参，知肝肾阴虚，气机阻滞，传病于脾，湿邪内生及肌肉失主是本案的基本病机。实践证明，凡血糖偏高者，其食欲多偏强，而该患者口干却不欲饮，脾湿之象也。食苹果后恐系增加了脾之湿气，甚或伤及脾阳，进而侮肝传肾则下肢痉挛。脾湿累肺则太阳经气不利致后项不适或胀。脾湿化热传下焦则大便干、尿黄臭。是以投协 4（一贯煎）养肝肾之阴，加柴胡、制香附、郁金疏肝理气活血，使补而不滞。协 2（五苓散）健脾运湿发汗。加防风、连翘以祛风清热，薏苡仁、苦参以强利湿燥湿之力，知母、天花粉养阴生津以除热。肝肾脾肺四脏兼顾，是以初诊告捷。

又：上述 5 案皆用协 4 合协 2，所治皆为皮外疾病，盖基本病机都不离肝肾阴虚、脾虚有湿也。但所加之药的功用略有不同：案 1 调畅胆经、解毒活血以除疱疹，案 2 清热养阴兼祛风，案 3 活血养血兼祛风，案 4 兼清热祛风理血，案 5 疏肝理血。此同中之异也。

六、养阴健脾除热毒

面部青春痘

李某，男，21 岁。2010 年 10 月 16 日初诊。

面部青春痘复发约 5 个月。

患者自诉 3 年前念大一时即面部生青春痘，经治疗有所好转。今年 5 月第 3 次复发，或压痛，或挤出少许白色黏液。或口干。余尚可。脉微数，舌红，苔白。证属阴虚风热，脾虚有湿。治宜养阴清热，健脾祛风。方投协 4+ 协 2+ 协 19+ 桑叶 10g，金银花 10g，薄荷 6g，夏枯草 15g。7 剂。

2010 年 10 月 30 日二诊。上症略减，夜晚口干，余可。脉舌同上。守上方，加瞿麦 30g。7 剂。

2010 年 11 月 11 日三诊。上症又减，但有新生红点。脉略数，舌红，苔白。守上方，加大黄 10g。10 剂。

2010 年 11 月 26 日四诊。红疹略褪，唇干，有时入睡难。脉细，舌红，苔微黄。守上方，加炒酸枣仁 15g，天花粉 15g。10 剂。

解析：从口干及脉微数、舌红看可知本案偏于阴虚有热，其次是脾湿兼风。青春痘或压痛，或挤出少许白色黏液说明本案湿热兼具，但热重于湿，且与风毒相合。首选协 4（一贯煎）合协 19（导赤散）养肝肾心之阴以清热，次选协 2（五苓散）健脾发汗，加桑叶、金银花、薄荷及夏枯草以强清热祛风之力。由于有大队养阴之药，故虽除湿清热，而无伤阴之弊，况养阴能助脾的发汗之力。

七、养肝健脾除风热

面部青春痘

李某，女，18 岁。2012 年 4 月 29 日初诊。

面部青春痘约 7 年。

患者 7 年前月经初潮不久即面部生青春痘，与季节及月经无明显关联。手指互相接触后即起水疱、脱皮、瘙痒。昨天发现左上肢近肩处皮肤粗糙。有时口干，但饮水少。经前及经行 1～3d 轻微腰、腹、胸俱痛。或白带偏多，有腥味，余可。脉略弦，舌红，苔薄白。证属阴虚脾湿，风热袭表。治宜健脾养阴，祛风清热。方投协 4+ 协 2+ 协 19+ 苦参 10g，茵陈蒿 20g，连翘 10g，桑叶 10g，地肤子 10g，白鲜皮 10g。7 剂。

2012 年 5 月 5 日二诊。感觉尚好。守上方。7 剂。

2012 年 5 月 19 日三诊。昨日变应性鼻炎复发，流清涕，恶风。两目干涩。近 2d 大便偏稀。脉微数，舌红，苔白。改投协 4+ 协 19+ 苍术 10g，玄参 10g，白芷 8g，辛夷 10g，荆芥 10g，防风 10g，野菊花 10g，桑叶 10g，沙苑子 10g。7 剂。

2012 年 6 月 3 日四诊。面部青春痘已不明显，有皮肤划痕征。鼻塞，流清嚏，咽干。近 2 周睡时易惊醒。脉细，舌红，苔白。再改投协 25+ 黄芪 20g，防风 10g，辛夷 10g，苍术 10g，白芷 8g，制何首乌 15g，黄芩 10g，制胆南星 6g，郁金 10g，炒莱菔子 10g，焦山楂 20g。7 剂。

解析：面部青春痘多责之于脾，口干但饮水少，足证气不布津，脾虚湿盛。起水疱、脱皮、瘙痒、左上肢近肩处皮肤粗糙皆属风热相合，扰于脾肺所致。脾湿反侮于肝，风热袭肺，传病于肝，日久致肝阴虚气滞，故脉略弦、舌红。月经关乎肝，正因此故，经前及经行 1～3d 轻微腰、腹、胸俱痛。用协 4（一贯煎）合协 19（导赤散）养肝肾心之阴，兼清心热，加连翘、桑叶、地肤子、白鲜皮清热祛风止痒。再用协2（五苓散）加茵陈蒿即茵陈五苓散合苦参健脾发汗，除湿活血。

八、理脾养阴祛风热

全身皮肤瘙痒伴红色斑疹

王某，女，36岁。2006年10月9日初诊。

全身皮肤瘙痒起红疹近1年，减轻2个月。

患者1年前因胃痛而继发全身皮肤瘙痒伴红疹，经市一医院确诊为慢性荨麻疹，先后经该院和省人民医院治疗后基本得到控制。现皮肤可见散在的斑点，以胸部为剧。手足心汗出，伴恶寒。自诉脱发约5年，常头昏，易感冒，右侧头部及颈部常发疼痛，自觉与劳累、紧张有关。劳则腰痛。月经先期，轻微痛经。有时尿黄。脉细微数，舌红偏暗，苔白。证属阴虚兼风，脾虚湿热。治宜养阴健脾，清热祛风。方投协4+协2+协19+乌药6g，连翘10g，地肤子10g，白鲜皮10g，牡丹皮10g，炒谷芽、炒麦芽各15g。10剂。

2006年12月7日二诊。上症大部分消失（皮肤），近期尚未外感。脉舌同上。守上方，加黄芪20g，防风10g，西洋参8g，制何首乌20g。20剂。熬膏。

解析：脾主肌肉、四肢，若脾虚有湿，进而湿郁化热，溢于全身肌肤则瘙痒、起红疹、手足心汗出。心肺同居胸中，"诸痛痒疮，皆属于心"，脾胃湿热累心及肺，致心阴虚内热，故胸部红疹最多。脱发、常头昏、易感冒、右侧头部及颈部常发疼痛、劳则腰痛且自觉与劳累、紧张有关，从脉细微数、舌红偏暗看，足证肝肾阴虚，不能濡润于上，且肝病及胆侮肺，气机阻滞是其主要病机。月经先期、轻微痛经系肝疏太过所致。或尿黄系心之虚热移于小肠所致。故首投协4（一贯煎）加乌药、牡丹皮合协19（导赤散）养肝肾心之阴而除虚热，且调畅气血。有一分恶寒，即有一分表证，故次投协2（五苓散）健脾运湿发汗。连翘、地肤子、白鲜皮清热祛风，炒谷芽、炒麦芽调和肝胃。

又：上述3案皆用协4、协2及协19，所加之味皆注重祛风清热，但案6湿邪稍轻，案7、案8湿邪偏甚，案8之治尚兼顾理气。

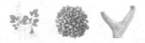

九、养阴健脾除内热

面部红疹、肿痛

魏某，男，23岁。2007年4月19日初诊。

面部红疹约4年。

患者4年前即发现面部红疹，或有明显肿块且压痛，抓破后流白水，伴瘙痒，食用辛辣食物则加剧，夏天亦尤甚。或手足心汗出，偶尔盗汗。纳呆，大便2～3日1行，小便微黄。B超探查显示肾小结石，但目前无尿频、尿急、尿痛及尿血。余可。脉数，右弦、左略细，舌红，苔白略干，中部有裂纹。证属阴虚兼风，湿盛兼热。治宜养阴祛风，除湿清热。方投协4+协2+协11+桑叶10g，金银花15g，连翘12g，白鲜皮10g，地肤子10g，玄参10g。6剂。

2007年5月28日二诊。经停药观察月余，红疹大部分淡褪，仅存少许，但瘢痕仍在。仅手心汗出。大便稠，尿微黄。脉微数，舌红，苔薄白。守上方，去协2，加协33+瞿麦10g，川牛膝10g，金钱草15g，炒谷芽、炒麦芽各15g。20剂。加蜜为丸。

> **解析：**从面部红疹，或有肿块且压痛，抓破后流白水伴瘙痒，食用辛辣食物则加剧，夏天亦剧及或手足心汗出看，多为脾虚湿盛，郁久化热且生风所致。因脾之湿热累心则偶尔盗汗。正因湿热困脾，输运不及则纳呆、大便2～3日1行，湿热传肾则尿微黄。脉数且右弦、左略细及舌红、苔白略干、中部有裂纹足证肝肾阴虚，气机不畅。故首选协4（一贯煎）养肝肾之阴，调畅气机，有利于脾之输化复常。次选协2（五苓散）合协11（四妙丸）健脾发汗，清利由脾所传的下焦湿热（当然也兼具引上中焦的湿热下行之功）。所加桑叶、金银花、连翘、白鲜皮、地肤子及玄参以清热解毒、祛风养阴。初诊疗效明显，故二诊时守方继服，只是以协33（桂枝茯苓丸）取代协2而已，其目的是渐消其瘢痕。故本案在发汗中兼用消法。

十、养阴祛风理下焦

面部红疹，无季节差别

陈某，女，20岁。2010年11月4日初诊。

面部红疹（痤疮）约3年。

患者念高三时即出现面部红疹，四季无明显差异，但有时夏季稍剧。经前及经行1～2d即腰腹俱胀或痛，偶尔胸亦胀。大便1～2日1行。余可。脉细略数，舌红，苔少。证属肝肾阴虚，脾虚风热。治宜养阴健脾，清热祛风。方投协4+协2+协11+金银花10g，桑叶10g，薄荷8g，百合15g，白茅根15g，制香附10g。7剂。

2010年11月14日二诊。经行第6日，未曾胸胀，腰部较舒适，红疹局部有所淡化。脉细，舌红，苔少。守上方，去协2，加协19，白芷6g。7剂。

解析：面部红疹多责之于脾，有时夏季较剧说明湿郁开始化热，且兼有风邪上扰。脉细略数、舌红、苔少结合经前及经行1～2d即腰腹俱胀或痛、偶尔胸亦胀看，为肝肾阴虚，肝经不利，失于濡润所致。故首选协4（一贯煎）加制香附养肝肾之阴，以调畅气机，且能使脾得以正常输化。次选协2（五苓散）健脾运湿发汗，加金银花、桑叶、薄荷以清热祛风解毒。后选协11（四妙丸）加白茅根非为清利下焦湿热，而旨在引湿热下行，以加速面部红疹的消散。皮毛者肺之合也。故加百合养阴润肺以助红疹消散之力。

又：上述2案所用主方相同，即协4、协2及协11，所加之味悉兼顾清热、祛风、养阴，但后者尚注重疏肝理气。

第二节　脾（胃）汗

一、健脾养肝除湿热

阴囊潮湿

袁某，男，24岁。2014年5月23日初诊。

阴囊潮湿2年，减轻半年。

患者2年前即感阴囊潮湿，近半年减轻。咳嗽2d，痰少（2012年诊断为结核性胸膜炎），或口干。大便不成形，尿毕现黏液。脉细，舌红，苔中白厚。证属脾湿传肾，肝肾阴虚。治宜健脾除湿，养阴清热。方投协2+协4+杏仁10g，川厚朴

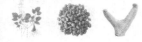

10g，五味子 10g，苦参 10g，蛇床子 10g，萆薢 15g。7 剂。

2014 年 6 月 7 日二诊。若跑步则阴囊潮湿，余症俱失。现晨起两肩不适，活动后则消失。脉细，舌红，苔中黄而厚。守上方，去五味子，加干姜 6g，川黄连 6g，羌活 10g，葛根 20g。7 剂。

2015 年 6 月 25 日三诊。上症又减，昨尿毕改现果冻状物，色白。脉舌同上。守上方，去协 2、干姜、川厚朴，加协 13，炙甘草 7g。7 剂。

> **解析：**阴囊潮湿结合大便不成形、尿毕现黏液及脉细、苔中白厚看，当属脾虚湿盛，日久传病于肾所致，因肾开窍于前后二阴。脾湿侮肝，日久致肝肾阴虚，故见口干、舌红。以协 2（五苓散）健脾运湿发其汗，加苦参、萆薢、蛇床子以燥湿、清热兼温阳。再以协 4（一贯煎）养肝肾之阴，使脾湿不致再反侮于肝、传病于肾。所加杏仁、川厚朴、五味子以宣肺敛咳。故初诊即收效明显。二诊时脾湿化热，故守方加干姜、川黄连辛开苦降之。三诊时述尿毕带白色果冻状分泌物，此湿热下注之象也，协 2 已不足以胜任，故代之以协 13（半夏泻心汤）加炙甘草即甘草泻心汤以化湿清热。

二、健脾发汗补肝阴

全身瘙痒伴红疹、疱疹

李某，男，52 岁。2005 年 12 月 25 日初诊。

全身瘙痒时发约 20 年，加重 2 年。

患者 1984 年因饮食原因导致全身皮肤瘙痒，起红色疹点或发疱流水。经中西医治疗，1 周左右即多可控制。近 2 年用遍中西药，皆疗效不显。除上述症状外，尚觉饮水则尿，有时头晕痛（高血压已 2 年），或胸满闷，大便每日 2 行。自诉有滴虫及真菌感染。脉弦，舌边红，苔白。证属脾输太过，肝阴不足。治宜健脾发汗，滋养肝阴。方投协 2+ 协 4 + 丹参 15g，川芎 10g，牡丹皮 10g，吴茱萸 6g，黄芪 20g，防风 10g，地肤子 10g，白鲜皮 10g。7 剂。

2006 年 1 月 1 日二诊。皮肤瘙痒减轻，饮水则尿消失。脉细，舌红，苔少。守上方，去协 2，加白术 12g，川黄连 6g，苦参 10g，白茅根 15g，白芍 10g。7 剂。

2006 年 1 月 8 日三诊。皮肤瘙痒完全消失。但腹胀，大便仍每日 2 行。脉舌同上。守上方，黄芪加至30g，另加薏苡仁20g。7剂。

解析：饮水则尿并非肾虚不能摄水，而系脾虚生湿，输转太过所致，故用协2（五苓散）健脾发汗运湿，以使其正常输化，即寓"通因通用"之意，也为脾能正常主肌肉扫清道路。所加丹参、川芎、牡丹皮、吴茱萸养血活血、凉血暖肝，以助脾运复常。合协4（一贯煎）养肝肾之阴，使肝疏正常而减皮肤瘙痒症。余所加之味以扶正祛风。

又：前案为阴囊潮湿，本案为全身皮肤瘙痒，两者同用协2及协4，盖基本病机无异也。所加之药，前者偏于除湿清热（其五味子旨在敛咳），后者偏于调理气血，祛风温阳，以此为异。

三、健脾和胃兼利湿

过敏性皮炎

李某，男，28岁。1993年9月14日初诊。

左手手指瘙痒，起粟米大小样疹、发疱甚或流水，酒后益剧3个月。

患者自3个月前开始即左手手指瘙痒，起粟米大小样疹、发疱甚或流水，酒后益剧。西医诊为过敏性皮炎，经抗过敏、消炎等内外治疗，效果不显。余无异常。脉细，舌淡，苔白润。证属脾虚失运，湿盛兼风。治宜暖脾和胃，利湿祛风。方投协2+协7+苦参10g，白鲜皮10g，白芷8g，赤芍12g。3剂。

1993年9月17日二诊。服第2剂时因触摸正红花油而痒增。脉舌同上。守上方，加金银花15g，连翘12g。3剂。

1993年9月23日三诊。患部略痒。余无不适。守上方，加丹参20g。3剂。

3个月后随访，未再复发。

解析：手指乃至整个上肢的病变，一般多责之肝，但本案从饮酒则（手指瘙痒，起粟米大小样疹、发疱甚或流水）加剧看，过敏性皮炎应责之于脾失健运、湿邪外溢，故用协2（五苓散）健脾运湿发汗。脉细、舌淡、苔白润说明尚有脾阳不足，故合协7（香砂六君子丸）暖脾益气。加苦参以强燥

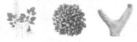

湿之功，白鲜皮、白芷、赤芍祛风活血以止痒。二诊时述因触摸正红花油致瘙痒加剧，此乃正红花油之辛热与手指的轻度热毒相合所致，故加金银花、连翘以清热解毒祛风。三诊时患部仅略痒，此乃血虚生风所致，故加丹参以养血活血而祛之，因一味丹参代四物。

四、健脾活血兼祛风

皮肤病

裴某，女，66岁。2006年8月15日初诊。

全身皮肤瘙痒、起红疹约18d。

患者18d前，原因不明地全身皮肤瘙痒、起红疹，经用西药治疗，瘙痒有减，但口干。现面部潮红。脉结，舌暗红，有齿印，苔白腻。证属脾虚湿盛，血虚兼风。治宜健脾除湿，理血祛风。方投协2+协15+桃仁10g，红花10g，苦参10g，薏苡仁20g，地肤子10g，白鲜皮10g。7剂。

2006年8月22日二诊。服至第2剂即瘙痒大减，服毕第4剂瘙痒消失。现有时胸闷、心慌，自觉左胸颤动，余可。脉结，舌红，有瘀点，苔白。此属心的阴阳两虚所致，故改投协26+丹参15g，桃仁10g，瓜蒌壳10g，杏仁20g，茯苓12g，炒谷芽、炒麦芽各15g。7剂。

解析：脾主肌肉，苔白腻、有齿印意味脾虚湿盛。湿邪漫溢肌肤，加之血虚而瘀，且兼有风邪，故全身瘙痒、起红疹。脾虚，津不上承则口干。湿郁化热兼风邪上扰，故面部潮红。脉结、舌暗红为血瘀气滞之象。用协2（五苓散）健脾利湿发汗，合协15（四物汤）加桃仁、红花即桃红四物汤养血活血。加苦参、薏苡仁、地肤子、白鲜皮除湿祛风。由于辨证准确，故药未尽剂而病已愈。

五、健脾润肺兼活血

左少腹疼痛伴腰痛

杜某，男，23岁。2008年3月27日初诊。

左少腹疼痛伴腰痛 1 周。

患者 1 周前即感左少腹疼痛伴腰痛，继发尿频、尿急、尿痛、尿不尽、尿黄。自觉精神差，睡眠亦差。近 2d 盗汗，大便尚可。脉微数，舌红，苔中根白，略厚。咽红。证属脾虚湿盛，肺虚血瘀。治宜健脾利湿，润肺活血。方投协 2+ 协 21+ 茯苓 12g，白术 8g，当归 15g，白芍 24g，鸡内金 20g，桃仁 10g，瞿麦 10g，延胡索 10g，炒谷芽、炒麦芽各 15g。7 剂。

2008 年 11 月 24 日因他病就诊时述药尽则诸症俱失。

> **解析**：少腹为足厥阴肝经循经之处，舌苔中根白、略厚说明湿邪盛于脾并反侮于肝，致肝经不利，疏泄太过而见左少腹疼痛伴腰痛、尿频、尿急、尿痛、尿不尽。湿郁化热，传病于肾则尿黄。湿邪困脾，阳气难以伸展故精神差。脾湿及肺，日久肺阴受伤则咽红，累心则神明失主而睡眠差，心之液外泄则盗汗。投协 2（五苓散）并加重茯苓、白术的用量，以健脾益气，发汗除湿。所加当归、白芍以养血调肝，因脾之反侮而治之。协 21（玄麦甘桔茶加射干）润肺养阴，水之上源宣通则有利于肝经的畅通，使下游的小便恢复正常。桃仁、瞿麦、延胡索活血利尿，通淋止痛。鸡内金及炒谷芽、炒麦芽调和肝胃。脾、肝、肺三脏同调，故药尽病除。

六、健脾活络除风热

面部红疹

魏某，女，33 岁。2010 年 7 月 17 日初诊。

面部起红疹 1 年余。

患者自 2009 年 5 月起即面部起红疹，以口周为剧，或有白色分泌物，无季节差异。月经 3 ～ 4d 即尽。饮食、二便尚可。脉细，舌淡红，苔白。证属脾湿化热，血瘀兼风。治宜健脾发汗，活络祛风。方投协 2+ 协 33+ 当归 10g，川芎 10g，丹参 15g，桑叶 10g，金银花 10g，防风 10g，怀牛膝 10g，苦参 10g，薏苡仁 20g。7 剂。

2009 年 7 月 24 日二诊。口周红疹减少，但左侧面部有 1 颗新红疹，余可。脉微弦，舌红，苔薄白，边齿印。守上方，去协 4，加栀子 10g，连翘 10g，知母 10g，薄荷 8g，菊花 12g。7 剂。

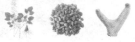

解析：面部红疹以口周为剧多系脾虚湿盛，开始化热且波及阳明，因阳明经环行于口周，致脾胃俱病所致。或有白色分泌物，正湿郁化热之征。是以投协2（五苓散）健脾发汗，使湿热从肌肤而解。加苦参、薏苡仁以强除湿之力，桑叶、金银花、防风清热祛风，怀牛膝引热下行。久病入络，故试加协33（桂枝茯苓丸）活血通络，以加快湿、热、风的消散。效如所愿。

七、健脾养血祛风热

口周红疹

黄某，女，23岁，2011年10月4日初诊。

口周红疹月余。

患者月余前即出现口周红疹。声音易嘶哑，大便或稀，手心汗出。月经后期2年，经至则腹痛，白带略黄。脉略数，舌红，苔白。证属湿盛血虚，风热上扰。治宜健脾养血，祛风清热。方投协2+协11+协15+连翘10g，桑叶10g，栀子10g，瞿麦10g，苦参10g，百合10g，玄参10g。7剂。

2011年10月11日二诊。红疹明显淡化，但口角右下方有少许新的红疹，手心汗出减少。声音较前清晰。余同上。守上方。7剂。

2011年10月18日三诊。无新的红疹发生，但旧痕迹依然较明显。偶尔手心汗出，或耳鸣。经行第5天，轻微腹痛。脉细，舌红，苔微黄。守上方，去协15，加协4，泽泻20g。7剂。

解析：口周红疹与声音易嘶哑、大便或稀、手心汗出、白带略黄及脉略数、舌红、苔白合参，知脾虚湿盛，(肝)血虚兼风热是本案的基本病机。上已言及，阳明经环行于口，脾湿及胃，日久化热，加之风热上扰，故尔。足太阴脾经布散于舌根部，脾湿胃热且累及其母（心）、反侮于肝则声音易嘶哑。脾湿下渗于肠则大便或稀，侮肝则手心汗出，传肾则白带略黄。首选协2（五苓散）加苦参健脾发汗除湿。次选协11（四妙丸）加栀子、瞿麦清利下焦湿热。后选协15（四物汤）加百合、玄参养肝血、滋肺阴，加连翘、桑叶清热祛风。

八、健脾养肝兼祛风

酒渣鼻

陈某，男，20 岁。2014 年 2 月 21 日初诊。

酒渣鼻年余。

2012 年 11 月，患者突发两颧发红（午睡时），经西医治疗半年、中医治疗 3 个月，稍淡，后被确诊为"酒渣鼻"。热环境中则加剧，食辛辣则泻。余均可。脉细，舌淡，苔白灰。证属脾虚有湿，肝虚兼风。治宜健脾运湿，养肝祛风。方投协 2+ 协 15+ 协 35+ 防风 10g，白蒺藜 6g，蝉蜕 6g，苦参 10g，怀牛膝 10g，桃仁 10g，红花 10g，土鳖虫 20g。7 剂。

2014 年 3 月 1 日二诊。食苹果后泻 1 次水样便。余同上。守上方，加砂仁 8g，白茅根 15g。7 剂。

2014 年 3 月 8 日三诊。大便成条，稍稀。唇红而枯。脉细，舌红，苔微黄。守上方，加栀子 10g。7 剂。

2014 年 7 月 4 日四诊。颧不红，或原因不明而腹泻。余无明显不适。脉弦，舌红，苔微黄而腻。守上方，加玄参 10g。10 剂。

> **解析**：两颧发红、脉细、苔白灰说明脾湿较甚，借脾的输运之力，上溢于面而然。在热环境中则颧红加剧，且食辛辣则泻说明不仅脾湿，而且湿邪开始化热又兼风象。舌淡乃血虚之征。故先用协 2（五苓散）健脾运湿，使部分邪从汗解。继用协 15（四物汤）合协 35（吴茱萸汤）养肝血、暖肝阳、和脾胃，使肝之阴阳平调，疏泄正常，与脾胃和谐相处，有助于湿乃至于热或风的疏散。加防风、白蒺藜、蝉蜕、苦参以祛风除湿，怀牛膝引热下行，桃仁、红花、土鳖虫活血通络，以利于湿、风、热尽除。故活血不但能祛风，而且能祛湿、热等邪气。

九、理脾养阴兼祛风

脱发

刘某，女，32 岁。2014 年 1 月 12 日初诊。

脱发 4 年。

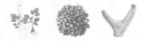

患者 4 年前生小孩后不久即脱发，自服固元膏后面色反难看。或面生红疹，或有扁平疣（似）。食辛辣或酒后则面生小疖，油脂偏多。视疲劳，外眼角或痛。背紧，或心慌，手心汗多。白带多。脉细，舌红，苔白。证属心脾两虚，湿邪兼风。治宜理脾养阴，除湿祛风。方投协 2+ 协 25+ 协 49+ 桑叶 10g，防风 10g，炒莱菔子 10g，陈皮 20g。7 剂。

2014 年 1 月 19 日二诊。脱发减少，手心汗出亦减，未心慌，背适。经行第 5 天，伴脐下隐痛（首日、翌日），几尽。大便黏，每日 1 行。脉舌同上。守上方，加小茴香 6g。7 剂。

2014 年 1 月 25 日三诊。因故仅服 2 剂。肠鸣，矢气。脉细，舌红，苔中黄。守上方，加焦山楂 20g，百合 15g。7 剂。

2014 年 2 月 14 日四诊。脱发又减，小腹适。但面红疹加剧，油脂多。咳 4d（5d 前曾发热），少痰，咽痒。脉浮，舌红、中黄，咽红。守上方，去小茴香，加连翘 10g，玄参 10g，山豆根 6g。7 剂。

解析：脱发从整体上看乃血不足也。但不同体质、不同兼症则脱发的病机各异。从本案患者面部生小疖、油脂偏多、背紧、或心慌、手心汗多、白带多及脉细、苔白看为脾湿太盛，累上传下所致。脾虚湿盛，上应于面，日久则面部生小疖、油脂偏多；累心及肺则背紧，或心慌；侮肝则手心汗多、视疲劳、外眼角或痛；传肾则白带多。舌红无疑乃阴虚之征。脾、心、肺、肝乃至于肾，五脏俱病故脱发。用协 2（五苓散）合协 25（归脾丸）健脾除湿，养心补血，正邪兼顾，有助于脱发的控制。再用协 49（二至丸加制何首乌）养肝肾之阴。患者或面生红疹，或食辛辣或饮酒后则面生小疖，正是湿郁化热之象。是以加桑叶、防风清热祛风，加炒莱菔子、陈皮以健脾和胃。

必须指出的是，患者也认为脱发系血虚所致，而自服固元膏（阿胶、黑芝麻、核桃、大枣、黄酒、冰糖之属）后面色反难看，实乃关门留寇也，即湿热无由排泄，反伤正气矣。此类案例并非偶然。固元膏虽好，若与服用者的体质不相符，则必祸及患至。

十、健脾发汗理气阴

面目浮肿

夏某，男，49 岁。2006 年 11 月 23 日初诊。

面目浮肿 1 个月。

患者 1 个月前无明显诱因出现面目、手足肿胀。腰酸胀痛，偶尔咳嗽、心慌、胸闷。经地方医院检查尿常规正常，经中药（药名不详）治疗后，手、足肿好转。现精神稍差，口不渴，纳可。二便可。脉微数略弦，舌红尖尤甚，苔白。证属脾虚湿盛，肝郁阴虚。治宜健脾发汗，疏肝养阴。方投协 2+ 协 72+ 协 19+ 协 47。7 剂。

2006 年 12 月 5 日患者之女诉其肿已消。

解析：手足为脾胃所主，面目亦然。从口不渴及苔白可知，湿盛于脾，溢于手足、上犯于面，故俱肿。首选具"利小便发汗"之功的协 2（五苓散）健脾利湿发汗，合协 72（甘草麻黄汤）宣肺健脾发其汗。甘草麻黄汤在《金匮要略·水气病脉证并治第十四》用治皮水未化热者，而皮水主要责之脾，其次责之肺。本案之病位亦主要在脾，故用之甚当。脾湿累心及肺则咳嗽、心慌、胸闷，传肾则腰部酸胀而痛，从汗解则诸证皆愈。脉微数略弦、舌红尖尤甚说明肝气郁结、心阴虚有热，故次选协 47（四逆散）合协 19（导赤散）疏肝理气，养阴清热，有助于肿胀的彻底消散。

第三节　肺（大肠）汗

一、化湿和中除风热

颈部及上半身瘙痒

定某，女，56 岁。2004 年 5 月 24 日初诊。

颈部及上半身瘙痒约 1 周。

患者 1 周前突发颈部及上半身瘙痒，以夜晚为剧，经抗过敏治疗，症状略有减轻。现自觉舌尖有咸味，认为与进甜食过多有关。脉细，舌淡，苔白略厚。证属湿

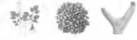

滞于中，风热上扰。治宜化湿和中，清热祛风。方投协6+ 金银花15g，连翘10g，玄参10g，牛蒡子6g。5剂。

2004年11月8日因低血压就诊时，告知上药服毕2～3d后瘙痒方尽消。

解析：《金匮要略》首篇认为"浊（湿）邪居下"，因湿为阴邪，而腰以下亦属阴，以阴从阴。该患者虽湿滞于下，瘙痒却表现在腰以上，这与其兼风热有关，即湿与风热相搏所致。况《素问·生气通天论篇》有"因于湿，首如裹"之载。大虚之处，便是容邪之所。夜为阴，湿亦为阴，阳消阴长，故以夜为剧。甘能助湿，确与患者进甜食过多有关，可谓一语中的。而舌尖有咸味，乃中焦湿热，传病于肾，而肾又传病于心所致。脉细、苔白略厚、舌淡乃湿邪之征。投协6（藿香正气丸）化湿和中，解表发汗。加金银花、连翘、牛蒡子、玄参清热祛风，养阴润肺。

二、清热祛风健脾气

皮肤瘙痒

王某，女，37岁。2007年6月11日初诊。

皮肤瘙痒发作18d。

2007年5月24日，患者皮肤瘙痒发作（轻微感冒，咽痛），周身发红，是夜洗澡后痒剧。手足心汗出，或胸闷、心烦、胸中不适（经行第3天）。小腹胀。尿黄。脉数，舌红，苔白。咽红。证属风热袭表，脾虚湿盛。治宜清热解表，健脾祛湿。方投协10+ 协2+ 地肤子20g，白鲜皮10g，赤芍10g，牡丹皮10g，玄参10g，板蓝根10g。7剂。

2007年6月21日二诊。上症大减，脉舌同上。守上方，加黄柏10g。7剂。

解析：从病因看，患者因轻微的风热感冒而发病。除皮肤瘙痒外，尚有周身发红、夜洗澡后痒剧及胸闷、心烦、手足心汗出，一派的风热袭肺且侮心及脾之征。胸中不适及小腹胀、尿黄系胸中气机阻滞、上病碍下所导致。脉数、舌红、苔白、咽红为风热袭肺累脾，阴液不足之象。首用协10（银翘散）清热解表，生津利咽。加地肤子、白鲜皮以祛风，赤芍、牡丹皮凉血活血，板蓝根、玄参以加强清热解毒、养阴润肺之功。次用协2（五苓散）健脾运湿，以除其内应，或曰培土以生金，防范风热再袭。

三、除湿清热宣上源

外感淋证

王某，男，68岁。2014年9月21日下午初诊。

外感淋证1d。

2014年9月20日，患者晨练时突逢毛毛细雨，旋即轻微恶冷，但尚未在意，并进超市食凉面1碗，至最后两三口时即觉胃口不及往日，且胃部不适。上班后不久又觉胃凉，经盐袋热敷后凉意稍减。是日中午小便开始欠畅，约14:00后大便也欠畅。且每小便时必大便，约2小时1次。从上午起感乏力、懒言、头微热，仍勉强坚持上班，中午体温38.6℃。旋即自服小青龙冲剂1包。急查尿常规：蛋白（++），潜血（++），白细胞（+）。体温：39.6℃。西医用抗生素治疗（同时用退热栓1粒塞肛），患者不太愿意，但还是勉强接受了。患者用电话咨询于我后，嘱其口服3粒强效感冒片，约半小时后即全身大汗出，继之热渐退，小便随之通畅约七成，但大便无改善。夜又服强效感冒片3粒。脉数，舌红，苔白厚。证属湿邪弥漫三焦，太阳、少阳有热。治宜调畅三焦，化湿清热解表。方投协14+协39+金银花20g，蒲公英20g，萆薢15g，瞿麦20g，柴胡10g，黄芩10g，枳实10g。2剂，分6次服用，每4小时1次。

2014年9月22日晚二诊。昨晚精神稍好，热尽退，体温正常。仍懒言、食少，或矢气。上午复查尿常规：尿糖（++++），白细胞基本正常。未及与患者见面，得知上述情况后，即嘱其临时加服小柴胡冲剂1袋，以和解少阳而调畅大便。下午大便每小时1行，小便通畅。但临近傍晚时分大小便则基本上每40min 1次，每次耗时15～20min，伴肛门发胀、尿急、尿胀、阴茎微痛。晚餐时食欲稍增。患者婉拒入院治疗。脉略数，舌红，苔白，根厚。改投协18+杏仁10g，白蔻仁8g，薏苡仁20g，桃仁10g，白茅根20g，鸡内金10g，制香附10g，郁金10g，小茴香6g，升麻6g。2剂。服法同上。

2014年9月23日晚三诊。上午患者试着上班，正是从上午开始，小便时不伴大便，且每3小时方行1次，大便通畅。脉舌同上。守上方，7剂。

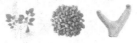
2014年9月29日诉上药于昨服毕，今复查尿常规，完全正常。余无异常。

解析：淋证分类虽多，但被沿用比较多者要数宋代严用和《济生方·小便门》的五淋——气淋、血淋、劳淋、膏淋及石淋了。其病因可能是受《金匮要略》"淋之为病，小便如粟状，小腹弦急，痛引脐中"的影响，认为系膀胱有热所致。如隋代巢元方《诸病源候论·卷十四·淋病诸候》即持此说——"诸淋者，由肾虚而膀胱热故也"。尽管古代医家有涉及外感者，但始终未能引人注目。宋代陈言《三因极一病证方论·卷之十二·淋闭叙论》在叙述淋证的病因时道："……复有冷淋、湿淋、热淋等，属外所因。"此说明淋证的形成与外来的寒（冷）、湿、热有关，但非一定具有恶寒发热的表证。陈言在阐述"淋证治"时又道："诸淋大率有五：曰冷，曰热，曰膏，曰血，曰石。五种不同，皆以气为本，多因淫情交错，内外兼并，清浊相干，阴阳不顺，结在下焦……"此"内外兼并"之"外"与前述"属外所因"无二，但在其所罗列的生附散、石韦散、地肤子汤、石燕圆、沉香散、猪苓散及五苓散等12首治方中，绝大多数均不具备直接的发汗解表之功，五苓散虽能发汗、猪苓散可具轻微的发汗之效，但所治并非淋证，而均系"小便不利"。尽管其在病因上涉及外因，但古往今来在淋病的分类上并无"外感淋证"之立。即令现行的中医院校《中医内科学》教材（吴勉华、王新月主编，中国中医药出版社，2012年7月）也莫能例外。虽然其在论述病因病机时，提及"外感湿热"（属《金匮要略》发病三条的第一条，"一者，经络受邪，入脏腑，为内所因也"，即湿热由体表经络直达下焦，目前无表证可言），并做了"因下阴不洁，湿热秽浊之邪从下入侵，热蕴膀胱，发为淋证"的解释，但并未提及有恶寒发热之表证，故其在为热淋、石淋、血淋、气淋、膏淋及劳淋等六淋所出具的八正散、石韦散、小蓟饮子、沉香散、程氏草薢分清饮及无比山药丸等6首方剂中，无一方具有直接的解表发汗之力。

自然界的雨湿入侵皮毛，凉面伤及胃阳，内外合邪，迅即郁而化热，形成上述六淋之一的热淋，上源不通使然。不仅"上虚不能制下"，而且上实同样不能制下，故尿频、尿急、尿痛。且导致大便随之而下。在被迫使用抗生素治疗的同时加服中成药——强力感冒片（银翘散加抗过敏西药），以清热解表，发汗通淋。约半小时后全身大汗出，继之热渐退，小便随之通畅约七成。

表证基本解除后，患者的临床表现为湿重于热，故处以协14（三仁汤）合协39（瓜蒌薤白半夏汤）调畅三焦以除湿，并加金银花、蒲公英、萆薢、瞿麦、枳实以清热利尿通淋，加柴胡、黄芩即浓缩之小柴胡汤（协20），以和解少阳、通利胆经而利于肝经的条达，因足厥阴肝经过阴器，从这个意义上讲，本案的淋证也或多或少地与之相关。故脏（肝）病治腑（胆）也。二诊时，改投协18（八正散）加白茅根以强清利下焦湿热之功而通淋。加杏仁、白蔻仁、薏苡仁即浓缩之三仁汤（协14），以开上、宣中、导下而除湿，加桃仁、郁金、制香附、小茴香以行气活血，因气滞则水停、血不利则为水。鸡内金和胃。在大队清利药之中加升麻一味，以体现降中有升，升降相因。正如《金匮要略·奔豚气病脉证治第八》奔豚汤中在用甘李根白皮、黄芩清降肝胆之热的同时，加葛根一味，以升为降一样。经过近三个昼夜的连续治疗，主症迅即被控制。约1周后复查，不仅小便无异，而且主症若失。从总体看，此属下病治上或曰腑（膀胱）病治脏（肺）也。盖肺为水之上源矣！本案虽系难得一见的个案，但却大大地丰富了淋证的分类及其病因病机。

第四节 肾（膀胱）汗

益肾活血除湿热

弯腰难

胡某，女，43岁。2013年9月8日初诊。

弯腰难2年。

2年前患者即弯腰困难。恶冷，痰多，梦多。月经先期30年，3～10d净，本次月经来潮已2d。夜尿1次。脉沉，舌红，苔根黄，咽红。证属肾气不足，下焦湿热。治宜补肾通络，清利湿热。方投协8+协11+桂枝3g，制附片6g，桃仁10g，红花10g，桑寄生15g，杜仲15g，川续断15g，三七粉（另包，冲）10g，天花粉20g，白术10g，茯苓12g。7剂。

2013年9月12日二诊。弯腰稍易，恶冷及痰液俱减。身痒半年。脉舌同上。守上方，加防风10g，百合15g。7剂。

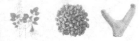

2013 年 9 月 18 日三诊。弯腰易，恶冷减，痰少，近汗出多。脉细，舌红，苔白。守上方。7 剂。

解析：弯腰困难结合脉沉、舌红、苔根黄看，乃肾气不足，下焦湿热所致。肾病侮脾，脾失输化，不能散津上归于肺，水谷之精微被演变成饮邪，故痰多。肾水不能上济于心，故梦多。咽为呼吸之门户，为肺所主，肾病累母，致咽红、恶冷。本患者长达 30 年的月经先期，从目前的脉证看，多为肾病及肝，肝的疏泄及调控血量之功异常所致。有一分恶寒，便有一分表证。即便如此，但本案未径予发汗之剂，但三诊时患者诉近汗出较多，此说明患者服药后汗出并非尽系服用发汗之剂所致。是以投协 8（金匮肾气丸去桂枝、附子）加桂枝、制附片即金匮肾气丸，益肾气以助汗出，加桑寄生、川续断、杜仲以加强益肾之功。桃仁、红花、三七、天花粉活血化瘀生津，行气通络以除弯腰困难。白术、茯苓健脾祛湿，以体现肾病实脾，即治"克我"之脏。协 11（四妙丸）清利下焦湿热治其标，以复肝肾之气。本案虽未用发汗药，但正复邪祛则表自解，恶冷自除。

又：本案的汗出之效与本章概述中所言，服乌头汤合桃红四物汤后寒湿部分从汗解同理。

🌸 第五节　多脏腑汗 🌸

一、散寒除湿理气血

腰痛

王某，女，45 岁。2001 年 1 月 10 日初诊。

右腰痛月余。

患者近 1 个月来右腰部疼痛，波及右腿后侧亦痛，行走或直立时疼痛加剧。余可。脉细，舌红，苔薄白。证属寒湿痹阻，气血郁滞。治宜散寒除湿，行气活血。方投协 29+ 协 15+ 桃仁 10g，红花 10g，地龙 10g，细辛 5g，川续断 15g，鸡血藤 30g，制乳香、制没药各10g，威灵仙15g。7剂。

2001年2月18日二诊。右腿疼痛消失，唯腰仍疼痛，咳则剧。口稍干。余可。闭经2个月。脉舌同上。守上方，加延胡索10g，柴胡5g，黄芪15g。10剂。

> 解析：脉证合参，此腰痛多系寒湿相搏，凝聚于腰部，气血郁滞所致。首投协29（乌头汤）加细辛、川续断、威灵仙、鸡血藤散寒除湿，使子（肾）能令母（肺）实，而寒湿从表散（且汗出之理与上案大同，尽管本案无恶冷症），且益肾养血，以治标为主。行走或直立时疼痛加剧，系肝血亏虚，不能濡筋所致，是以次投协15（四物汤）加桃仁、红花即桃红四物汤合地龙、制乳香、制没药养肝血，活血通络止痛，以治本为主。如此标本兼顾、肾肝同调，故收效快捷。

二、祛风除湿兼化瘀

全身关节疼痛

刘某，女，55岁。2008年1月10日初诊。

全身关节疼痛伴乏力1年多，加重2个月。

患者自2006年8月患带状疱疹后不久即全身关节疼痛（与天气变化无明显关系），伴乏力，活动轻度受限。夜晚燥热盗汗，口干思饮。近2d大便偏稀。脉微数，舌淡，苔白。证属风湿在表，阴虚兼瘀。治宜祛风除湿，养阴活血。方投协28+协2+协37+天花粉15g，桃仁10g，红花10g。7剂。

2008年1月17日二诊。肢体活动有所改善，盗汗消失，饮食及睡眠尚可，大便调。脉舌同上。守上方，去协37，加生地黄15g，姜黄10g。7剂。

2008年1月24日三诊。疼痛大减，起坐较顺利。口干亦减轻。脉细略沉，舌红，苔白略厚，边齿印。守上方，加黄芪20g。7剂。

2008年1月31日四诊。上症又减，手亦舒适。脉舌同上。守上方，加川续断15g。13剂。

> 解析：全身关节疼痛，与《金匮要略·中风历节病脉证并治第五》桂枝芍药知母汤所主"诸肢节疼痛"相似，即风与湿相合，阻滞气血运行，筋骨俱病。而风性泛散，无处不到，故全身关节疼痛且伴乏力。大便偏稀、舌苔白，

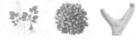

正湿盛之象。夜晚燥热盗汗、口干思饮及脉微数为阴虚有热所致。首选协28（桂枝芍药知母汤）加桃仁、红花祛风除湿，通络止痛。次选协2（五苓散）以强健脾除湿之功，体现肝病实脾、肾病治"克我"之脏。后选协37（甘麦大枣汤）加天花粉养心肺之阴，清其虚热，以助协28、协2祛风除湿之力，使风湿皆从汗解，且养心阴能使其与肾互济，养肺阴能更好地生肾水，有利于从根本上尽除其痛，标本兼顾也。

三、祛风除湿救肝肾

右足大趾关节疼痛

李某，男，60岁。2008年3月13日初诊。

右足大趾关节疼痛约5年。

患者大约5年前即右足大趾关节疼痛。今年春节期间，突发左膝关节也疼痛且红肿，继之两肩胛骨之间及脊柱亦痛且麻木，天阴则剧。自诉有高血压（基本可由药物控制）、心脏病（目前尚无胸闷、心慌）。饮食及睡眠尚可。有时大便偏稀，夜尿1～2次。脉微数略弦，舌淡红，苔白，边齿印。证属风湿在表，脾湿兼瘀。治宜祛风除湿，健脾发汗。方投协28+协2+羌活10g，独活10g，葛根15g，桃仁10g，延胡索10g。7剂。

2008年3月20日二诊。药后右足大趾疼痛及两肩胛间的部位疼痛消失。但左上肢麻木，肘关节外侧疼痛加剧。大便稀。脉舌同上。守上方，加桑枝30g。7剂。

解析：若单纯足大趾关节疼痛尚不足以使用协28（桂枝芍药知母汤）。除之而外又突发左膝关节疼痛且红肿、两肩胛骨之间及脊柱亦痛且麻木，逢天阴则剧，足见疼痛遍及上下，属于《金匮要略》桂枝芍药知母汤"诸肢节疼痛"之范畴，再结合大便偏稀及苔白、边齿印分析，为风湿俱甚，气血瘀阻。故首选协28祛风除湿，活血止痛，使邪从表散，加羌活、独活、桃仁及延胡索以强祛风且活血之力。历节病表现在肝肾筋骨，加葛根升腾津液，以舒缓筋脉而止痛。次选协2（五苓散）健脾运湿，以体现肝（筋）病实脾、肾（骨）病治"克我"之脏，以奏邪从表散之功。因辨证切中病机，故药服7剂则疼痛释然。

又：上述 2 案，一全身关节疼痛，一足趾疼痛，但主方皆为协 28 合协 2，前者兼心肺阴虚有热，故加用协 37，以促使心火与肾水互济、肺金能生肾水，以助足趾痛的减轻或消失。

四、养阴健脾兼解毒

带状疱疹

方某，女，51 岁。2005 年 9 月 26 日初诊。

2005 年 9 月 9 日患者突发左侧头痛，9 月 15 日被确诊为带状疱疹。经中西医治疗，疼痛有所减轻。现头痛且麻木。自觉易上火。患消渴病 3 年，目前无明显"三多一少"症，唯血糖略高。月经先期，经行有块。大便每日 2 行以上，质稀。脉弦，微数，舌红，苔白。证属肝肾阴虚，湿邪下注。治宜滋养肝肾，运脾利湿。方投协 4+ 协 2+ 板蓝根 12g，黄芩 10g，延胡索 10g，广木香 10g，炒谷芽、炒麦芽各 15g。7 剂。

2005 年 10 月 3 日二诊。药至 2 剂大便即正常，每日 1 行。药至 4 剂，头痛、麻木大减，尽剂则痛、麻已不显。患者要求续服，以防复发。守上方，去广木香、延胡索，加川芎 6g，丹参 15g。10 剂。

> **解析**：本案带状疱疹（头痛且麻木）发生于左侧头部，显然与胆经不利相关，胆病入肝，日久致肝肾阴虚，然后传病于脾，脾失输化，湿邪凝聚。阴虚生热，气机阻滞，故自觉有火，脉弦微数、舌红正是其真实写照。故月经先期，经行有块，因月经每关乎肝。而大便稀，每日 2 行以上，与苔白合参，正湿盛之象。是以用协 4（一贯煎）养肝肾之阴，以退其虚热，且有利于胆经的通利。再以协 2（五苓散）健脾除湿发其汗，加板蓝根、黄芩清热解毒利胆，广木香、延胡索调畅气血，炒谷芽、炒麦芽调和胆胃。

五、温振心肺调脾肝

背胸动

夏某，女，61 岁。2014 年 2 月 11 日初诊。

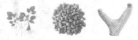

背瞤动 2 个月。

患者 2 个月前即出现背瞤动，逐渐波及腰部，以夜为剧，坐则不显，干扰睡眠。或右耳前方抽动，或右侧头麻，右口角抽掣（20 余年前头顶被坠物击打过）。素心慌。夜尿 2～3 次。脉弦，舌淡红，苔白腻、中黄。证属胸阳不振，脾湿肝虚。治宜振奋胸阳，健脾养肝。方投协 39+ 协 2+ 协 15+ 协 70+ 桃仁 10g，红花 10g，川续断 15g，川厚朴 10g，羌活 10g。7 剂。

2014 年 2 月 19 日二诊。天亮前背方瞤，未心慌，右耳前适，头麻失。肠鸣，大便稀。脉舌同上。守上方，加防风 10g。7 剂。

2014 年 2 月 26 日三诊。临睡前或瞤，部位移至左腰近左胁处，天亮前必瞤。矢气少。脉弦，舌红，苔白厚、稍黄。改投协 20+ 协 15+ 协 38+ 杏仁 10g，白蔻仁 10g，薏苡仁 20g，桃仁 10g，红花 10g，陈皮 20g，郁金 10g，制香附 10g。7 剂。

2014 年 3 月 5 日四诊。第 3 剂时瞤剧，近 2d 背部稍舒。头部近顶部或胀。脉稍弦，舌红，苔白、中根微黄。守上方，加干姜 6g，川黄连 6g，蔓荆子 6g。7 剂。

> **解析**："背者胸中之府"（《素问·脉要精微论篇》）。心肺同居胸中，心肺不足，风邪袭来故瞤动。结合或右耳前方抽动，或右侧头麻、右口角抽掣看，心肺不足并非本案的病根所在，而是胆经不利，日久及心侮肺而然。正因如此则素心慌、睡眠受干扰。胆病传脾，湿邪内生且化热，故见脉弦、苔白腻、中黄。胆病累肾、脾病传肾则腰部亦瞤动、夜尿 2～3 次。舌淡乃血虚之象。首选协 39（瓜蒌薤白半夏汤）振奋心肺之阳以祛风，次选协 2（五苓散）、协 15（四物汤）合协 70（芍药甘草汤）健脾发汗，养血柔肝，调畅气机。加桃仁、红花、羌活活血祛风。心肺脾肝四脏同调，虽三诊时方药有所变化，但始终不离此四脏。

六、健脾养阴除风热

红疹伴面部干燥

傅某，女，28 岁。2010 年 10 月 7 日初诊。

面部起红疹 20d。

患者 20d 前面部突发红疹，可挤出少许白色分泌物，面部干燥。心烦易怒，有时牙痛，大便秘结。脉细略数，舌红，苔白。证属脾虚湿热，阴虚兼风。治宜健脾清热，养阴祛风。方投协2+协4+协19+桑叶10g，金银花10g，薄荷8g，大黄6g，怀牛膝10g。7剂。

2010年10月15日二诊。红疹减轻。服药第2天即大便调。脉微数，舌红，苔少。守上方。7剂。

> 解析：脉证合参知脾虚湿盛，肝肾心之阴俱虚兼内热，加之风热上扰是本案的基本病机。正因脾虚湿盛，气血生化之源，无以上荣，故发红疹且可挤出少许白色分泌物、面部干燥。湿郁化热及胃则牙痛。中焦湿乃至于热累心侮肝致心烦易怒。脾运不及故便秘。脉舌乃湿热兼阴虚之征。故首选协2（五苓散）加大黄健脾运湿，发汗清胃。次选协4（一贯煎）合协19（导赤散）养肝肾心之阴而除虚热，加桑叶、金银花、薄荷清热祛风，以助协2的发汗之力，怀牛膝引热下行。

过敏性紫癜

李某，女，6岁。2014年12月7日初诊。

关节疼痛、皮肤瘀斑1个月。

2014年11月10日患者突发关节疼痛、皮肤瘀斑（可能与房屋装修有关）。后经医院诊断为"过敏性紫癜"，经治疗关节疼痛、皮肤瘀斑均有所好转。现动则皮肤起红点，休息则好转。夜晚流涎，梦呓，磨牙。饮食及二便均可。脉细，舌红，苔白。证属脾虚湿盛，阴虚兼风。治宜健脾养阴，祛风止痛。方投协2+协4+协19+防风10g，地肤子10g，僵蚕10g，川黄连6g，白茅根15g，薏苡仁20g。10剂。

2015年12月10日其母面诉上证愈，经1年观察，未见复发。

> 解析：脾主肌肉，现皮肤起红点，一说明脾不能主肌肉，二说明与心阴虚内热有关。夜晚流涎、梦呓、磨牙乃脾虚湿盛，波及胃且化风所致。脉细、舌红、苔白正湿盛阴虚之征。用协2（五苓散）加白茅根、薏苡仁、防风、地肤子健脾发汗，祛风运湿，且引湿郁所化之热从小便而出。再用协4（一贯煎）合协19（导赤散）加川黄连、僵蚕养肝肾心之阴兼清热祛风痰。脾肝

肾心四脏同治，故 10 剂即愈。2015 年 12 月 10 日其母面诉上证愈，经 1 年观察，未见复发。

红疹，无明显痒痛

沈某，女，24 岁。2010 年 7 月 28 日初诊。

面部红疹约 4 年。

患者大约 4 年前即额头、眉心、鼻头起红疹，冬季即消失，无明显痒痛。纳呆，口干思水。经行腰腹俱胀，白带味腥。大便溏，每日 1 ～ 2 行。脉细，舌暗红，苔薄白。证属脾胃湿热，阴虚兼风。治宜健脾除湿，养阴祛风。方投协 2+ 协 4+ 协 19+ 桑叶 10g，连翘 10g，紫苏叶 6g，神曲 10g，佩兰 10g，白茅根 15g，苦参 10g。7 剂。

2010 年 8 月 5 日二诊。红疹减少，口干不明显，纳增，大便基本成形，白带略减。脉舌同上。守上方。7 剂。

2010 年 8 月 13 日三诊。左眼下方及眉心有少许红疹，大便每日 2 行，偏稀。脉稍数，舌红，苔白。守上方，去协 4、紫苏叶，加协 15，桃仁 10g，红花 10g。7 剂。

解析：额头既属阳明，又乃心之分野。而鼻头在《黄帝内经》中有"面王"之称。而眉心在脾所主之面中的地位不亚于鼻头，故额头、眉心及鼻头的红疹主要责之于脾湿，其次责之于心阴虚内热。纳呆、口干思水证脾湿及胃、脾不输津于肺所导致。大便溏且每日 1 ～ 2 行为脾湿之象。脾湿侮肝传肾、心之虚热交于肾，则经行腰腹俱胀、白带味腥。脉细、舌暗红、苔薄白系湿盛致血瘀所致。投协 2（五苓散）健脾运湿发汗，协 4（一贯煎）合协 19（导赤散）滋养肝、肾、心之阴兼清心，加桑叶、连翘、紫苏叶、白茅根、苦参清热祛风除湿，神曲、佩兰化湿和胃。故二诊时即红疹减少，且余症皆减。

红疹，或有少许脓液

龙某，女，33 岁。2011 年 7 月 8 日初诊。

额头及下巴起红疹已 2 周。

患者从去年夏天开始额头及下巴起红疹，或有少许脓液，饮食不当则加剧。入睡较晚，腰背不适。自诉有慢性肠炎，常腹泻水样便。夏天纳呆。月经 5 ～ 6d

尽，偶尔有血块。大便溏，每日1行。脉微数，舌红，苔少。证属湿盛阴虚，风热上扰。治宜除湿养阴，清热祛风。方投协2+协4+协19+协49（去制何首乌）+连翘10g，桑叶10g，防风10g，白茅根15g，白芷6g，车前子10g，焦山楂20g，栀子10g，土茯苓10g。7剂。

2011年8月10日二诊。上症基本消失。但大便干，或入睡难。自诉有乳腺增生。脉细，舌红，苔少。守上方，加炒谷芽、炒麦芽各15g，玄参10g，西洋参10g，龟甲胶20g，桑椹20g，夏枯草15g，牡蛎20g，炒莱菔子10g。20剂。熬膏。

解析：上已叙及，额头乃心之分野，又为阳明经所过。而阳明经又环行于口，故额头及下巴的红疹结合大便溏、腰背不适及脉微数、舌红、苔少看，为湿盛阴虚兼风热之象。首选协2（五苓散）加白茅根、白芷、土茯苓健脾除湿，发汗解毒，次选协4（一贯煎）、协19（导赤散）、协49（去制何首乌）即二至丸养肝肾心之阴并清心火。加连翘、栀子、桑叶、防风、车前子清热祛风，焦山楂调和肝胃。脾肝肾心四脏兼顾，是以初诊即效。

又：上述4案同用协2、协4及协19，所治悉为皮肤病，其基本病机同为脾虚有湿、肝肾阴虚及心阴虚内热。但案1偏于清热，案2偏于祛风，案3兼顾除湿、清热两者，案4则在祛风清热除湿的同时兼顾养阴，以强平补肝肾之力，且皆能使汗出于脾心。

七、健脾养阴兼祛风

皮肤瘙痒

唐某，女，53岁。2012年2月1日初诊。

皮肤痒疹7个月。

患者自2011年6月开始即皮肤瘙痒起红疹，或大或小，或灼热，以夜晚发作偏多，旋即自消，服抗过敏药有效。常喷嚏，伴少许清涕。早口苦，手足凉（左耳鸣9个月，但现已愈）。脉细，舌红，苔薄黄。证属脾虚湿盛，阴虚风热。治宜健脾祛湿，养阴祛风。方投协2+协4+防风10g，荆芥10g，白芷6g，桑叶10g，黄芩10g，玄参10g，黄芪20g，鸡内金10g，焦山楂15g。5剂。

2012年2月8日二诊。服至第4剂瘙痒消失。口苦不明显，手足凉好转。但昨起小腹疼痛，喜按，矢气则稍舒。脉舌同上。守上方，加小茴香 6g。5 剂。

2012 年 3 月 1 日三诊。瘙痒基本消失，昨晚突发晕厥，持续约 6min，后恢复，自服救心丸后胸部稍舒。脉细沉，舌红，苔白。守上方，加炒酸枣仁 15g，麦冬 10g，丹参 15g。7 剂。

> 解析：皮肤瘙痒伴红疹，且或大或小，或灼热，责之于脾肺俱病，因脾主肌肉、肺合皮毛。常喷嚏，伴少许清涕足以证明病在肺。而红疹或大或小，或灼热证风热之象。夜晚发作偏多，是因为夜晚属阴，阳退阴进，脾湿得天之助则更盛。早起口苦、手足发凉是因为脾湿及胃且化热，湿热在中焦，阳气布达受阻。舌红、苔薄黄乃阴虚有风热之征。用协 2（五苓散）健脾发汗除湿，合协 4（一贯煎）养肝肾之阴，加桑叶、防风、荆芥、白芷祛风清热，黄芪、玄参益气养阴润肺，黄芩清热除口苦，鸡内金、焦山楂调和肝脾。

八、除湿理血兼祛风

皮肤病

王某，女，24 岁。2004 年 6 月 12 日初诊。

皮肤瘙痒近 4 年。

患者 2000 年 7 月突发皮肤瘙痒，起大小不等的疹块，略高于皮肤，色鲜红。服西药半小时后即愈，但每天必发，四季皆然。就诊当日曾发，现隐约可见疹块的痕迹。头晕，入睡难。下腹偶痛，劳则腰痛。月经先后不定期，血色先黑后鲜，块状，5～6d 方尽。发现霉菌性阴道炎约半年。脉细，舌淡，苔白，边齿印。证属脾虚湿盛，血虚兼风。治宜健脾运湿，理血祛风。方投协 2+ 协 15+ 赤芍 10g，金银花 15g，连翘 10g，地肤子 10g，川黄连 6g，苦参 10g，蛇床子 10g。7 剂。

2004 年 6 月 21 日二诊。瘙痒发作仅 5 次，且程度略轻。服第 2 剂药后即停服西药。现轻度恶心，下腹未痛，头晕减，入睡稍易。脉滑细，舌红，苔少。守上方，去协 15，加协 19。7 剂。

2004 年 6 月 28 日三诊。仅发作 1 次，痒而不甚，无明显疹块。脉舌同上。守上方，加黄芪 20g，防风 10g，神曲 10g。10 剂。

解析：单从疹块颜色看，属热证。但此热一乃湿郁所化，一系血虚而生。故首重健脾运湿，次重养肝血而退热。以协2（五苓散）加苦参健脾运湿发汗，合协15（四物汤）加赤芍养血活血。加金银花、连翘、川黄连等径清其热。地肤子、蛇床子祛风止痒。全方寒温并投，通过兼治其霉菌性阴道炎而间接消疹止痒。

九、健脾清热兼祛风

皮肤病

张某，女，45岁。2006年7月10日初诊。

两眼周围发红、发痒、肿胀已4周。

患者4周前突发两眼周围发红、发痒、肿胀，且多在周五、周六。常胃脘不适。经前小腹略胀，白带偏多。脉细，舌红，苔白，咽红。证属脾虚有湿，下焦湿热，兼风邪上扰。治宜健脾祛风，清利湿热。方投协2+协11+协21+金银花15g，连翘10g，桑叶10g，牡丹皮10g，赤芍10g，土茯苓10g，炒谷芽、炒麦芽各15g。7剂。

2006年7月17日二诊。右眼周围的疹块消退，左眼周围反有所增加，但不痒。据患者诉，上药服至5剂，眼部的红、痒、肿尽失，但因大意，于2d前的晚上自服黄芪花粉，致昨日早晨，上症（以痒为主）复发，但现已基本消退。服药期间前阴分泌物增加，小腿较舒适，小腹略胀。脉细，舌红，有瘀点，苔白而少。守上方，加百合10g。10剂。

解析：上眼胞属脾，目下乃胃脉所过，故患者眼周的红、痒、肿乃脾虚有湿，郁而化热，且兼有风邪所致。脾湿出胃则常觉胃脘不适，传肾且湿郁化热，气机阻滞则白带偏多、经前小腹略胀。故首选协2（五苓散）健脾发汗，合协11（四妙丸）清利下焦湿热，加协21（玄麦甘桔茶加射干）宣肺润肺，以令母实。加金银花、连翘、桑叶清热宣肺解表，牡丹皮、赤芍凉血活血，土茯苓兼顾其霉菌性阴道炎，炒谷芽、炒麦芽调和脾胃。服药后前阴分泌物增加系湿热外出之象。咽部发红，乃肺阴虚所致。脾主肌肉，肺合皮毛，而人体的上下之间，应处于一种相对的平调状态，患者的白带偏多，打破了与

人体上部的平调状态，三者相加，导致了患者的上述症状，故脾肺兼治、上下平调，而收效快捷。

十、运脾宣肺养肝血

早起面部及双手浮肿

单某，女，38岁。2008年5月12日初诊。

早起面部及双手浮肿约5年。

患者大约5年前即早起面部浮肿，两手亦浮肿，下午渐消。或眩晕且伴呕吐，或头部发胀。梦多，翌日精神稍差。月经8d方尽，经前1周左右胸部胀痛伴腰酸。大便略稀，每日1行，小便灼热。脉细，舌红，苔白。证属脾虚湿泛，肺郁兼风。治宜运脾发汗，宣肺祛风。方投协2+协72+协15+防己20g，白茅根15g，葛根10g，丹参15g，泽泻20g，郁金10g，白芷6g，黄芪20g。5剂。

2008年5月22日二诊。服药前2d，浮肿有所加剧，后渐减。曾经咯血1次，余如上述。脉舌同上，咽部略红。守上方，去炙麻黄，加浙贝母12g，玄参12g。4剂。

2008年5月26日三诊。浮肿不明显。痰色较深，近2d梦多，大便调，尿微黄。余可。脉微弦，舌红，苔少，微黄而干。咽红。守上方，去协15、白芷，加协4。5剂。

解析：脾虚湿盛，上应于面，则早起面浮肿。脾病侮肝，致肝血不足，日久不能上荣而见眩晕且伴呕吐，或头部发胀。肝血虚则脾湿聚，故两手亦浮肿。肝疏不及则月经前1周即胸胀，且8d方尽。脾湿非但不生肺金，且日久波及其子，致肺郁而加重其面手肿胀；累心则梦多；而梦多又加剧了脾湿，即子病累母、母病及子，相互作用，恶性循环，故精神差；传肾，湿郁化热则尿黄。首投协2（五苓散）合协72（甘草麻黄汤）运脾祛湿，宣肺解表，加防己、白茅根以助除湿之力。次投协15（四物汤）加黄芪、郁金、丹参滋养肝血、益气活血以利湿而除诸症，加白芷和胃，葛根、泽泻一升一降，有助于肝疏正常、脾运有力、肺降复原，故5年之痼疾，14剂而奏全功。

十一、温肾健脾兼宣肺

腹水

马某，女，51岁。2004年4月29日初诊。

腹水复发月余。

患者1982年发现乙肝表面抗原阳性，1992年发现肝硬化腹水，今年3月腹水再度复发。现腹满，下肢沉重，早起两眼胞肿。疲乏，汗多，口干欲饮。腰酸痛，背痛。大便溏，每日1行，夜尿2次。脉略沉细，舌偏暗，苔白，边齿印。证属脾肾阳虚，气不化水。治宜温肾健脾，宣肺利水。方投协2+协41+协72+丹参20g，黄芪20g，广木香10g，乌药6g，百合10g，白茅根15g。5剂。

2004年5月17日二诊。2d前B超提示腹水消失。或咳嗽、胸部疼痛，自觉咽中有痰。汗减，大便硬。脉舌同上。守上方，加瓜蒌皮10g，薤白10g，细辛6g。5剂。

2004年8月30日三诊。头木，胃脘不适，指关节疼痛。微咳，甚则欲吐，少许痰。足略肿。大便每日2～3行，量少而偏稀，尿略黄。脉沉细，舌淡，苔薄黄而干。守初诊方去丹参、炙麻黄、黄芪、广木香、乌药、百合、白茅根，加协50+半夏10g，杏仁10g，防己10g，制附片3g，炒枳实10g。5剂。

2004年12月13日追访，腹水尚未复发。

解析：腹满、下肢沉重、早起两眼胞肿、大便溏与脉略沉细、舌偏暗、苔白、边齿印合参，知脾肾阳虚，水湿泛滥是本案的基本病机。湿邪困脾，不能输津于肺，故口干欲饮、疲乏。脾输异常则汗多。脾湿累心及肺，阳气郁滞则背痛，传肾致腰酸痛。用协2（五苓散）加白茅根健脾利湿，协41（真武汤）温肾发汗，协72（甘草麻黄汤）宣肺通阳、补脾发汗，百合养肺阴以防发汗太过。黄芪、丹参、广木香、乌药理气活血以助湿邪之出。肺脾肾三脏兼顾，故效如桴鼓。

有汗出何以还要发汗？服药前的汗出所损伤的是水谷之精微，服药后的汗出则是应当排出的邪气，即水湿。两者不可同日而语。就本案而论，当属"脾肾汗"的范畴。

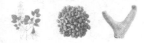

十二、清养肺心兼祛风

皮肤病

刘某，女，56岁。2004年9月2日初诊。

左上肢起红色斑点、瘙痒11d。

2004年8月19日患者因左肘关节疼痛而自行涂搽正红花油，8月22日该患处即起红色斑点伴瘙痒，经抗过敏治疗略有好转，但时轻时重。现自觉有火，但口干而不欲多饮。脉弦，微数，舌红，苔少。证属肺心热盛，风邪入络。治宜清养肺心，祛风解毒。方投协10+协19+玄参10g，蒲公英15g，川黄连8g。7剂。

2004年9月14日托人面告，5剂服毕，瘙痒即愈。

解析：疼痛的肘关节涂搽正红花油3d后方起红斑、瘙痒，说明这只是诱因。患者平素肘关节可能即有风热之邪，而红花油又加剧其热，即所谓"两热所得"。热极又生风，故发痒、发红。虽自觉有火，但口干不欲多饮，一说明虚（不仅肺心阴虚，且肝阴亦虚，故脉弦），二说明兼夹有少量湿邪。投协10（银翘散）加玄参、蒲公英清热解表养肺阴，合协19（导赤散）加川黄连以清泻心火养心阴。肺心同治，表里兼顾，故收效快捷。

十三、调和营卫兼健脾

皮肤病

王某，女，46岁。2006年7月18日初诊。

受热（洗热水澡、外出行走稍久等）则全身皮肤略痒多年。

患者记不清是何年何月受热则皮肤略痒，久治不愈。近几日感胸闷、心慌。脉细，舌暗红，苔白润。证属营卫不和，脾虚湿盛。治宜调和营卫，健脾运湿。方投协22+协2+葛根15g，炙麻黄10g，黄芪20g，地肤子10g，白鲜皮10g，金银花15g，夏枯草15g，浮小麦30g，苦参10g，地骨皮15g。7剂。

2006年7月25日二诊。面部瘙痒略有减轻，但受热后四肢、背部、两下颌依然略痒。气短仍在，且腿软、乏力、乏味。脉细稍弦，舌红，苔中白。改投协16+协15+丹参15g，黄精10g，益母草10g，地肤子10g，紫苏叶6g，桑叶10g，薏苡仁 20g。7 剂。

2006 年 8 月 1 日三诊。面部、背部瘙痒已不明显，服药期间自觉早晨面发红，有时觉皮肤潮热，急躁时四肢轻微颤动，口苦，不欲饮水。脉细，舌暗红，苔薄白。守上方，加浙贝母 10g，怀牛膝 10g。7 剂。

2006 年 8 月 8 日四诊。服上药第 1、2 剂时曾腹泻，矢气频频。四肢震颤未曾发生，瘙痒已不明显。脉细，舌红，苔少。守上方，黄芪加至 50g。7 剂。

> **解析：** 葛根汤在《金匮要略·痉湿暍病脉证并治第二》中通过开泄太阳、阳明而治欲作刚痉。该案从表面看，似乎是单纯的热证，实则为有寒，其舌暗不独主血瘀，也主阳虚而寒（湿）。其脉细征湿盛，故试投协 22（桂枝汤）加葛根、炙麻黄即葛根汤，调和营卫，发汗解表。再投协 2（五苓散）加苦参、地肤子、白鲜皮以健脾除湿，祛风止痒。夏枯草、金银花、浮小麦及地骨皮清热养阴，黄芪、益母草补益气血。二诊时述效不显著，可能是清热药用之太多所致。故更之以通阳行痹的协 16（黄芪桂枝五物汤），加上养肝血的协 15（四物汤），并酌用祛风之味，即大见成效。三诊时加浙贝母清宣其肺而除潮热，加怀牛膝引热下行而降面热，是以瘙痒基本消失。

（陈国权　张　勇　陈丽霄）

参 考 文 献

[1] 秦丽.五脏六腑皆令人汗,非独心也:陈国权教授治汗证验案举隅 [J].国医论坛,2012,27（6）：12。

[2] 陈国权.论《金匮要略》五脏汗证及其病机 [J].国医论坛，2013，28（3）：3.

[3] 陈国权.精华理论话金匮 [M].北京：人民卫生出版社，2014.

[4] 陈国权.感染性炎症用青霉素不效的中医观 [J].家庭医学，1995（4）：26.

[5] 陈国权.五脏六腑皆令人痒,非独心也 [J].中医药通报，2007（1）：28.

[6] 陈国权.《金匮》方新用 3 则 [J].新中医，1995（5）：55.

第2章 吐法验案

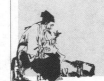

吐法，在一般情况下是指运用具有催吐作用的方药，引动或促进患者呕吐，使邪气（宿食、痰饮、瘀血、寒邪等）从口腔排出的方法，《素问·阴阳应象大论篇》"其高者，因而越之"可视为吐法的理论渊源。此外，"辛甘发散为阳，酸苦涌泄为阴"是从药物气与味的角度来论述治法的，这其中的"涌泄"，有学者道："泄，指通泄。又，李今庸谓，'涌泄仅指呕的症状，泄字在此无实际意义。'可参。"因此，"涌"就是吐，这是《黄帝内经》对吐法的别样称谓。必须指出的是，对于《金匮要略》治肺痈用桔梗汤后所强调的"得吐则止"大多持怀疑态度，其原因恐是忽略了病位在肺即"其高者"，而桔梗正可开提肺气，而使痈脓从口腔排出。当今社会由于大多数人注重饮食的节制和调养，故使用吐法的案例很难见到。本章所引案例说明"其中者，亦可因而越之"。因此，吐法不仅针对停留在咽喉、胸膈的邪气，而且能使停留于胃脘的有形或无形的邪气从口腔排出，吐法不仅主要用于比较急剧的病情，慢性病证有时亦可使用之。

暖脾益气养肝肾

月经前胃脘不适

王某，女，41岁。2016年1月6日初诊。

月经前胃脘不适2年。

患者2年前每逢月经来潮前7d即胃脘不适，或反胃。经至则胃舒。近来每吹风则胃痛,但纳食尚可。或久坐则起立时困难(有腰椎间盘突出症)。大便每周仅2行,排出稍难。或夜尿。月经每先期3～7d。脉细,舌红,苔白。证属脾气不足,肝肾阴虚。治宜益气暖脾,滋补肝肾。方投协7+协4+制何首乌15g,黄芪20g,防风10g,杜仲20g,川续断15g。10剂。

2016年1月16日二诊。主诉从服第2剂时开始,即有一股凉气从胃脘向口鼻涌出,断断续续,连续约6d后自行消失。近7d未曾胃痛。大便每周3行。余症同上,脉舌同初诊。守上方,加肉苁蓉15g。10剂。

2016年1月30日三诊。4d前月经来潮,昨天已干尽。经前竟奇迹般地未出现胃脘不适。但经期较上次提前了3d,且有少量血块。余症亦俱减。脉细,舌红,苔薄白而润。守上方,加黄精10g,桑椹20g。10剂。

解析:月经关乎肝,每月经来潮前即胃脘不适,多系肝虚兼郁,传病于脾,致脾气亏虚而成。疏泄紊乱则月经每先期3～7d,脾虚不用则大便每周仅2行,脾病传肾加之肝肾不足,日久则导致腰椎间盘突出,以致久坐后起立困难。故首选协7(香砂六君子丸)益气暖脾,次选协4(一贯煎)养肝肾之阴,从而使肝脾和调。二诊所诉从服第2剂时开始,即有一股凉气从胃脘向口鼻涌出,断断续续,连续约6d后自行消失,此系肝肾阴虚得以恢复,虚弱的脾气得以回归,呈现了正常的降浊升清之功,中焦的寒气得以从口鼻而散的佳兆。尽管是无形之气,但可视之为吐法的一种特殊表现形式。这在《金匮要略》中可找到例证,如黄疸病篇"酒黄疸,心中懊憹,或热痛",用栀子大黄汤治之,其中的栀子本可清泄上中下三焦之热,但是与具发散之功的淡豆豉合用后,则可以使胃脘及其上炎胸中之酒热从口鼻而散,清·尤在泾视本方为上下分消之剂,正是基于本方在上的涌吐之功。其在《金匮要略心典》论述道:"栀子、淡豉彻热于上;枳实、大黄除实于中,亦上下分消之法也。"此"彻热于上"正是基于清三焦之热的栀子与具有发散之功的淡豆豉相合,使部分酒热从口鼻而散。因此,吐法不仅能使邪气从口腔而出,其无形的邪气尚能从鼻腔而散,在客观上扩大了吐法的渠道。同篇热邪盛于中下焦的黄疸病用大黄硝石汤,该方中同样有栀子,但是与长于清下焦之热的黄柏同用,则使大部酒热从小便而利(该条开首即言"黄疸腹满,小便不利而赤")。这正好衬托出淡豆豉向上、向外的发散、涌吐之功。此外,《金匮要略·呕吐哕

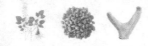

下利病脉证并治第十七》"下利后更烦，按之心下濡者，为虚烦也"用栀子豉汤，其栀子的作用与栀子大黄汤所用同理，即使虚热从口鼻而散。虽所排出的一为实热，一为虚热，但皆可视之为吐法之列。而张介宾在《金匮要略·腹满寒疝宿食病脉证并治第十》用瓜蒂散涌吐"宿食在上脘"可谓开吐法之先河。

（陈国权　张　勇　陈丽霄）

参 考 文 献

［1］山东中医学院，河北医学院.黄帝内经素问校释［M］.北京：人民卫生出版社，1982.

第3章　下法验案

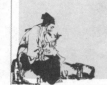

　　下法，一般是指通过泻下、荡涤及攻逐等作用，使停留在胃肠等部位的宿食、燥屎、积冷、瘀血、结痰、停水及湿热等邪气从大便而出的方法。早在20多年前陈师即撰"论《金匮》病在中上焦可下之"一文，文中认为《方剂学》上述关于下法的"这种认识虽涉及中焦胃，但着眼点仍在……肠，对于上焦则未曾及之。"《素问·阴阳应象大论篇》"其下者，引而竭之；中满者，泻之于内……其实者，散而泻之"则是下法最早的理论依据。这三种均关乎下法的论述，前者最引人注目，中者次之，后者极少。其所谓"实"即实证，既有表实也有里实，而表实宜散、里实则宜泻。里实可涵盖"其下"之"下""中满"之"中"及《素问》未明言的"其上"之"上"，即"其上者"有时也可下之。《医学心悟·首卷》在"论下法"中所说"病在里，则下之而已"毫无疑问应当包括下其上。陈师认为，"《金匮》对病在中、上焦者……不乏下之之例。"其《脏腑经络先后病脉证治第一》即明言"其病在中焦，实也，当下之即愈"，《百合狐蜮阴阳毒病脉证治第三》甘草泻心汤证、《呕吐哕下利病脉证治第十七》半夏泻心汤证即是其例，其所泻分别为湿热虫毒及寒热，而并非宿食、燥屎也。非但有泻脏腑，尚有泻其经者，如《痉湿暍病脉证并治第二》"痉为病，胸满，口噤，卧不着席，脚挛急，必齘齿"用大承气汤即是，此所下乃阳明经证之热，而非下其实也；《金匮要略》虽未明言"病在上焦可下"，但在具体的辨证论治之中，却有"肺痈，喘不得卧，葶苈大枣泻肺汤主之""支饮不得息，葶苈大枣泻肺汤主之"（《肺痿肺痈咳嗽上气病脉证并治第七》《痰饮咳嗽病脉证并治第十二》）、"心气不足，吐血，衄血，泻心汤主之"（《惊悸吐衄下血胸满瘀血病脉证并治第十六》）等论，既有泻"肺"又有泻"心"者，无须赘言。此外，"咳而胸满，振寒脉数，咽干不渴，

时出浊唾腥臭，久久吐脓如米粥者，为肺痈，桔梗汤主之"（《肺痿肺痈咳嗽上气病脉证并治第七》）、"支饮胸满者，厚朴大黄汤主之""咳家其脉弦，为有水，十枣汤主之"（《痰饮咳嗽病脉证并治第十二》）及"下利肺痈，紫参汤主之"等，无一不是泻上焦之"肺"。《伤寒论》的大陷胸汤（丸）其所下自不待言。具体而论，下法有通导大便（包括润下，既见于《伤寒论》又见于《金匮要略》的麻子仁丸）、排出胃肠积滞、攻逐瘀血或水饮、清泻实热、开降寒（湿）热及温下寒实（如《金匮要略》治寒实腹满的大黄附子汤）等作用，适用于燥屎内结、宿食停滞、水饮蓄积、痰（湿）热壅盛、瘀血留着等里实证。若把下法具体化，则有寒下、温下、润下、逐水乃至于辛开苦降等，患者的体质及所患病证的不同使然也。

本章共20案，每案初诊所用首方，按使用频率多少依次为协13（12次）、协17（7次）、协12及协47（各1次）。可见大量的是泻脾胃，其次为泻肝（肾），也涉及泻肺。

❀ 第一节 泻 肝 ❀

一、泻肝凉血除湿热

带状疱疹

秦某，女，78岁。2005年5月16日初诊。

发现带状疱疹12d。

患者12d前左腰部突发疱疹，逐渐向左少腹蔓延，疼痛剧烈。发病第5天入院治疗，被确诊为带状疱疹。服西药后口干、口苦，难以承受，1周后便出院。经外涂中药制剂，疼痛略有缓解。现患部灼痛较剧，皮肤较干燥，尿黄。既往有头痛史（服丹参片即可缓解）。脉濡，舌红，苔薄黄。证属湿热内蕴，毒入血分。治宜清泄湿热，凉血解毒。方投协17+板蓝根15g，金银花15g，连翘10g，夏枯草15g，天花粉15g，玄参10g，牡丹皮15g，浙贝母10g。5剂。

2005年5月23日二诊。患部已结痂，范围缩小，药毕的2d中患部即轻微掣痛，大便量少，每日1行。尿略长。脉濡，舌红，苔白。守上方，去浙贝母，加大黄6g，桃仁10g。7剂。

解析：患部灼痛、皮肤干燥、尿黄与脉濡、舌红、苔薄黄合参，可知本案虽湿热内蕴，但湿重于热，且有一定程度的阴虚。鉴于患部在腰与少腹，加之其平时的头痛也多在头顶部，故试投协17（龙胆泻肝汤）清泻肝经湿热，加板蓝根、金银花、连翘、夏枯草以助清热解毒之力，佐天花粉、玄参生津养阴解毒以助湿热之除，牡丹皮凉血活血，浙贝母清宣其肺，以防肺病传肝。肝肺同治，虽症情较重，但很快转安。二诊时，已近乎痊愈，故加桃仁、大黄活血凉血以尽祛其邪，防止复发。

二、泻肝祛风除湿热

腰以下发痒

王某，女，45岁。2001年7月2日初诊。

腰以下发痒1周。

患者近1周来腰以下肌肤发痒，起斑疹，抓破后流黄水。面、耳亦痒。腰部不适，或步态不稳。脉弦，舌暗红，苔白。证属肝肾湿热，风邪外袭。治宜泻肝祛风，利湿清热。方投协17+协11+野菊花12g，苦参12g，土茯苓12g，薄荷8g，桑叶10g，板蓝根12g，炒谷芽、炒麦芽各15g。7剂。

2001年7月26日二诊。上症本已愈，近又复发，以右小腿外侧为剧。面略痒。余可。脉弦，舌红，苔白。守上方，去薄荷，加赤芍15g，牡丹皮12g，败酱草20g，广木香10g。6剂。

赏析：腰以下肌肤发痒，起斑疹，抓破后流黄水及腰部不适、或步态不稳，结合脉弦、舌暗红及苔白看，为湿热下注于肝经乃至于肾所成。《金匮要略》认为大邪即风多"中表"，而腰及其以下同样属于表的范畴，故其痒仍乃风象。面、耳发痒自不待言，因为"伤于风者，上先受之"。子（肝）病累母，肾气不足则腰部不适、步态不稳。肝肾湿热，肝不能正常地调控血量，致气血瘀阻，波及其子（心）则舌暗红。选协17（龙胆泻肝汤）合协11（四妙丸）泻肝利湿清热，加土茯苓、苦参以强利湿之力，野菊花、薄荷、桑叶、板蓝根祛风解表，清热凉血，炒谷芽、炒麦芽调和肝胃。二诊述上症愈而复发，以右小

腿外侧为剧，且面略痒。据脉证可知久病入络，故去薄荷解表之品，加牡丹皮、赤芍及败酱草以凉血活血解毒，加广木香行气，气行则血行，共奏活血凉血而除痒之效。

三、泻肝活血除湿浊

双下肢溃疡

曾某，女，73岁。2001年6月11日初诊。

双下肢溃疡反复发作约30年。

患者30年来双下肢肌肤反复发作溃疡，伴痛，无季节性差异。现右小腿胫骨外侧有约1cm×4cm、左小腿三阴交穴上方有约2cm×4cm溃疡面，发红、瘙痒，抓破则流脓水。余无异常。脉弦，舌暗红，苔白。证属肝胆湿热，痰浊壅盛。治宜泻肝利胆，活血降浊。方投协17+协11+玄参12g，赤芍15g，苦参12g，牡丹皮12g，土茯苓12g，连翘10g，炒谷芽、炒麦芽各20g。6剂。

2001年6月18日二诊。患部皮色略淡，但仍痒甚。二便通畅。脉舌同上。守上方，加败酱草20g，蒲公英15g，赤芍加至30g。6剂。

2001年6月25日三诊。右下肢患部痊愈，左下肢患部红色略减，痒亦减。下午服药时胃胀。大便可，但尿频。脉弦，舌红，苔白。守上方，去连翘，加金银花12g，枸杞子12g，建曲12g。6剂。

赏析：双下肢溃疡，发于右小腿胫骨外侧和左小腿三阴交穴上方，属中医学"脱疽"的范畴，只是较轻而已。该患者溃疡面发红、瘙痒、疼痛、抓破流脓水为热毒壅盛，结合脉弦看，乃湿热由肝及胆经下注所致。舌暗为内有瘀血之征。以协17（龙胆泻肝汤）加赤芍、牡丹皮以泻肝利胆、活血化瘀。合协11（四妙丸）加苦参、土茯苓、连翘清热降浊、凉血解毒。加玄参养阴生津，寓下病取上之意，炒谷芽、炒麦芽调和肝胃。二诊皮色变淡，但仍痒甚，故加败酱草、蒲公英以清热祛风，凉血解毒，加重赤芍用量，是仿"治风先治血，血行风自灭"之意也，以加快湿热瘀毒的排泄。三诊诉服药时胃胀且尿频，舌由暗转红，故去连翘，加金银花清热凉血，枸杞子补益气血，建曲健胃消胀。患者虽年逾古稀，且病情缠绵，反反复复达 30 年之久，但别无他恙，临床表现集中而单纯，故 12 剂药后即基本痊愈。可见年高并非尽体弱、久病并非皆正虚。

又：以上 2 案均系肝经湿热，且下注。前者为子（肝）病累母，兼外感风邪，为内外相合致病（腰以下发痒 1 周）；后者为肝病犯胃，致痰浊壅盛，痰湿下注，湿邪黏滞致"双下肢溃疡反复发作"。两者基本病机相似，故均投协 17（龙胆泻肝汤）合协 11（四妙丸）加苦参、土茯苓以泻肝利湿清热，炒谷芽、炒麦芽调和肝胃，均用清热凉血药（案 2 用板蓝根，案 3 用连翘）。前者有风邪外袭之象，故加野菊花、薄荷、桑叶祛风解表。后者痰浊内蕴、瘀血内阻，故加牡丹皮、赤芍活血化瘀，连翘寒以清热、苦以降浊，加玄参养阴生津，寓下病取上之意。

四、泻肝平肝健脾气

膝关节灼热

赵某，男，36 岁。2015 年 4 月 24 日初诊。

膝关节灼热 1 周。

患者 1 周前即感膝关节灼热。早晨头晕，双目欠清晰，目涩，手心热且有汗，或头痛。眠可。纳可，大便每日 1 ～ 2 行，小便可。脉弦，舌红，苔黄腻。半年前发现血压高，服西药已 8d 仍未下降，现血压 168/116mmHg。证属肝郁湿热，脾湿化热。治宜泻肝平肝，健脾运湿。方投协 17+ 协 2+ 茵陈蒿 20g，钩藤 10g，夏枯草 15g，桃仁 10g，僵蚕 10g，蜈蚣 6g，菊花 10g，沙苑子 10g，萆薢 15g。10 剂。

2012 年 9 月 8 日二诊。药毕不久，膝关节灼热即除，自行观察 4 月余，未见复发。现自觉内外皆热 2 个月。口干，汗多，自觉火重，头部有压迫感。大便溏，每日 1 ～ 2 行。脉濡，舌红，苔白。改投协 4+ 协 14+ 制胆南星 6g，栀子 10g，川黄连 6g，蔓荆子 6g，白茅根 15g，地骨皮 15g。7 剂。

赏析：膝关节灼热及早晨头晕、双目欠清晰且目涩、手心热且有汗或头痛等，皆与厥阴肝经循行不利有关，合观脉弦、苔黄腻及高血压，可知其为肝经湿热之证。故以协 17（龙胆泻肝汤）清泻其湿热，合协 2（五苓散）加茵陈蒿即《金匮要略·黄疸病脉证并治第十五》茵陈五苓散健脾运湿，以体

现肝病实脾。另加钩藤、僵蚕、蜈蚣、桃仁、沙苑子、夏枯草、菊花及草薢诸药以平肝、息风、活血、补肾、清肝及利湿热。二诊患者湿象减轻而热象偏重，此湿祛热透之征，在以协14（三仁汤）调畅三焦气机而化湿的同时，更加协4（一贯煎）与栀子、川黄连、蔓荆子等，养阴除风热。

五、泻肝养心兼活血

血糖高

严某，男，78岁。2014年1月19日初诊。

发现血糖高12年。

患者2001年即发现血糖高，现餐后9～10mmol/L。患高血压病38年。易怒，记忆力差。醒后复睡难。有口气。腰痛，腿乏力。尿浊，泡沫多，或尿频。脉弦（右偶结），舌边尖红，苔中根白厚。证属肝经湿热，心阴亏虚。治宜泻肝活血，滋养心阴。方投协17+协19+草薢15g，夏枯草15g，枳实15g，桑椹20g，鸡内金15g，炒莱菔子15g，桃仁10g，红花10g，川厚朴10g。7剂。

2014年3月1日二诊。尿次略减，醒后尚能复睡，餐前血糖6.0mmol/L。余同上。守上方，加薏苡仁20g，小茴香6g。7剂。

赏析：血糖高结合偶尿频、尿浊及泡沫多分析，暂且视之为中医学"消渴"的下消范畴。《金匮要略·消渴小便利淋病脉证并治第十三》有"气盛则溲数"之论，但其所指是胃气即胃火。本案或尿频乃至尿浊、泡沫多，结合脉弦、易怒看乃肝气盛即肝经火热，疏泄太过使然。正因肝经火热故易怒，肝病传脾，湿热困脾胃则有口气、苔中根白厚。"心为君主之官，神明出焉"，肝病及子（心），心阴亏虚则记忆力差、醒后复睡难。"腰者肾之府"，子（肝）病累母（肾）则腰痛、腿乏力。舌边尖红为心阴虚有热所致。是以母子同治。以协17（龙胆泻肝汤）清肝泻火，合协19（导赤散）清心养心，桃仁、红花活血化瘀，夏枯草、草薢清热降浊，枳实、炒莱菔子、鸡内金、川厚朴行气除湿，桑椹补肾壮腰。二诊诉血糖降至正常、尿次略减、醒后能复睡，故守方加薏苡仁健脾渗湿、小茴香疏肝理气以巩固疗效。

六、调肝理脾除湿热

右大趾痛（痛风）

魏某，男，31岁。2014年1月12日初诊。

右大趾痛（痛风）复发7d。

患者约3年前即右大趾痛，凡饮食不当（如喝啤酒）则发，被确诊为痛风。7d前右大趾痛再次复发（未用西药）。睡眠差，打鼾，磨牙。饮酒后吃饭少。口臭、口干、舌燥。头发花白19年。大便稀，每日3～4行，或便血，尿色深。左肾结石。脉弦，舌红，苔白。证属肝郁脾虚，湿热下注。治宜调肝理脾，清热利湿。方投协12+协2+协11+玄参10g，柴胡10g，姜黄10g。7剂。

2014年3月1日二诊。药至第5剂趾痛消失，口臭、打鼾及磨牙俱减。停药观察月余，感觉尚好，未曾复发。现大便每日1～2行。前天下午因受凉、饥饿而致胃胀痛、呕吐，今晨大趾痛意外复发。现患部肿胀或灼热。大便昨起4次，今已3次。余同上。脉弦，舌淡，苔白。守上方，加防己10g，延胡索10g。7剂。

赏析：脾为生痰之源，脾虚易酿生痰湿，加之饮食不当（饮啤酒）则体内湿邪骤增，反侮于肝胆致肝郁，筋脉失养，湿邪下注则发趾痛（痛风）。脾胃湿热上贮于肺，肺气不利则打鼾。饮酒后吃饭少为湿益盛、脾益虚。脾湿且运化失常则大便稀，每日3～4行。磨牙为胃中有热所致。胆郁热邪上扰则口臭，热邪灼伤阴络则便血、尿色深。子（肝）病累母，肾精亏虚，湿热下注，日久则左肾结石，阴血不上荣则头发花白。睡眠差、口干舌燥为子（脾）病累母（心），心阴不足、肺精亏虚所致。故投协12（乌梅丸）加柴胡调肝理脾，清热利湿，加协2（五苓散）健脾以强除湿之功，合协11（四妙丸）引中焦湿热快速下行。以玄参养阴生肺津，姜黄活血化瘀止痛。饥饿、受凉可谓典型的饥寒交迫，化源不足，抗力下降，传病于肾，而寒主收引，气血凝滞，两者相合致趾痛复发。将足肿或灼、大便频结合舌淡、苔白看，为湿阻气机，故加防己利水消肿，延胡索行气活血止痛。

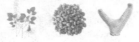

❀ 第二节 泻脾胃 ❀

一、泻脾养心补肝肾

性欲几乎丧失

刘某，男，36 岁。2014 年 1 月 22 日初诊。

性欲几乎丧失 3 个月。

患者 3 个月前即性欲几乎丧失。2 年前即腰酸背痛，或失眠，纳呆。余可。脉沉，舌红，尖甚，苔黄厚。证属脾胃湿热，心肾两虚。治宜清热利湿，滋补肝肾。方投协 13+ 协 19+ 炒酸枣仁 20g，川厚朴 10g，韭子 10g，淫羊藿 15g。20 剂。

2014 年 4 月 1 日二诊。失眠减轻，性欲稍增。磨牙多年。脉弦，舌红，苔黄厚。守上方去协 13，加协 17，知母 10g，桑叶 10g，炒莱菔子 10g。15 剂。

> **赏析:** 性欲几乎丧失，貌似虚证，尤其是腰酸背痛已达 2 年之久，但从脉沉、苔黄厚、舌尖红甚看属偏实证，故本案为实中兼虚。上已提及，"腰者肾之府"也，肾藏精，肾精亏虚则可见腰酸背痛，也为性欲的减退埋下了祸根。但正气虚不等于目前的证候虚，故本案的脉沉不主肾阳虚，反主脾胃湿热传肾。湿热困脾则纳呆。脾病累母，心火亢盛则舌红尖尤甚、失眠等。方投协 13（半夏泻心汤）辛开苦降，清热利湿，邪祛则正复。合协 19（导赤散）养心阴、清心火，加炒酸枣仁养心安神，使心与肾相交。韭子、淫羊藿补肾阳益精血，使肾水能上济心火。川厚朴舒畅气机。二诊诉性欲稍增、失眠减轻，但见脉弦、舌红及苔黄厚，为土病侮木，肝经湿热之象也，故易协 13 为协 17（龙胆泻肝汤）清泻肝经实热，加知母、桑叶、炒莱菔子养阴、清热、理气，以收全功。

二、平调寒热兼活血

黄褐斑

樊某，女，54 岁。2005 年 8 月 27 日初诊。

面部铁锈色黄褐斑 10 个月余。

患者10个月前面部开始出现铁锈色斑疹。胃脘不适或疼痛,有时口干,左耳痛,握拳时手指胀痛,受凉则下肢痉挛。饮食、二便及睡眠尚可。绝经3年。脉细,略数,舌红,苔中白厚,略黄。证属湿热蕴脾,阴血瘀滞。治宜苦降辛开,活血化瘀。方投协13+协33+川厚朴10g,郁金10g,桑叶10g,葛根10g,紫苏叶6g。5剂。

2005年9月2日二诊。矢气频频,现手指已无胀痛之感,左耳痛有减。胃脘舒适。但仍口干,服药期间因逢阴雨,下肢曾痉挛,但持续时间稍短。大便每日2行,但无腹胀、腹痛。脉细,舌红,苔白。守上方,去郁金,加乌药6g。7剂。

2005年9月11日三诊。下肢痉挛尽除。但有时便秘,或呃逆,胸中欠舒。自诉可能与近几天进甜食多有关。铁锈色局部变浅。脉细,舌红,苔白。守上方,加炒枳实10g,白术10g,黄精10g。20剂。蜜为丸。

2006年3月20日面告:称丸药坚持服用了半年。服至第4个月末,斑色方渐褪减。现面部已接近正常。患者自认为年逾半百,目前的面容可接受。

> **解析:**患者胃脘不适或疼痛、手指肿胀、下肢痉挛等,均系湿(寒)热蕴积脾胃,气机阻滞所致。两目之下、两颊之间,以鼻为核心,为脾胃所主。气血生化、输运皆不及,日久致面部生铁锈色黄褐斑,故始终用协13(半夏泻心汤)苦降辛开,清热燥湿。久病入络,故用协33(桂枝茯苓丸)活血通络,以助斑除。加川厚朴、郁金理气活血,桑叶、紫苏叶轻清表散,葛根升腾津液以助脾胃之开降。此升降相因之法也。

三、泻脾通络畅三焦

食多或进食硬物则胃脘胀

黄某,女,60岁。2014年12月23日初诊。

食多或进硬食则胃脘胀1年。

患者1年前即食多或进硬食则胃脘胀不适,左侧卧则疼痛。口臭,或反酸,口干思水。或潮热汗出,早起睁眼困难,目涩,耳鸣,夜卧心烦,醒后复睡难。右肩胀痛,腰酸痛,行走乏力。大便溏,每日1行。尿黄,夜尿3～4次。自诉有十二指肠溃疡、右肩周炎、颈椎变形及右膝关节滑膜炎。2014年8月行胃息肉切除术。脉缓,舌红,苔白,中部厚稍腻。证属湿热中阻,气机不畅,经脉不通。治宜辛开苦降,

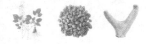

调畅三焦，活血通络。方投协13+协33+炙甘草7g，杏仁10g，白蔻仁10g，薏苡仁20g，天花粉20g，延胡索10g，槟榔10g，姜黄10g，羌活10g，独活10g。10剂。

2015年1月5日二诊。胃脘胀大减，耳鸣、侧卧痛、目涩、烦躁、潮热及口干思水皆减，无反酸，腰较前轻松许多。余同上。守上方，加生地黄15g，川厚朴10g。10剂。

2015年1月16日三诊。胃痛2d，喜按。烦躁、潮热、口干俱减，目适，腰适。但口臭、饮水少。大便稀，今稍干，色略黑，矢气难。夜尿1～3次。脉舌同上。改投协13+协4+协70+延胡索10g，槟榔10g，川厚朴10g，蒲公英15g，丹参20g，灶心土50g，小茴香6g，炒谷芽、炒麦芽各20g。10剂。

赏析： 将食多或进硬食则胃脘胀、口臭，或反酸、口干思水与脉缓、舌红、苔白且中部厚稍腻合参，知脾胃湿热，气机阻滞为本案的主要病机。正因湿热蕴结脾胃，气机阻滞，故食多或进食硬物后则加剧了脾胃的湿热，加重了气机阻滞，故胃脘胀、口臭、反酸，脾不输津于上则口干思水。脾胃湿热反侮于肝，肝经不利，肝血不能上荣，则左侧卧时疼痛、右肩胀痛、早起睁眼困难、目涩及耳鸣。湿热及肺累心则或潮热、汗出、夜卧心烦、醒后复睡难。脾病传肾致腰酸痛、行走乏力。苔中根黄腻、大便溏泄、尿黄、夜尿频繁，正中焦湿热盛波及下焦之征。用协13（半夏泻心汤）加重炙甘草即甘草泻心汤，加杏仁、白蔻仁、薏苡仁、槟榔辛开苦降，调畅三焦气机而除湿，助津液输布，且可截断脾胃病侮肝之途径。再用协33（桂枝茯苓丸）活血通络，加姜黄、羌活、独活祛风通络，而兼顾其右肩周炎、颈椎变形及右膝关节滑膜炎。主次兼顾，故10剂取效。本案说明，面对纷繁病证，当抓主要矛盾，兼顾其次要矛盾，才能理顺思路，方证对应，期得良效。

又：以上2案分别以"黄褐斑""食多或进硬食则胃脘胀"为主诉，病机均为湿热阻滞中焦，故均用辛开苦降、清热燥湿之法。案2湿热并重，故用半夏泻心汤，案3湿重于热，故用甘草泻心汤。

四、舍脉从证重祛邪

早餐进食过热食物后头晕

刘某，女，23岁。2006年3月17日初诊。

早餐进食过热食物后头晕3年余。

患者3年多前即早餐进食过热食物后头晕，平时易上火。牙龈红肿。纳可，眠可。月经偶尔提前，色黯红，偶有血块。白带微黄。大便秘，多2日1行。小便尚可。脉沉细，舌淡红，苔薄白。证属脾胃湿热，胃阴不足。治宜苦降湿热，养胃理血。方投协13+协32+延胡索10g，薏苡仁10g，苦参10g，白茅根15g，郁金10g。7剂。

2006年3月24日二诊。早餐后头晕有所减轻。梦多，或惊醒，但翌日头不昏。脉微数，舌红，苔白。守上方。7剂。

2006年3月31日三诊。自觉早起目胞略肿，余可。脉细，舌红，苔白。守上方，去苦参、薏苡仁，加防己10g。7剂。

2006年4月7日四诊。早餐后仅轻微头晕。早晨自觉目胞轻微发胀。手足心汗出，偶尔上火。脉微数，舌暗红，苔白润，边齿印。咽红。改投协2+协32+桃仁10g，红花10g，玫瑰花6g，防己10g，白茅根20g，焦山楂20g，天花粉15g，白术10g，怀牛膝10g。7剂。

2006年4月14日五诊。药后眼胞较舒适，食入无明显胀满，但有时仍自觉有轻微火气。脉舌同上。守上方。7剂。

> **赏析**：胃主受纳腐熟，"龈为胃之络"，胃中有热，早餐食过热食物易助热势上行则头晕、牙龈红肿。白带微黄乃脾胃湿热循经下注即脾病传肾所致。湿热蕴久，灼伤阴液，胃阴不足则大便多2日1行。土病侮木，肝气上逆则易上火，肝疏太过，湿热迫血妄行则月经提前、色黯有块。虽脉微数，但从苔白润、舌边齿印看，并无明显热象，而是湿邪偏重，故当舍脉从证。先投协13（半夏泻心汤）加薏苡仁、苦参以辛开苦降，燥湿泻热。加延胡索、郁金疏肝理血。再投协32（玉女煎）加白茅根养胃阴、清胃热且引热下行。三诊仅见目胞略肿，湿盛于脾之象也，薏苡仁、苦参已不足以胜病，故去之，加防己以活血利水消肿。四诊见苔白润、舌边齿印为湿重之象，湿邪借脾的输运之力而漫溢，故见手足心汗出。咽为肺之门户，母（胃）病及子，湿热

及肺则咽红。舌暗红为热入血分所致。改投协 2(五苓散)并再加重白术用量，合防己、焦山楂健脾运湿、和胃利水消肿，同样用协 32 并加重怀牛膝用量，合白茅根、桃仁、红花，养阴清热、活血化瘀，玫瑰花理血解郁，天花粉清热生津。至五诊时诸症俱失，呈现湿热尽祛、阴阳和调之佳境。

五、反复感冒泻脾胃

感冒

熊某，女，28 岁，2013 年 6 月 1 日初诊。

感冒频繁约 3 个月。

患者往年天热或天冷时均易感冒，今年春节后感冒相对频繁，先后共 3 次。偶见下眼睑瘙痒、发胀。口干，饮水较多，且饥而不欲食。性冷淡。或白带偏多。脉细，舌红，苔中根白厚，微黄。证属脾胃俱病，湿热蕴结。治宜健脾祛湿，辛开苦降。方投协 13+ 协 2+ 炙甘草 7g，杏仁 10g，川厚朴 10g，佩兰 10g，砂仁 6g，黄芪 20g，防风 10g。7 剂。

2013 年 6 月 13 日二诊。上症多减，腰或酸。脉略数，舌红，苔中根白，稍厚。效亦更方，改投协 4+ 协 11+ 协 39+ 苦参 10g，小茴香 6g，砂仁 8g，淫羊藿 15g，杜仲 20g，川续断 15g。7 剂。

2013 年 6 月 22 日三诊。上症俱减，精神好转，大便调。脉舌同上。守上方，加佩兰 10g，韭子 10g。7 剂。

赏析：虽然在 3 个月的时间中，患者感冒相对过去而言稍频繁，但目前的脉证无感冒之征。从或白带偏多、脉细、舌红、苔中根白厚且微黄分析，脾胃湿热蕴结（湿重热轻）是该案的基本病机。脾为湿困，输运不及则饥而不欲食，久之湿郁化热则口干而饮水较多。上眼胞属脾，目下乃胃脉所过，下眼睑瘙痒发胀，乃胃中之湿热化风之象。脾胃俱病，日久波及其子（肺）则感冒频繁，脾胃病传肾，则性欲减退、白带偏多（湿邪由肾及肝，况肝经过前阴）。故首选协 13（半夏泻心汤）且加重炙甘草用量即甘草泻心汤寒热并投，辛开苦降，次选协 2（五苓散）健脾运湿，以强祛脾胃湿热之力，加川厚朴、杏仁、砂仁、佩兰宣肺、醒脾、化湿，以固祛湿行气之效。另加黄芪、防风以强营卫。诸药相合，切中病机，故7剂之后，症状大减，鉴于患者腰或酸、脉略数及舌红，显肝肾阴虚且化热之象，是以改投协4（一贯煎）、协11（四妙丸）及协39（瓜蒌薤白半夏汤）养肝肾之阴、引湿热下行，兼顾振复上焦之阳气，以防反弹。本案以感冒频繁为主诉，似属肺系之病，但目前的表现主要在脾胃，故不能闻"感冒"即一味治肺，况陈师认为"五脏六腑皆令人感冒，非独肺也。"

六、泻脾养阴扶肺卫

便秘、恶冷

潘某，女，38岁。2014年4月17日初诊。

便秘、恶冷3个月。

患者春节后不久即便秘、恶冷，近2个月便秘加重，3～5日1行。手足冰凉，以两手为剧。有时早起左胸疼痛，咽喉不利。近半年来有2次月经后期约10d，最近白带偏多。脉微数，舌红，舌微黄而腻。证属湿热内蕴，卫表不固。治宜泻脾养阴，固卫护表。方投协13+ 协4+ 黄芪20g，防风10g，桑枝20g，羌活10g，射干10g，瓜蒌皮10g。7剂。

2014年5月4日二诊。大便每日1行，质干。恶冷减。月经准时来潮，咽几利，咽痛消失。脉舌同上。守上方，加栀子10g，茯苓10g。7剂。

赏析：手足冰凉貌似阳虚，结合白带偏多及脉微数、舌红、苔微黄而腻看，实乃湿热并重之象，阳气欲达于手足而不能也，即阳郁而冷。湿热蕴积脾胃，脾输不及则便秘，脾胃湿热侮肝，日久导致肝肾阴虚（脉微数、舌红可证），肝疏不及亦可加剧便秘。月经后期亦肝疏不及所致也。脾胃湿热波及心肺，气血郁滞则左胸疼痛、恶冷。故投协13（半夏泻心汤）寒以胜热，热以化湿而治标，令脾输正常，其气自能布达于四末。合协4（一贯煎）因脾胃反侮之势而养肝肾之阴，使肝疏复常而治本。所加黄芪、防风扶助肺卫，桑枝、羌活祛风，射干利咽，瓜蒌皮振复胸中阳气，使血脉畅行而除胸痛，且可增强肺之卫外之功。如此标本兼顾，长达3个月之痼疾，14剂即瘥。

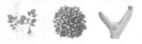

七、养肝泻脾除风热

风疹块

张某，女，60 岁。2014 年 3 月 12 日初诊。

风疹块约 8 个月，复发 8d。

2013 年 7 月患者额部即发风疹块，后常发，约每周 1 次，服西药可控制。8d 前额部瘙痒复发。常吐痰，或白或黄。或口苦，咽痒。2006 年因子宫内膜癌，行全子宫切除术。大便偏稀，或夜尿。脉弦，舌红，苔黄腻。证属肝虚脾湿，风热外袭。治宜养肝泻脾，疏散风热。方投协 13+ 协 4+ 桔梗 10g，射干 10g，地肤子 10g，白鲜皮 10g，连翘 10g，防风 10g，荆芥 10g。7 剂。

2014 年 4 月 24 日二诊。服上方后风疹块好转，因故未能及时复诊，前不久已停服西药。现仍咽痒，咳嗽，易咳吐白色或黄色稠痰。晨起流清涕。脉右弦，左微细，舌红，苔微黄（散在）。守上方，去协 13、桔梗、射干、白鲜皮，加协 21+ 杏仁 10g，川厚朴 10g，干姜 6g，川黄连 6g，牛蒡子 6g。7 剂。

2014 年 12 月 23 日因他病就诊时诉上症愈久。

赏析：额部，乃心之分野，又为阳明经所过，故额部的病变或治从心，或治从胃。结合常吐痰，其色或白或黄及大便偏稀，或口苦、苔黄腻等舌症看，本案当责之胃乃至于脾之湿热。脾不仅主肌肉，在病理状态下脾又乃"生痰之源"，湿热困脾故有上证，脾湿下注于肠则大便偏稀。湿热及肺加之风邪上袭，故不仅额部瘙痒而且咽痒，传肾则或夜尿，侮肝日久致肝肾阴虚，气机阻滞令脉弦。首投协 13（半夏泻心汤）辛开苦降，清热利湿，令其生肺金，从根本上消除风疹块。次投协 4（一贯煎），因脾胃反侮之势而治之，藉滋补肝肾，调畅气机，而有利于中焦湿热的彻底排泄。加桔梗、射干及地肤子、白鲜皮开提肺气，以利咽祛痰，且祛风止痒，合连翘、荆芥、防风辛凉散风。因皮毛者，肺之合也。二诊时咽痒、咳嗽、晨起流清涕合脉左微细、苔微黄观之，乃典型的母（脾胃）病及子也，故去协 13、射干、桔梗、白鲜皮等偏温燥之品，改投协 21（玄麦甘桔茶加射干）佐杏仁、厚朴、牛蒡子以滋阴宣肺，利咽祛风。干姜、川黄连浓缩半夏泻心汤之意，辛开苦降以尽祛脾胃之湿热，旨在防愈后复发。由本案之治可见，治风疹块并非但祛其风，泻脾胃、养肝肾，方为治本之法。

八、先泻后补理肝肾

胃脘胀

汪某，男，46岁。2013年11月30日初诊。

胃脘胀满约9个月。

患者今年2月开始胃脘胀满，口气较重。轻度阳痿，早泄。大便2日1行。尿频，偶尔尿不尽。有前列腺炎。脉微弦略数，舌红，苔白，中部微黄而腻。咽红。证属脾胃湿热，肝肾阴虚。治宜开泻脾胃，养阴疏肝。方投协13+协4+杏仁10g，白蔻仁8g，薏苡仁20g，柴胡10g，制香附10g，郁金10g，炒莱菔子10g，瞿麦15g，菟丝子15g，茵陈蒿20g。7剂。

2014年3月8日二诊。药后胀满逐渐消失，但停药观察3个多月时又逐渐反弹，现依然胀满，口苦，口臭。或盗汗。脉舌同上。守上方，加桃仁10g，红花10g，川厚朴10g。7剂。

2014年3月15日三诊。依然胀满，但局限于饭后。口苦、口臭俱减。手足冷，本周大便4次。脉微弦，舌红，偏暗，苔白。改投协7+协8+桂枝3g，制附片3g，肉苁蓉20g，巴戟天15g，淫羊藿15g，川厚朴10g，藿香10g，佩兰10g，炒谷芽、炒麦芽各15g。7剂。

2014年3月26日四诊。口苦、口臭及腹胀俱减。但近来腰胀痛。本周大便5次，尿黄。脉弦，舌红，苔黄腻。守上方，川厚朴、藿香量减半，加栀子10g，黄柏10g。7剂。

> **赏析**：胃脘胀满、口气重、大便2日1行及苔中部微黄腻，知其脾胃有热，湿阻气滞，用协13（半夏泻心汤）加杏仁、白蔻仁、薏苡仁（浓缩之三仁汤）、炒莱菔子、茵陈蒿辛苦降，清热燥湿，调畅三焦。肝经绕阴器，脾胃湿热反侮于肝，加之肝肾阴虚有热（脉微弦略数、舌红可证），致肝经不利，疏泄紊乱，聚宗筋之前阴功能失调，而致尿频、偶尔尿不尽、阳痿、早泄。况患者有前列腺炎，亦可加重诸症。再用协4（一贯煎）合柴胡、制香附、郁金养肝肾之阴，畅达肝气，使肝经疏泄正常而除小便异常及阳痿、早泄等。菟丝子平补其肾，有助于尿不尽的消失。二诊时属老病复发，只是湿邪更重而已，故除加川厚朴化湿外，另加桃仁、红花活血以除湿乃至于热。三诊、

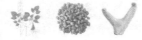

四诊已邪祛大半，故改投协7（香砂六君丸）合协8（肾气丸去桂枝、附子）＋桂枝、制附片即肾气丸调补脾肾为主，以防再次复发。

又：以上3案的基本病机均为脾胃湿热，肝肾阴虚，故同用协13合协4，案6兼卫外不固，故加辅助肺卫之属，案7兼有风热外袭，故加祛风之品，案8湿邪偏重，故辅以化湿之辈。

九、泻脾理肝兼宣肺

右肋间不适

吴某，男，60岁。2015年1月15日初诊。

右肋间不适月余。

患者月余来右肋间不适，或胃胀，伴腹痛，矢气稍舒。左目睛红多年，或背痛，梦多，口干口苦，夜2:00咳吐白痰，夜饮水则眠。下午大便每日2行，尿可。脉濡，舌暗，苔白厚。2012年12月26日行保胆取石术。血压正常。证属脾胃湿热，血虚而瘀。治宜化湿清热，理肝宣肺。方投协13+协15+炙甘草7g，桃仁10g，红花10g，天花粉20g，川厚朴10g，小茴香6g，炒莱菔子15g，桔梗10g，白术10g，茯苓15g。5剂。

2015年1月22日二诊。右肋间及胃脘俱适，大便每日1行，无腹痛，不咳，但恶风。脉濡，舌暗，苔中根黄厚。守上方，加怀牛膝10g。5剂。

赏析：夜晚2:00为肝胆经当令之时，此时咳嗽吐痰不仅关乎肺脏，尚关乎肝胆。结合左目睛红（白睛属肺，肝气左升，故此症也为肝肺同病之象）、右肋不适、口苦分析，当属脾胃湿热，反侮肝胆，枢机不利，其气上冲，反侮于肺使然。正因湿热蕴结脾胃，气机不畅，故或胃胀、腹痛，矢气时气机暂时得以畅通，故觉舒适。吐白痰、苔白厚、脉濡、舌暗，一派湿盛血瘀之象。陈师认为，"见肝之病，知脾所侮，当先实脾"。故首选协13（半夏泻心汤）加重炙甘草即甘草泻心汤化湿清热，苦降辛开，合川厚朴、炒莱菔子、白术、茯苓、小茴香以强化湿健脾行气之效。次用协15（四物汤）加桃仁、红花即桃红四物汤，因脾胃反侮之势而治之，即养血、活血以祛瘀，犹如《金匮要略·

黄疸病脉证并治第十五》"诸黄,腹痛而呕者,宜柴胡汤"之例。因"腹痛而呕"系中焦脾胃的湿热反侮于胆经所致。所不同者,《金匮要略》之治是针对其反侮,即治胆经而非治肝。桔梗载药上行以治肺,加天花粉清润肺热。

十、泻脾养阴兼活血

左小腿、左足俱肿

吴某,女,73岁。2013年6月4日初诊。

左小腿、左足俱肿半个月。

患者年轻时即曾左小腿及左足俱浮肿,但肿势较轻。半个月前复肿且胀,或足痛。口唇发紫,不思水。眠虽短但尚佳。夜尿1次。检查示:双膝关节骨刺。高血压5年,血压130/60mmHg。有坐骨神经痛。脉弦,舌暗红,苔中根黄厚。证属湿热下注,肝肾阴虚。治宜清泻湿热,养阴活血。方投协13+协4+协11+桔梗10g,桃仁10g,红花10g,路路通10g,忍冬藤20g,制附片6g。7剂。

2013年6月14日二诊。配合药酒外洗患处,内外兼治后肿已大减。矢气,肠鸣,余可。血压128/56mmHg。脉舌同上。守上方,加炒莱菔子10g。7剂。

赏析:"诸湿肿满,皆属于脾",故本案之肿不离乎湿与脾。患者年轻时即发小腿及足俱肿,而今再发,可见肿疾根深蒂固。其不思水,结合口唇发紫、苔中根黄厚看,无疑系脾胃湿热之象。湿热传病于肾,循经下注而见小腿及足俱肿。脾病侮肝而见脉弦。口唇乃脾之窍,湿热蕴结于脾致口唇发紫。脾统血,肝藏血且调控血量,肝脾同病,血失统藏则见舌质暗红。其双膝关节骨刺、坐骨神经痛及血压偏高均与脾胃湿热传肾侮肝不无关联。论其治法,则先以协13(半夏泻心汤)寒热并投,清泻脾胃之湿热,后以协4(一贯煎)养肝肾之阴,使疏泄正常,而有利于脾胃湿热之开降下泻,再合协11(四妙丸)清利下焦之湿热,加桔梗非为止咳化痰,而在于开提肺气,促使中下焦之湿热尽快排出。路路通、忍冬藤、桃仁、红花以强清热利湿,活血通络之效。药已中的,故收效甚捷。

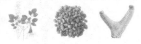

十一、泻脾理肺养肝阴

便秘

徐某，女，27岁。2008年8月19日初诊。

便秘多年。

患者很久前即便秘，每周1行，伴腹胀。不思食，饥则心慌。疲倦，性情急躁，或侧视难。汗少。全身少许红疹，略痒（食海鲜后）。月经3d即尽，经色黑。尿黄。去年发现红斑狼疮（正服西药，停西药则手晨僵）。脉数，舌暗红，苔中薄黄而腻。咽红。证属脾胃湿热，肝肺阴虚。治宜清泻中焦，滋阴理肺。方投协13+协4+协21+板蓝根10g，桃仁10g，炒谷芽、炒麦芽各15g，金银花12g，连翘10g。7剂。

2008年8月26日二诊。药后大便通调，矢气较少，余如上述。脉舌未见。守上方，加百合10g，白术10g，茯苓12g。20剂。加蜜为丸。

> **赏析**：本案以便秘为主诉，且伴有腹胀、不思食、饥则心慌等脾胃病见症，结合脉数、舌红、苔中薄黄而腻看，湿热痞结中焦是基本病机。食海鲜后增加了脾胃的湿热，故见全身少许红疹、略痒。湿热困脾则不思食、疲倦；累心则伤津耗液而汗少；及肺致肺阴不足而见咽红，况足太阴脾经亦散于舌根部；传肾则尿黄；侮肝致肝阴不足而见性情急躁、侧视难及月经量少、色黑。《灵枢·五音五味》论及"妇人之生，有余于气，不足于血，以其数脱血也"，此言妇人生理"气有余而血不足"之常态。因而，在内科疾病的治疗中，对女性患者应当或多或少地兼顾其阴血的滋养。非清泻无以祛其积滞湿热，非大补阴血无以解其阴虚，故在以协13（半夏泻心汤）辛开苦降、清泻中焦湿热的同时，再以协4（一贯煎）滋养肝肾之阴，因脾胃湿热反侮之势而治之，后以协21（玄麦甘桔茶加射干）养阴润肺，加金银花、连翘、板蓝根疏风清热，炒谷芽、炒麦芽调和肝脾，桃仁活血润肠。

又：以上2案基本方为协13合协4，盖基本病机为脾胃湿热兼肝肾阴虚也。但前者兼下焦湿热，故辅以协11，后者兼肺阴虚而燥，故加用协21，此同中之异也。

十二、泻脾润肺兼柔肝

右侧腘窝疼痛

王某，女，55岁。2007年9月6日初诊。

右侧腘窝疼痛约8个月。

患者于今年春节以后，即发右侧腘窝疼痛。胸闷，自觉出气困难。咽中如物阻塞，口干、口苦，时头晕。夜晚双下肢痉挛，下蹲后起立较难。有时右腰疼痛。纳可。尿黄。脉微弦，舌暗红，苔中黄厚。咽红。证属湿热痞结，肺燥肝虚。治宜泻脾润肺，活血柔肝。方投协13+协21+协70+桃仁10g，红花10g，瓜蒌仁15g，浙贝母10g，姜黄10g，炒枳实10g，白茅根15g。7剂。

2007年9月13日二诊。上症大部分减轻。全身皮肤瘙痒年余，时轻时重。脉舌同上。守上方，加牡丹皮20g，地肤子15g。7剂。

2007年9月24日三诊。右腘窝痛感消失，但左足伸直难，身体仍然瘙痒。脉舌同上。守初诊方，加地肤子10g，白鲜皮10g。7剂。

> **赏析：** 本案病位当责肝肺脾三脏。脾胃湿热则舌暗红、苔中黄厚。"脾为生痰之源，肺为贮痰之器。"痰热阻肺，耗灼肺阴，肺气不得右降则见口干、咽红、右侧腘窝疼痛、右腰疼痛等症。肺为肝之所不胜，而脾为肝之所胜，肺脾皆病，波及肝脏，而下肢、前胸、口咽及巅顶皆为肝经所循，肝郁血瘀则见双下肢痉挛、胸闷、咽中如有物塞、头晕等症。口苦乃胆胃有热所致。以协13（半夏泻心汤）辛开苦降，清泻脾胃湿热。再以协21（玄麦甘桔加射干）加炒枳实、瓜蒌仁、浙贝母润肺祛痰，后以协70（芍药甘草汤）加桃仁、红花、姜黄、白茅根柔肝活血，三脏同治，标本兼顾，方得良效。

❧ 第三节　泻肝脾 ❧

疏肝泻脾兼清心

夜尿次数多

熊某，女，13岁。2015年3月7日初诊。夜尿次数多1年余。

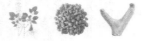

患者 1 年前即每夜尿 3～4 次。或腹痛，但食欲可。额头长痘约 2 年，红、痒，触之疼痛，春季加重。口干欲饮，四肢冰凉，夜晚盗汗。大便每日 1 行，质干。脉弦，舌红，苔微黄而腻。证属肝郁阴虚，脾胃湿热。治宜疏肝清心，苦降湿热。方投协 47+ 协 13+ 协 19+ 制香附 10g，郁金 10g，桑叶 10g。7 剂。

2015 年 3 月 21 日二诊。夜尿 1～2 次，或 3 次，偶尔无。红疹不痒不痛，无盗汗。不打鼾。饮水较前减少。但本次月经较上次提前 10d，色鲜红，伴轻微小腹疼痛、腰酸，7d 方尽。大便时腹痛减轻。脉微数，舌红，尖尤甚，苔白。守上方，加薄荷 8g。10 剂。

2015 年 4 月 11 日三诊。夜尿 1 次，有口气、口干、口苦。经行有块，经行第 2 天小腹痛。脉略数，舌红，苔白。改投协 1+ 协 19+ 炒谷芽、炒麦芽各 15g，牡丹皮 10g，炒栀子 10g，桑叶 10g，玄参 10g，天花粉 15g，益母草 10g。7 剂。

2015 年 4 月 25 日四诊。夜尿消失，口干、苦亦消失，月经依然 7d 尽，口气如故。脉略数，舌红有瘀点，苔白。守上方。7 剂。

2015 年 5 月 9 日五诊。夜尿未反复，依然口气较重。脉舌同上。守上方。7 剂。

> **赏析**：《灵枢·经脉》："肝足厥阴之脉……过阴器，抵小腹。"肝主疏泄，疏泄太过则夜尿频、腹痛、脉弦。春季乃木旺之时，前额乃阳明经循行部位，额头长痘且红痒疼痛、春季加重，系木旺乘土、外感风热所致。湿热蕴积脾胃，阳气布达受阻故四肢冰凉。湿热熏蒸，脾不能散津上归于肺，故有口气、口干、口苦。苔黄腻正湿热之象。额头又乃心之分野，脾胃湿热累心，加之心阴虚有热，故盗汗。当然，与母（肝）病及子也不无关联。首投协 47（四逆散）加制香附、郁金疏肝理气活血，使肝疏正常，次投协 13（半夏泻心汤）苦降辛开，利湿清热，再投协 19（导赤散）养心阴、清心热，使热从小便而去，则红疹自退。加桑叶疏散风热。三诊时夜尿仅 1 次，但有口气、口苦、经行有块、经行第 2 天小腹痛，悉为肝郁气滞，化火致瘀而成。故改投协 1（逍遥散）加栀子、牡丹皮即丹栀逍遥散疏肝泻火，理气活血，健脾除湿。风热尚在，故仍加桑叶。用协 19 之理与初诊同。所加天花粉、玄参以清热养阴生津。四诊、五诊夜尿等证虽消失，但仍有口气，故效不更方。

第四节　泻肝肺

开泻肝肺理气血

会阴部胀痛

邓某，男，46岁。2005年6月27日初诊。

会阴部胀痛1年。

患者1年前即出现会阴部胀痛。下蹲起立时头晕，易怒。嗜辣，腹胀，反胃，胃脘响，夜晚肠鸣。前天曾感冒发热，现已痊愈。咽红。大便每日2行，夜尿3～4次。经检查发现前列腺增生。脉弦，舌红，苔黄腻。证属肝经热盛，传脾侮肺。治宜开泻肝肺，理气活血。方投协17+协55+协56+瞿麦15g，牡蛎30g，夏枯草20g，麦冬10g。7剂。

2005年7月4日二诊。大便每日1行，肠及胃脘无响鸣，无反胃。脉右弦左细，舌边尖红，苔薄黄，有裂纹。咽红。改投协4+协21+协5+炒栀子10g，炒谷芽、炒麦芽各15g，延胡索10g，瞿麦15g，乌药8g，菟丝子12g，桃仁10g，广木香10g。7剂。

2005年7月11日三诊。会阴部胀痛消失。纳增。但小腹胀，矢气多，大便每日2行，饮水则尿。脉弦，舌暗红，苔少，根部微黄。守上方，去协5、炒栀子、乌药，加协48，浙贝母10g，柴胡6g。7剂。

赏析：会阴部胀痛及头晕、易怒、咽红诸症与脉弦、舌暗、苔黄腻合参，知肝经湿热，循行不畅是本案的基本病机。肝病传脾胃则升降紊乱而致腹胀、反胃、胃脘响。入夜阳退阴长，脾输更加乏力则肠鸣。食辛辣后，肝脾肺之热会有所加剧，但却有利于气机的畅通，因辛可散之，故嗜之。肝病侮肺，不仅肺阴不足致咽红，且卫外不固而感冒。大便每日2行、夜尿3～4次非湿盛阳虚，而是脾运、肝疏均太过也。首选协17（龙胆泻肝汤）清泻肝经火热，次选协55（葶苈大枣泻肺汤）因肝之反侮而泻之，再选协56（当归贝母苦参丸）养肝血、解肺郁、利湿热。该方在《金匮要略·妇人妊娠病脉证并治第二十》用治"妊娠小便难，饮食如故"之证，本案会阴部胀痛，结合西

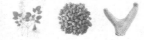

医学"前列腺增生"的诊断，与以上所论有相近之处，故特用之。苦可燥湿，但亦能伤阴，二诊时肝经热邪虽退而阴液之耗伤未复，故改用协4（一贯煎）合协21（玄麦甘桔茶加射干）以复肝肺之阴，加用协5（参苓白术散）健脾益气，以体现肝病实脾。

（李瑞洁　石　乔　陈国权）

参 考 文 献

[1]陈国权.论《金匮》病在中上焦可下之［J］.河南中医，1994，14（1）：5.

[2]陈国权.感染性炎症用青霉素不效的中医观［J］.家庭医学，1995（4）：26.

[3]陈国权.《金匮》桂枝茯苓丸加方辨治黄褐斑［J］.中医药通报，2006，5（4）:19-22.

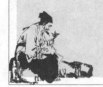

第4章 和法验案

　　"和"乃和谐、协调之义，《说文解字·口部》谓"相应也"。文以载道，医以承文。和法是通过和解、调和，使表里寒热虚实的复杂证候、脏腑阴阳气血营卫的偏盛偏衰，归于平复，从而达到祛除病邪、恢复健康之目的的方法。和法有广义、狭义之分：清·程钟龄《医学心悟·首卷》所论"伤寒在表者可汗，在里者可下，在半表半里者，惟有和之一法焉，仲景用小柴胡汤加减"乃"和"之狭义；清·戴北山《广瘟疫论·卷之四》所言"寒热并用之谓和，补泻合剂之谓和，表里双解之谓和，平其亢厉之谓和"乃"和"之广义（如调和阴阳的小建中汤、百合地黄汤，调和气血的当归芍药散、温经汤，调和营卫的桂枝汤、土瓜根散，调和寒热的半夏泻心汤、甘草泻心汤，调和表里的厚朴七物汤、五苓散等）。狭义的"和"专指和解少阳，而广义的"和"除以上所及外，尚包括平调前后二阴（如己椒苈黄丸、麻子仁丸）、调和上下（如苓桂味甘汤、桂枝加桂汤）乃至平衡左右（如大黄附子汤、《古今录验》续命汤等）等。本章验案则涵盖了此二者。早在20多年前陈师就曾先后发表了"《金匮》上下失调证治初探""《金匮要略》二阴相关论"等文，文中所论人体上下平调、前后二阴相关是被忽略的和法的重要内涵。上下失调即上下不和，《黄帝内经》早有论述。如在生理状态下应是"上下相应而俱往来也"（《灵枢·终始》），此虽是论脉，但实则是借论脉以强调人体上下在正常情况下当平衡协调。在病理状态下，其所举"年六十，下虚上实，涕泪俱盛矣"（《素问·阴阳应象大论篇》）、"徇蒙招尤（摇），目冥耳聋，下实上虚……甚则入肝"（《素问·五藏生成篇》）等，都是上下失调的临床表现。在治疗方面，对"上寒下热"者，当"先刺其项太阳，久留之"，对"上热下寒"者，则"视其虚脉而陷之于经络者取之"（《灵枢·刺节真邪》）。《灵枢·终始》

更是非常概括地讲："病在上者下取之，病在下者高取之。病在头者取之足，病在腰者取之腘。"亦即上病取下、下病取上。实际上，上下不调也可谓阴阳不调，故《灵枢•终始》又道"病在上者阳也，病在下者阴也"。仲师的《金匮要略》继承了《黄帝内经》的上述理论，非常注重人体上下的平调，如"上虚不能制下"的甘草干姜汤所主虚寒肺痿证即是其典型代表。此外，桂枝加黄芪汤所主寒湿黄汗证的"腰以上必汗出，下无汗"、支饮体虚误服辛温燥烈的小青龙汤后所出现的"寸脉沉（上实），尺脉微（下虚）"等。清•尤在泾《金匮要略心典》在解释妇人转胞证致"烦热不得卧，而反倚息"时道："由是下气上逆而倚息，上气不能下通而烦热不得卧。"这可能是受示于《灵枢•终始》"少阴终者……腹胀闭塞，上下不通而终矣……太阴终者……呕则逆，逆则面赤，不逆则上下不通，上下不通则面黑皮毛憔而终矣"等上下不通亦即上下失调的论述。

关于左右失调及其治疗，《灵枢•官能》道："寒与热争，能和而调之，虚与实邻，知决而通之，左右不调，把而行之，明于逆顺，乃知可治。"在具体治疗上，《素问•刺腰痛篇》强调"左取右，右取左"，以达到平衡人体左右的目的。这是就针刺而论，如需内服则当调和营卫以治之。

和，既可以一方单用来体现，又可以两方或两方以上合用来体现，还可以用某一疾病的整体治疗原则来体现。如《金匮要略》"病痰饮者，当以温药和之"即是如此。四饮虽异，脾阳不足，失于运化之基本病机则同。饮为水津所聚，性属阴，遇寒则凝，得温则行、则化；温药能振奋阳气、开发腠理、通行水道，故病痰饮者首用温药，如苓桂术甘汤、肾气丸、防己茯苓汤、小半夏汤等。然则"和之"之义，还在于：其一，温之不可太过，否则因其伤阴之弊而渐化热，与此同时饮邪有可能被炼灼成痰（因为痰为饮之积、饮为痰之渐），胶着不出，其治更难；其二，亦非专事温补，若饮邪壅盛偏实，急则治其标，可用攻逐、分利、发汗、行气、消导等法施治；其三，若饮邪壅阻，饮热互结，甚至可用寒凉之品以清之，该篇即三用大黄（己椒苈黄丸、厚朴大黄汤及苓甘五味加姜辛半杏大黄汤）、一用石膏（如木防己汤），其中厚朴大黄汤中的大黄用量竟达六两之多。否则就不能从整体上体现痰饮病的治疗原则，有饮则温散，有热则清利，即戴氏"平其亢厉"之谓。该篇治痰饮病诸方，可谓仲景和法运用的生动体现。总之，杂病辨证属肝脾不和、肝胃不和、气血不和、营卫不调乃至阴阳不调等，皆可使用和法。

临证中，陈师常用的和法有调和阴阳、调和脏腑、调和寒热、平调上下、调和营卫、和解少阳等。据统计，本章所选47案中，调和偏于阴阳者16案，偏于脏腑、寒热者各 9 案,偏于上下者 6 案,偏于营卫者 4 案,偏于气血、前后、左右者各 1 案。可见调和阴阳者最多,盖"阴阳者,天地之道也,万物之纲纪……"。陈师运用和法诸案,均立足于脏腑以调和其阴阳、寒热、气血等,将和法在杂病中的运用展现得淋漓尽致,大大丰富了《方剂学》关于和法的内涵。

❀ 第一节 和肝胆 ❀

一、和解养肝理脾胃

入秋腹胀痛

宋某,男,51 岁。2013 年 10 月 11 日初诊。

入秋腹胀痛复发 7 年。

患者自 2006 年 11 月开始腹胀或痛,入秋发,服西药 2 ~ 3d 可消失。食入则剧,食荤则便秘。尿黄,或夜尿。脉弦,舌红,苔白而少。证属肝脾不和,纳运失常。治宜调和肝脾,理气和胃。方投协 20+ 协 4+ 槟榔 10g,延胡索 10g,炒莱菔子10g,焦山楂 20g,鸡内金 10g,白术 10g,茯苓 15g,竹叶 10g。7 剂。

2013 年 10 月 19 日二诊。胀略缓解。脉舌与上大同。守上方,加百合 15g,乌药 8g。7 剂。

2013 年 10 月 27 日三诊。下午有时腹胀,但很快消失,无夜尿,尿不黄。脉略弦,舌红,苔薄白。守上方,去竹叶。7 剂。

> **赏析**:近 7 年每入秋即腹胀或痛且食入加剧、食油荤则便秘、尿黄、脉弦、苔少,本肺金当令之时,却见木旺土衰之候,肝体阴而用阳,如肝阴不足,则肝阳妄动,必侮金乘土,故见以上诸症。入秋则发,属发作有时之辈,故首投协 20(小柴胡汤)和利胆经以利肝阴之复,再合协 4(一贯煎)补肝之体、和肝之用,槟榔、炒莱菔子、焦山楂、鸡内金、白术、茯苓健脾和胃、理气消胀,延胡索活血止痛,竹叶清热利尿。二诊、三诊症候渐缓解,守上方略做损益。

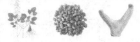

二、立足肝胆兼调胃

定时胃痛

冯某，男，70岁。2015年3月19日初诊。

定时胃痛9个月。

患者胃病数十年，2014年10月开始每日凌晨3:00—4:00即胃脘刺痛，呃逆，矢气稍舒，今天凌晨1:00即疼痛，基本规律的发病首次被打存。胃镜示：胃窦溃疡。或胸闷心慌，急则加剧，或背痛。口干饮水。或头晕月余。高血压9年（父母均有高血压），血压160/50mmHg，大便1～2日1行，夜尿1～2次。脉弦结，舌红，苔白。证属肝胆不和，木郁乘土。治宜疏肝利胆，理气和胃。方投协20+协4+钩藤10g，僵蚕10g，全蝎6g，夏枯草15g，延胡索10g，枳实15g，制香附10g，郁金10g，桃仁10g，红花10g，炒谷芽、炒麦芽各20g。10剂。

2015年4月4日二诊。药至第2剂即疼痛大减，第6剂时疼痛消失。夜晚睡眠舒适，胸闷不显，背不痛，四肢腰腿有力。平时咽中轻度不适，或头晕，矢气多，大便每日1行，夜尿2～3次，余可。血压160/70mmHg。脉弦而结，舌红，苔白。守上方，加土鳖虫20g。10剂。

> **赏析**：子丑时肝胆经当令，胃脘刺痛、呃逆每此刻而作，乃肝胆不和，木郁乘土所致。肝郁气逆则头昏。母病及子，虚热扰心则胸闷、心慌、背痛、脉弦结。肝失疏泄，水津布散失常则口干、夜尿1～2次。协20（小柴胡汤）合钩藤、僵蚕、全蝎、夏枯草等清利肝胆，协4（一贯煎）滋补肝阴，延胡索、枳实、制香附、郁金、桃仁、红花、炒谷芽、炒麦芽行气活血止痛。二诊胃脘痛已除，仍夜尿2～3次、胸闷、头晕、脉弦结，故守上方加味续治。

三、无效守方促"水到"

尿急、频、余沥

陈某，男，50岁。2014年1月14日初诊。

尿急、频、余沥20d余。

20d余前患者突发尿急、频、痛、余沥（多在17:00—20:00），查无异。或口苦。大便每日2～3行（行走后），性功能几失。脉弦，舌暗红，苔白而少。证属疏泄失常，开合失司。治宜疏肝养肝，活血利水。方投协 20+ 协 4+ 桃仁 10g，红花 10g，菟丝子 15g，白茅根 20g，浙贝母 10g，瞿麦 10g。10 剂。

2014 年 1 月 22 日二诊。上症依然，但有时下午略轻松。脉弦，舌红，苔薄黄。守上方，加通草 6g，全瓜蒌 20g，韭子 10g，玄参 10g。10 剂。

2014 年 2 月 18 日三诊。上症每隔 3～4d 一作，连续 1～2d 后休止。尿黄，大便每日 2 行。脉弦，舌绛红，苔中薄黄。守上方，加知母 10g，竹叶 10g，板蓝根 10g。10 剂。

2014 年 2 月 28 日电话诉：每 1～2h 小便 1 次，但无尿痛、尿急。口苦失。寐易醒。脉舌未见。守上方，加升麻 3g。10 剂。

> **赏析：**肝失疏泄，胆经郁热，气机不畅，膀胱开合失司，则尿频、急、痛、余沥或口苦。肝肾精血不足则性功能几失。脉弦、舌暗红、苔白而少亦肝胆郁滞、气血不和之象。协 20（小柴胡汤）合协 4（一贯煎）等疏肝养肝，桃仁、红花、白茅根、浙贝母、瞿麦等活血利水，菟丝子补肾。二诊、三诊证候依然，但守上方加味续治。四诊小便通利、无急痛感，仍守上方，加升麻 1 味，以升为降，一以贯之，故终获佳效。

四、疏胆养肝除风热

面部红疹

张某，女，26 岁。2013 年 7 月 5 日初诊。

面部红疹 1 年。

患者 1 年前即出现面部红疹，经前尤剧，可挤出白色分泌物，发痒且疼痛。胃脘不适，食多则胀。近几天睡眠较差。二便尚可。余可。脉略弦，舌红，苔中黄。证属肝胆不利，风热扰面。治宜养肝利胆，疏风清热。方投协 20+ 协 4+ 干姜 6g，川黄连 6g，金银花 10g，连翘 10g，桑叶 10g，薄荷 8g，地肤子 10g，蝉蜕 6g。7 剂。

2013 年 7 月 12 日二诊。药后无新红疹出现。胃脘较舒适，睡眠略改善。自诉有乳腺增生。脉细，舌红，苔薄白，根部稍厚。①守上方，加制何首乌 20g。7 剂。②前方加西洋参 10g，龟甲胶 20g，砂仁 8g，黄精 10g，炒谷芽、炒麦芽各 15g，玄参 10g，百合 15g。20 剂。蜜丸。

赏析：肝胆不利，乘克脾土，风热上扰则面生红疹。月经关乎肝，正因肝胆不利，故经前面红疹剧且可挤出分泌物，既痒又痛。胆热及胃，则胃脘不适、食多即胀、苔中黄。虚热扰心则睡眠差。脉弦、苔中黄是本案病机的关键所在。用协20（小柴胡汤）合协4（一贯煎）养肝疏胆，金银花、连翘、桑叶、薄荷、地肤子、蝉蜕等清热疏风，川黄连、干姜寒温、苦辛并用以和胃。二诊面红疹未新发，余症亦改善，遂守上方加制何首乌续治，并制丸剂善后。

又：以上4案均处以协20、协4加味，但同中有异。案1证属木旺土衰，故加健脾和胃之药；案2证属木郁乘土，故加平肝理气、活血止痛之药；案3证属木失疏泄、水道不利，故加通利水道之药；案4证属肝胆不利、风热扰面，故加清热疏风之药。此同中之异也。

五、利胆养肝开太阳

头皮紧

苗某，女，62岁。2015年2月3日初诊。

头皮紧2年。

2年前患者即感头皮紧，以巅顶及头部两侧为甚，1年前后脑勺重，半年前两太阳穴附近发胀，2个月前开始心慌（检查无异常），均断续发生。夜晚上肢麻，变应性鼻炎或发。寐不安，夜半或凌晨盗汗。每日下午总体感觉较好，但上午感觉差。纳呆。近大便每日2行，质偏稀，肠鸣。夜尿1次。脉濡，舌红，苔白，根厚。证属肝胆不和，太阳不利。治宜利胆疏肝，开泄太阳。方投协20+协4+协22+炙麻黄6g，葛根20g，羌活10g，炒酸枣仁15g，炒白术10g，法半夏10g，薏苡仁20g，防风10g。7剂。

2015年2月10日二诊。至5剂时头皮松动。或心慌。麻、重、胀俱减。盗汗失，或晨汗。梦多，易醒，复睡难。脉舌同上。守上方。7剂。

2015年3月10日三诊。头皮紧绷感完全消失，但左侧头或不适。上午或心慌。依然入睡难，欠深，易醒。上肢麻、重、胀感又减。纳可，二便调。脉濡，舌红，苔白，边齿印。守上方，加吴茱萸6g，川芎10g。7剂。

赏析：肝胆经脉循行于巅顶及头部两侧，太阳经交巅、下项，肝胆不和，太阳不利则自觉头皮紧、巅顶及两侧头部甚、后脑勺重、太阳穴附近胀、上肢麻。肝虚燥热，扰动心神，则心慌、寐不安、盗汗。木不疏土，脾胃不和，痰湿内生，则纳呆、便稀、肠鸣、脉濡、苔白厚。首选协20（小柴胡汤）合协4（一贯煎）加炒酸枣仁以利胆疏肝、养肝，次选协22（桂枝汤）加炙麻黄、葛根即葛根汤开泄太阳、生津舒筋，炒白术、法半夏、薏苡仁等和脾胃、祛湿。二诊、三诊诸症渐减，守上方加味续治。

六、清胆养肝理气血

口苦

段某，女，53岁。2014年3月1日初诊。

凌晨口苦3个月。

患者7年前即口苦，3个月前每醒来口苦加剧，或伴恶心，食油腻则加剧。偶胸刺痛，食入则胀，饥则痛。或反酸，咽中有痰。耳鸣约6个月，睡眠差，梦多。大便黑而难，1～2日1行，尿黄。脉弦，舌红，苔中根黄。证属胆腑湿热，木旺乘土。治宜清胆养肝，调理气血。方投协20+协47+协4+协11+槟榔10g，延胡索10g，炒莱菔子10g，泽泻20g，郁金10g，炒谷芽、炒麦芽各15g。20剂。

2014年6月21日二诊。上药服至7剂口苦减轻、尽剂则消失。停药3个月后则复发，但胃痛不明显，余症均不同程度减轻。脉弦，舌红，苔微黄而腻。改投协47+协2+协13+槟榔10g，煅瓦楞子20g，炒莱菔子10g，郁金10g，黄柏10g。10剂。

2014年7月5日三诊。口苦又减。胃脘较舒适，恶心不明显。睡眠好转，余可。近2d未大便。脉略濡，舌红，苔白。①守上方，加制香附10g，丹参15g。10剂。②前方加协49（去制何首乌）再加龟甲胶20g，黄精10g，红参5g，西洋参5g。20剂。加蜜为丸。

赏析：胆腑湿热，肝失疏泄，则晨口苦、或恶心、食油腻剧、偶胸刺痛、耳鸣及脉弦。木旺乘土，脾胃失和，致食入则胀、饥则痛、或反酸、咽中有痰、大便黑而难。肝胆湿热及子则睡眠差、梦多，累母则尿黄。苔中根黄乃中下

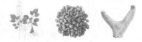

焦湿热之象。协20（小柴胡汤）合协47（四逆散）及协4（一贯煎）利胆祛邪、疏肝养肝，协11（四妙丸）清热祛湿，合槟榔、延胡索、炒莱菔子、泽泻、郁金、炒谷芽、炒麦芽等和脾胃、理气血。二诊上症复发，较之略轻，且脉弦、舌红、苔微黄而腻，改投协47（四逆散）疏达肝气，协2（五苓散）健脾祛湿，协13（半夏泻心汤）合槟榔、煅瓦楞子、炒莱菔子、郁金等健脾和胃、清热祛湿。三诊口苦减，余症亦减，遂守上方加味续治，并以蜜丸善后。

七、利胆养肝除湿热

小腿肚酸胀

邓某，男，34岁。2013年5月30日初诊。

春夏小腿肚酸胀复发2个周期。

患者于2011年春夏起即出现小腿肚酸胀，去年、今年再发。入睡难1周，或欠深，或胸闷。口干饮水多而渴不解，口苦，胃脘嘈杂，呃逆，纳呆。脉左细右弦，舌红，苔白。证属心肝阴虚，木郁乘土。治宜补养心肝，利胆清热。方投协20+协4+协46+协11+槟榔10g。7剂。

2013年6月6日二诊。小腿肚酸胀减。眠可（但近2d稍差）。多年呃逆依然。脉舌同上。守上方，加佩兰10g。7剂。

赏析：肾阴不足，不涵肝木，筋脉失养则小腿肚酸胀。神魂不宁则入睡难或睡欠深。胆经不利，郁热乘土，则口干、饮水多而渴不解、口苦、胃脘嘈杂、呃逆、纳呆。口苦、脉右弦是诊断本案的主要依据，首选协20（小柴胡汤）利胆经，次选协4（一贯煎）合协46（酸枣仁汤）补肝阴、安神魂，再选协11（四妙丸）祛湿热。二诊症减，是以守方并加佩兰以芳香化湿。

八、清胆调肝兼理脾

大便频

李某，男，22岁。2007年8月9日初诊。

大便每日 2～5 行约 2 年。

患者 2 年前即出现大便次数多，初干，后逐渐变稀，或干稀交替。便带鲜血及黄色黏液，腹痛则欲大便，便后腹部较舒适，但不久又腹痛。有鼻炎，或鼻出血、耳鸣。或胸闷心慌。颈项刺痛、背部酸胀，或腰部酸痛。尿微黄。脉滑数，舌红，苔白。证属肝胆湿热，脾胃不和。治宜清利肝胆，调和脾胃。方投协 34+ 协 12+ 黄芩 10g，白茅根 15g。4 剂。

2007 年 8 月 13 日二诊。药至第 2 剂即大便每日 1 行，仍先干后稀。便后依然带黏液，伴酸胀感。药后痰多，或心慌、颈部发酸，但腰部无明显不适。脉微数略滑，舌红，苔白。守上方，加丹参 15g。8 剂。

> **赏析：**肝胆湿热，下注肠腑，腐败血肉，则下利脓血便、尿黄、脉滑数。木旺乘土，脾胃失和，疏运太过，则腹痛即欲便、便后痛除、旋即再发腹痛。湿热蕴积，侮肺传肾，阻遏气机，经脉不畅，则颈项刺痛、背酸胀、腰酸痛。用协 34（温胆汤）合协 12（乌梅丸加广木香）寒热并投，补泻兼施，清利肝胆、调和脾胃。二诊症状减轻，守上方加丹参养血活血行气除后重、腹胀。

九、疏清胆经祛痰湿

时冷时热

郭某，女，81 岁。2014 年 1 月 19 日初诊。

时冷时热 2 年。

患者自 2 年前开始即感时冷时热，夏轻冬重（曾于 2010 年摘除胆囊）。2 个月前左太阳穴附近胀痛，波及前额及整个头部，且口角自觉有涎。或咽痛，食微辣则脘灼，口苦。流泪，眼眵多。昼尿频，夜尿 3 次。血压差大。脉滑，舌红，苔白。证属胆经郁热，痰湿壅盛。治宜疏清肝胆，祛痰除湿。方投协 20+ 协 34+ 川芎 10g，白芷 6g，炒莱菔子 10g，制胆南星 8g，龙胆 10g，沙苑子 10g，砂仁 6g，薏苡仁 20g。7 剂。

2014 年 3 月 1 日二诊。偏头痛、口角流涎、流泪俱减轻。或口苦，大便欠规则，尿频，余可。脉滑，舌红，苔中微黄腻。守上方，加瓜蒌仁 15g。7 剂。

2014 年 3 月 8 日三诊。冷热、头痛俱轻。但头重脚轻、鼻燥、口水多。大便调，或尿不尽，尿次减，或尿灼。脉微滑，舌红，苔中白稍厚。守上方，加炒白术 10g。7 剂。

　　赏析：胆经郁热，气机不畅，则时冷时热、偏头痛，传胃则胃脘灼热、口苦，侮肺则咽痛。痰湿壅盛则流涎水，侮肝则流泪、眼眵多、脉滑。疏泄失常，膀胱开合失司，则昼夜尿频。以协20（小柴胡汤）合协34（温胆汤）加龙胆等疏清肝胆，白芷、炒莱菔子、制胆南星、砂仁、薏苡仁等祛痰除湿。二诊诸症减，但苔中微黄腻，遂加瓜蒌仁豁痰清热。三诊诸症又减，仍口水多、脉微滑、苔中白稍厚，守上方加炒白术以补脾燥湿。

第二节　和肝脾

一、健脾除湿调寒热

腹痛则泻

刘某，女，29岁。2014年2月18日初诊。

腹痛则泻已2周。

患者2周前出现腹痛则泻。质稀，伴肠鸣，且腹胀，纳可。或入睡难，头昏。易上火。带多。脉细，舌红，苔白。证属脾虚失运，寒热错杂。治宜健脾除湿，祛寒除热。方投协2+协12+苦参10g，白茅根15g。7剂。

2014年3月6日二诊。每日泻2次，头昏不显，梦多。白带多。或口苦，脐周隐痛，有球部溃疡（未复查）。脉细，舌红，苔白润。改投协2+协25+苦参10g，蛇床子10g，乌药6g，小茴香6g，广木香10g，川黄连6g，槟榔10g，白茅根15g。7剂。

2014年3月13日三诊。大便每日1行，或稀，肠鸣，矢气，腹胀，纳呆。眠尚可。余同上。脉舌同上。守上方，去苦参，加薏苡仁20g。

　　解析：脾虚失运，寒湿内生，阻遏阳气，则腹痛即泻、腹胀、带多。湿郁化热，寒热错杂，子病累心则入睡难、易上火。气血乏源，清窍、心神失养，则头昏、梦多、脉细。首选协2（五苓散）健脾运湿，次选协12（乌梅丸加广木香）寒热并用补虚泻实，加苦参清热燥湿、白茅根清心利尿。二诊证候略缓，去投协2加协25（归脾汤）气血并调治其本，苦参、蛇床子、乌药、小茴香、广木香、川黄连、槟榔、白茅根诸药行气止痛、清热祛湿。三诊腹泻已止，或肠鸣、矢气、腹胀，守上方去苦寒之苦参、加甘淡微寒之薏苡仁续治。

二、调肝健脾除寒热

大便异常

熊某，女，39 岁。2013 年 12 月 18 日初诊。

大便异常 1 年余。

患者 1 年余前或食入则大便，每日约 2 次，便前左少腹痛，便后消失，或带黄色黏液，且有异味，伴肛门后重、灼热，但有时尚正常。曾行剖腹产，后常觉左少腹不适，或抽掣而痛（肠粘连）。睡眠时易惊醒，纳可。脉细，舌红，苔中微黄而稍腻。证属肝脾不和，胃肠寒热。治宜调和肝脾，祛寒除热。方投协 2+ 协 12+ 延胡索 10g，制香附 10g，白茅根 15g。7 剂。

2013 年 12 月 27 日二诊。肛门自觉舒适，左少腹亦舒适，黏液消失，异味不显，但胃仍灼热。脉细，舌红，苔白。守上方，加槟榔 10g，蒲公英 10g。7 剂。

2014 年 1 月 15 日三诊。上症消失。进热食则大便异常。脉细，舌红，苔白。改投协 2+ 协 7+ 槟榔 10g，炒扁豆 10g，川黄连 8g。7 剂。

> **赏析**：脾虚湿盛，运化太过，则脉细、食入即便。肝脾不和，湿郁化热气机阻滞，则便前腹痛、便后痛失，或便带黄色黏液、有异味、肛门后重且灼热。湿热扰心，则易惊醒。胃肠寒湿热错杂，则苔中微黄稍腻。首选协 2（五苓散）健脾祛湿，加延胡索、制香附、白茅根活血止痛、行气利尿。次选协 12（乌梅丸加广木香）调肝脾除寒热。二诊胃脘仍灼热、脉细，守上方，加槟榔化湿、蒲公英清热。三诊上症失，改投协 2、协 7（香砂六君子丸去木香加制香附）合诸药健脾益气治本、祛湿清热治标，以资巩固。

三、调和肝脾理气血

小腹胀痛，便秘而稀

宋某，女，50 岁。2003 年 12 月 25 日初诊。

小腹胀痛，便秘而稀 14 年，加重 2 年。

患者 14 年前即出现小腹胀痛，大便秘而稀，近 2 年加重且便带鲜血。口干不欲饮，纳佳而不多食。右侧卵巢囊肿。脉略沉弦，唇舌红，苔薄白。证属肝脾不调，气血失和。治宜调和肝脾，理气止血。方投协 2+ 协 12+ 麦冬 12g，知母 10g，枳实 10g，地榆

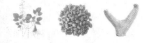

炭 10g。6 剂。

2003 年 12 月 31 日二诊。大便略顺，血已止，但肠鸣。余同上。脉舌同上。守上方，去枳实、地榆炭，加桃仁 10g，川厚朴 10g，杏仁 10g。5 剂。

赏析：小腹胀痛、右侧卵巢囊肿、脉略沉弦、口干不欲饮是诊断本案的主要依据。肝郁化热，传病于脾，脾虚生湿，寒、湿、热蕴结肠道，输化异常则小腹胀痛、大便秘而稀，脾失统摄则便带鲜血。口干不欲饮乃湿邪困脾之征。首选协 2（五苓散）健脾利湿通阳、次选协 12（乌梅丸加广木香）调和肝脾止痛，合枳实、地榆炭可理气止血。二诊大便略顺、便血止、但肠鸣，故去枳实、地榆炭，加桃仁、川厚朴、杏仁活血降气通便。

又：以上 3 案均以协 2、协 12 治之。案 1 带多，故加苦参燥湿止之；案 2 便带黏液或痛，故加延胡索、制香附活血理气止痛；案 3 便带鲜血，故加地榆炭止之。

四、养阴暖脾除湿热

右下肢掣痛

邓某，女，54 岁。2013 年 8 月 27 日初诊。

右下肢掣痛 10 个月。

患者自 2012 年 10 月始即右下肢胀酸痛，经治好转。晨起目干，或头昏，左耳鸣，口苦，咽干，自觉口中有火。腹胀，腰凉，肛周干。纳可。大便难而稀。脉左细弱右沉弦，舌红，苔白微黄。证属肝肾不足，寒热夹杂。治宜养阴暖脾，除热祛湿。方投协 4+ 协 7+ 协 59+ 沙苑子 10g，泽泻 20g，郁金 10g，杜仲 20g，川续断 15g。7 剂。

2013 年 9 月 11 日二诊。下肢掣痛及腹胀俱减，口及肛周均适。每日晨起大便 1 次。但依然口苦咽干。余同上。脉细，舌红，苔白。守上方，去杜仲、川续断，加射干 10g，黄芩 10g，知母 10g。7 剂。

赏析：脉左细弱右沉弦、舌红、苔白微黄为肝肾不足，虚热内生之征。正因如此，筋骨失养，则下肢酸胀或痛、目干涩、耳鸣。肝病传脾，脾虚生湿，与阴虚所生之热相结，则自觉口中有火、口苦、咽干、腹胀、肛周干、便难而稀。

首选协4（一贯煎）合沙苑子补肝肾之阴，次选协7（香砂六君子丸去木香加制香附）暖脾祛湿，再选协59（赤豆当归散）合泽泻、郁金等清热活血祛湿，加杜仲、川续断补肝肾、强筋骨。二诊诸症悉减、口咽干苦依然，故守方加射干、黄芩、知母滋阴清热以利之。

五、养肝暖脾扶胸阳

腰 背 痛

夏某，女，31岁。2014年7月27日初诊。

腰背痛10年。

患者10年前生子后即腰背痛，阴天或经期则加剧。常反胃，脘胀。易醒，复睡难。或耳鸣，或胸闷，或左头痛。或月经后期。便稀。脉细，舌红，苔白。证属阴虚脾湿，胸阳不振。治宜养阴暖脾，振复胸阳。方投协4+协7+协39+羌活10g，独活10g，延胡索10g，郁金10g，川芎10g。7剂。

2014年8月5日二诊。腰痛减。反胃减少，易醒亦少。颈部红疹发痒。余同上。脉细，舌红，苔白，咽红。守上方，加桑叶10g。7剂。

2014年8月21日三诊。腰、背痛又俱减，颈部发痒消失。但头昏、两太阳穴附近痛、乏力。脉细，舌红，苔白。守上方，去桑叶，加黄芪20g。7剂。

赏析：产后肝血亏虚，累母则腰痛，侮肺及心则背痛，或胸闷。肝病传脾，脾虚湿生，下注于肠则便稀。脉细乃湿邪之征。湿邪及胃，胃失和降则脘胀、反胃。湿蒙清阳则或头痛。阴雨天所生之湿与内生之湿相合则腰痛加重，况"雨气通于肾"（《素问•阴阳应象大论篇》）。首选协4（一贯煎）滋补肝肾，次选协7（香砂六君子丸去木香加制香附）暖脾益气祛湿，再选协39（瓜蒌薤白半夏汤）开胸复阳、祛痰散结，加羌活、独活、延胡索、郁金、川芎等行气活血、通经止痛。二诊颈部新发红疹、咽红，示血中风热，故加桑叶以清散。三诊腰背痛又减、颈部痒失，但头昏、两太阳穴附近痛、乏力，故去桑叶加黄芪益气祛湿。

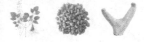

又：以上 2 案均选用协 4、协 7，案 4 因湿与热结，流注下焦，故合协 59（赤豆当归散）、泽泻、郁金等清热活血祛湿治之；案 5 因阴乘阳位，湿困胸阳，故合协 39（瓜蒌薤白半夏汤）等开胸散结、除湿宣痹治之。

六、温脾养肝扶胸阳

便秘

张某，女，55 岁。2014 年 1 月 12 日初诊。

便秘 8 年。

患者 8 年前即开始便秘，每 10 天方 1 行，量少而难，但并不干结。或腹痛，食多则胀或呃逆、反酸，或咽中有痰。性急。目涩、痒。脱发。或头晕、胸闷、手麻。后项痛，承山穴附近或痛（受凉后），蹲久则腰痛，或足麻。尿急而少。脉沉，舌红，苔白。证属脾虚失运，阴阳不和。治宜温脾助运，调和阴阳。方投协 63+ 协 7+ 协 4+ 协 49+ 协 39+ 葛根 20g，羌活 10g，姜黄 10g，枳实 10g，小茴香 6g，肉苁蓉 15g，沙苑子 10g。10 剂。

2014 年 2 月 18 日二诊。电话诉：尽剂则便调，停药则反复。小腹胀，四肢或麻，左头痛，易外感，肛门坠，或上火。守上方，去协 7；加协 22，炙麻黄 8g，乌药 8g。7 剂。

2014 年 3 月 25 日三诊。电话诉：服上药后胀满减轻，感觉较舒适，要求继服上方。脉舌未见。守上方。15 剂。

2014 年 4 月 29 日四诊。电话诉：肛坠失，四肢麻减，腹胀亦减。但大便又欠通畅，质略干。目痒。脉舌未见。守上方，去葛根，加天花粉 20g，桑叶 10g。16 剂。

赏析：本案证情较复杂，但主要病在脾胃及肝肾。脾虚失运，加之胃气降通乏力，则便秘且量少而不干结或腹痛；纳运不济，则食多则胀、呃逆、反酸。脾湿上贮于肺则或咽中有痰。脾胃病侮肝传肾，日久致肝肾阴虚，虚热躁动，则脱发、腰痛、性急、目涩痒、尿急而少。脾胃病累心及肺，致阴阳失和，胸阳不振，经脉不畅，则或头晕、胸闷、手麻，或足麻。首选协 63（良附丸去香附子加制附片）、协 7（香砂六君子丸去广木香加制香附）温脾益气、理气和胃，次选协 4（一贯煎）、协 49（二至丸加制何首乌）滋补肝肾之阴，再

76

选协 39（瓜蒌薤白半夏汤）合葛根、羌活、姜黄、小茴香、肉苁蓉等通阳散结、行气活血。二诊诉药后便调，但小腹胀、四肢麻、头痛、易外感、肛坠，或上火，故守上方去温燥之协 7，加协 22（桂枝汤）、炙麻黄，与葛根相合即葛根汤，意在调和阴阳、解肌升津。三诊、四诊肛坠失、小腹胀大减、四肢麻减，但大便略干、欠通畅、目痒，故守上方去葛根，加天花粉、桑叶清热生津。便秘表现在大肠，而实际上可关乎五脏六腑，故本案之治可谓立足五脏及胃腑，陈师笑言虽有"大动干戈"之嫌，但 8 年之痼疾，服毕首诊所处 10 剂即瘳，岂不妙哉！

七、见漏不止顾正邪

漏精

刘某，男，29 岁。2013 年 4 月 6 日初诊。

漏精年余。

患者自 2012 年初即漏精，或早泄、阳痿。腰痛，尿不尽、尿无力、尿黄。自觉左睾丸偏大。或胸闷而心慌，梦多，盗汗，口干思水。脉弦，舌红，苔白，中根稍厚。证属肝肾不足，湿热蕴结。治宜补益肝肾，清热祛湿。方投协 4+ 协 11+ 协 39+ 杜仲 15g，瞿麦 10g，荔枝核 20g，柴胡 10g，菟丝子 10g，玫瑰花 10g，土鳖虫 10g，天花粉 15g。7 剂。

2013 年 5 月 1 日二诊。漏精、尿无力悉减，未胸闷心慌，盗汗、尿不尽俱失。余同上。脉舌同上。守上方，加韭子 10g。7 剂。

　　赏析：本案主要病在肝肾，脉弦、舌红、苔白、中根稍厚则是明证。肝肾不足，气滞邪阻，疏泄太过，精关失固，则漏精、早泄、尿不尽。肾失其濡，加之肝不能主筋则腰酸、阳痿、尿无力。肝病传脾，湿邪内生，与肝肾阴虚所生之热相合，蕴于中焦则口干思水，传于下焦则尿黄、睾丸左侧肿大，累心及肺，气机阻滞则胸闷、心悸、梦多、盗汗。首选协 4（一贯煎）合天花粉、杜仲、菟丝子滋阴扶阳，强壮筋骨，次选协 11（四妙丸）合瞿麦、荔枝核、柴胡、玫瑰花等疏肝行气、清热祛湿，后选协 39（瓜蒌薤白半夏汤）合土鳖虫通阳活血祛痰湿。二诊诸症减,守上方加韭子续治。陈师认为漏精貌似虚证,实乃虚实夹杂,故无须径用收敛、固涩之剂,而是正邪兼顾,补益中兼清利、宣导,因而获显效。

八、久病并非尽扶正

胃痛

葛某,女,43 岁。2015 年 5 月 4 日初诊。

自觉胃痛 20 年。

患者自 20 年前起凡进冷食则胃痛。胃痛时自觉心慌、胸闷。头昏断续发作 10 余年。耳鸣甚至耳背 5 年。腰痛断续发作约 5 年。月经来潮 2d 后量极少,色黯。夜或有少许诈痰。大便每日 3 ～ 4 行已 5 ～ 7 年。脉濡,舌暗红,苔薄黄稍腻。咽红。证属脾胃不和,湿热蕴结。治宜寒热并调,祛湿活血。方投协 12+ 白术 10g、茯苓 15g、砂仁 8g、高良姜 10g、川续断 15g、桃仁 10g、红花 10g、白茅根 15g、泽泻 20g、郁金 10g。7 剂。

2015 年 5 月 14 日二诊。胃痛止,耳适,夜无痰,眠可。大便每日 2 行且质稀,有不尽之感,或伴脐下疼痛,劳则恶心。脉舌同上。改投协 7+ 协 39+ 协 49(去制何首乌)+ 杜仲 20g、川续断 15g、白茅根 20g、小茴香 6g、广木香 10g。7 剂。

2015 年 5 月 27 日三诊。大便由每日 2 行减至 1 行,且成条。但矢气多。或反胃(进稀饭或馒头时)。头昏稍轻,或伴发心慌。无痰。本次月经 2d 尽(正服避孕药),块状多。脉稍弦,舌暗,苔少。守上方,加制何首乌 15g、泽泻 20g、郁金 10g。7 剂。

2015 年 6 月 10 日四诊。心慌止,未反胃。目干涩而痒,咽中或有热。大便调。脉右弦左细,舌暗,苔薄黄。再改投协 4+ 协 49(去制何首乌)+ 协 47+ 协 39+ 桑叶 10g、菊花 10g、薄荷 8g、玄参 10g、地龙 10g。7 剂。

2015 年 6 月 25 日因低热就诊时,诉目干涩已除。

赏析:脾胃不足,痰湿内生,进冷食则增加其湿,升降不能即胃痛。夜属阴,脾湿得天之助,且上贮于肺则夜吐痰。脾湿累心及肺则心悸、胸闷。湿邪困脾,脾输太过则大便每日 3 ～ 4 行。脉濡则乃湿盛之象。湿郁化热,清阳不升则头昏、耳鸣或耳背、咽红。苔微黄稍腻系湿郁化热之征。湿阻中焦,化源不足则经量少、色暗、舌暗红。本病主要以脾胃为核心,按理当用甘草泻心汤加味,之所以用协12(乌梅丸加广木香),是因为受示于乌梅丸在《伤寒论》中主"久利",本案大便每日3~4行达7年之久,故属"久利"之范畴无疑,故陈师试投协12寒热并调,加白茅根、泽泻利小便以实大便,并加白术、茯苓、砂仁、高良姜、郁金等健脾祛湿、温胃止痛,川续断、桃仁、红花等温肾活血,以体现脾胃病实肾。二诊胃痛止,大便减为每日2行,遂改投协7(香砂六君子丸去木香加制香附)暖脾祛湿,合协39(瓜蒌薤白半夏汤)以生脾胃、令脾实,佐协49(去制何首乌)即二至丸滋阴清热。诸药合用,阴阳并调。三诊大便调,或反胃、头昏、心慌,故守方加味续治。四诊反胃症除、心慌止,但目干涩而痒、咽中热痛、脉弦细、苔薄黄等示肝阴虚燥热,故改投协4(一贯煎)、协49(去制何首乌)等滋补肝阴,协47(四逆散)疏调肝气,续用协39以振复心肺之阳而续复脾胃,桑叶、菊花、薄荷、玄参、地龙等清热、滋阴、通经,是以疗效显著。

九、调和肝脾理血气

结肠癌手术后

李某,女,76岁。2015年2月10日初诊。

结肠癌手术后50d余。

2014年12月16日患者行结肠癌手术,现伤口仍淌水,色黄,质黏。大便稀细,每0.5~1h 1次,昼夜如此。口干饮水,声嘶50d余。眠可。尿少。血压高余30年。脉细,舌暗,苔微黄。证属寒湿热错杂,气血不和。治宜温里祛湿热,调和气血。方投协12+协15+桃仁10g,红花10g,天花粉20g,三七粉(另包,冲)10g,炒莱菔子10g。10剂。

2015年3月17日二诊。淌水减少,声嘶亦减。但乏味,或泛清水,脘不适。口干剧,思水多。眠可。大便或干或稀,次多,昼尿每日3~4次。脉沉细,舌红,苔黄腻而干。守上方,加麦冬10g,制胆南星6g。10剂。

2015年4月28日三诊。纳增,但食后腹胀、肠鸣。上楼则身体颤抖,口苦,口干。近来牙龈肿胀。晨起耳鸣。脉滑,舌暗红,苔黄腻。守上方,加炒谷芽15g,炒麦

芽 15g，小茴香 6g。10 剂。

2015 年 5 月 26 日四诊。腹胀已失，口干、口苦亦失，颤抖极少。牙龈已适，耳鸣大减。但气短（言多及久行后），或头晕（起床或平卧快时）。嗜食味大者。大便水样。脉舌同上。守上方。10 剂。

> **赏析**：结肠癌术后虽已 50d 余，但肠腑之余邪如寒、湿、热等尚未随手术而尽出，故伤口渗液且其色黄、黏稠自在情理之中。大便稀细且日行多次、脉细系典型的湿邪之征。湿邪走后阴，故前阴尿少。口干、声嘶、舌暗、苔微黄为手术耗血、燥热伤津、湿祛损阴乃至气血不和之证。首选协 12（乌梅丸加广木香）之理与上案大同，以清热祛湿散寒实大便，次选协 15（四物汤）合桃仁、红花、三七粉、炒莱菔子等养血活血调气以祛邪。二诊诸症略减，但口干剧，遂守上方加麦冬滋阴液、制胆南星祛痰热。三诊、四诊证候又减，故效不更方，略加其味而续治。

又：以上 2 案均属脾胃肠寒热错杂之证，首诊均用协 12（乌梅丸加广木香），但案 8 偏于阳虚而生寒、生湿，故合白术、茯苓、砂仁、高良姜、郁金等健脾祛湿、温胃止痛，川续断、桃仁、红花等温肾活血，并加白茅根、泽泻清利小便，以实大便。案 9 偏于湿热蕴积、气血不和，故合协 15（四物汤）、桃仁、红花、三七粉、炒莱菔子等养血活血调气以祛邪。

十、理脾养阴扶胸阳

阴痒

黄某，女，52 岁。2014 年 3 月 5 日初诊。

阴痒迁延月余。

患者年前阴道炎复发（查无异），引发阴部瘙痒，以早起为剧。动则汗，易外感。叹气多，或反酸，或腹胀。背部似板状硬，腰胀，裤裆内潮湿，或夜尿。脉稍数，舌红，苔薄黄。证属肝脾不和，湿邪困阻。治宜暖脾养肝，通阳祛湿。方投协 2+ 协 4+ 协 39+ 干姜 6g，川黄连 6g，苦参 10g，槟榔 10g，川厚朴 10g，延胡索 10g。7 剂。

2014 年 3 月 13 日二诊。阴部痒减。但 1 周前外感，咳白痰，带绿痰。有风疹块。

口干，咽部不适，或反胃。自汗，或微冷热。余可。脉濡数，舌红，苔中根黄。咽红。改投协20+协21+干姜6g，川黄连6g，浙贝母10g，川厚朴10g，连翘10g，防风10g，荆芥10g。7剂。

2014年3月21日三诊。外阴轻度瘙痒。昨日又轻度感冒，咽中不适。脉略数，舌红，苔白。守上方，去浙贝母，加槟榔10g，白术10g，茯苓15g，牛蒡子6g，土茯苓10g。7剂。

> **赏析**：脾气虚生湿，肝血虚生热，湿热困阻，流注于下，则阴部瘙痒、裤裆潮湿、脉稍数、苔薄黄。湿困上焦，胸阳不振，故动则汗、易外感、背部似板状硬。脾湿中阻，则或反酸，或腹胀。气机不畅，则或叹气。首选协2（五苓散）健脾祛湿，次选协4（一贯煎）滋阴养肝，再选协39（瓜蒌薤白半夏汤）通阳祛湿，合干姜、川黄连、槟榔、川厚朴等和胃降逆。二诊阴部痒减，但因外感咳白痰或绿痰、起风疹，或微冷热且脉濡数、苔中根黄，为痰湿化热之象，改投协20（小柴胡汤）清热利胆，协21（玄麦甘桔茶加射干）祛痰利咽，干姜、川黄连、川厚朴和胃，连翘、防风、荆芥疏风祛邪。三诊诸症减，守上方加味续治。

十一、调肝温脾化痰湿

腹痛则大便

宋某，男，81岁。2014年11月7日初诊。

腹痛则大便20d余。

患者于20余天前开始腹痛则欲大便，用"便乃通"则便。尿频、尿急、尿痛、尿无力4年。常打喷嚏，咽痒，咳嗽少，涎多。胸闷，不思食，手足冰冷，小腹不适。口干、口苦，饮水少。尿黄，夜尿1~2次。脉细稍数，舌红，苔微黄。咽红。证属精血不足，脾虚湿盛。治宜补益精血，调肝祛湿。方投协4+协36+协63+炒莱菔子10g，小茴香6g，菟丝子15g，草薢15g，车前子10g，全瓜蒌20g，玄参10g。7剂。

2014年11月15日二诊。腹痛、纳食、流涎、咽痒、口干苦、打喷嚏、小腹不适、尿黄均不同程度减轻或消失。余如上述。脉微数，舌红，苔薄黄。守上方，制附片加至10g，全瓜蒌加至30g，另加通草6g。7剂。

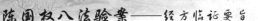

赏析：患者年高，精血衰少，阴损及阳，阴阳两虚，则尿频、尿急、尿痛、尿无力、夜尿2次、手足冰凉、脉细数。水不涵木，肝木躁动，乘脾犯胃，则腹痛即便。脾虚湿盛，湿郁化热，则涎多、不思食、口苦、咽干、苔微黄。湿热累心及肺则胸闷，传肾致气机阻滞则小腹不适、尿黄。协4（一贯煎）合菟丝子、玄参补益肝肾，协36（旋覆代赭石汤）、协63（良附丸去香附加制附片）合炒莱菔子、小茴香等温脾祛湿、理气和胃，草薢、车前子、全瓜蒌利尿祛痰。二诊诸症大减，守上方制附片、全瓜蒌加量，并加通草利尿，蕴含"利小便即所以实大便"之意。故该案既有前后二阴失调，又有上下不和。

十二、滋养心肺顾肝脾

入睡难

危某，女，39岁。2007年11月29日初诊。

每年冬季入睡困难已10年。

患者自10年前起冬季入睡困难，或心烦，或梦多。余可。脉细微数略沉，舌红，苔少。证属心肺不足，脏腑失和。治宜滋养心肺，调和肝脾。方投协37+协4+协46+炒谷芽、炒麦芽各15g。4剂。

2007年12月6日二诊。药后睡眠略改善，心烦除，仍梦多。脉舌同上。守上方，去协46，加协22，煅龙骨、煅牡蛎各20g。4剂。

2007年12月10日三诊。白带明显减少，睡眠好转。但夜尿后则很难入睡，余可。脉微数，舌红，苔薄白。守上方，加乌药6g。7剂。

从2007年12月17日至2008年1月10日又连续3次就诊，睡眠稳定。

赏析：心藏神、肝舍魂，阴血不足，神魂无所依托，卫阳不入于阴分，则不寐，或心烦，或梦多。脉细数而沉、少苔乃阴虚有热之征。协37（甘麦大枣汤）清养心肺，使气能入于血、卫能入于营而眠自安。协4（一贯煎）合协46（酸枣仁汤）滋补肝肾之阴、生心济心且令肺实而神自安。二诊不寐略好转、心烦除、仍梦多，示虚热略减，但心之阴阳不和犹在，故去协46，添协22加煅龙骨、煅牡蛎即桂枝加龙骨牡蛎汤调和阴阳、潜镇安神。三诊不寐明显好转，遂守上方略作加味，调理至睡眠安定。

十三、健脾除湿调寒热

皮肤瘙痒

何某，女，62 岁。2005 年 6 月 11 日初诊。

每年 7 月、8 月必发全身瘙痒已 6 年。

患者约 1998 年 7 月全身突发瘙痒，起暗红色疹块，不流水，持续半个月，经用西药而愈。从 1999 年开始，每年 7 月或 8 月必发，除双手有时起小水疱外，余与初发时相同，无论用药与否，均半个月左右而愈。现胃酸多，不思食，小腹胀，心偶尔有悬吊之觉；脑鸣，听、视力俱下降；腰酸（双肾结石、积水），大便每日 1～4 行，质稀，便毕有未尽之感。有胆囊结石、白内障、高血压（160/80mmHg）。脉弦，略数，舌暗，苔白。由经治多年的皮肤科医生陪伴前来就诊，希望用中药控制其再度复发，合参目前的脉证，可谓脾、胃、肠、肝、胆、肾、心俱病。而与皮肤瘙痒症关系最为密切者，要数患者所呈现的脾、胃、肠之见症了。治宜清利湿热、平调寒温。方投协 11+ 协 12+ 炒枳实 15g，苦参 10g，桃仁 10g，红花 10g，鸡内金 10g。6 剂。

是年国庆前夕，上述介绍人称，上药尽剂后又续服 14 剂，共 20 剂。现胃酸不明显，饮食正常，大便每日 1 行，偶尔 2 行，小腹胀消失，脑鸣大减，心的悬吊感亦未曾发生，皮肤瘙痒症未卷土重来。

> **解析**：脾主肌肉，皮肤瘙痒的发作与痊愈皆关乎脾。患者不思食、胃酸多、大便频、小腹胀等，乃脾、胃、肠俱病之征，综观其脉舌，不离湿热。故首选协 11（四妙丸）清利之。上已提及，协 12（乌梅丸加广木香）在《伤寒论》中主"久利"，故次择之。所加余味以理气、活血、助腐熟。诸药合用，釜底抽薪，湿热得除，脾、胃、肠功能健旺，是以瘙痒症无机"东山再起"。

第三节　和胆脾

一、和解少阳泻脾气

定时腹痛

赵某，女，58 岁。2013 年 5 月 5 日初诊。

腹痛断续发作半个月。

患者半个月前某日凌晨 5:00 左右突发腹胀痛，或有灼热感，活动则矢气、呃逆，饮水则暂消。昨日至今持续时间较长,波及后脑勺亦不适。脉微弦,舌淡红,苔白微黄,中根略厚。证属胆经不利，木郁乘土。治宜和解少阳，调和脾胃。方投协 20+ 协 13+ 炙甘草 7g，乌药 8g，小茴香 8g，炒谷芽、炒麦芽各 15g，葛根 10g。5 剂。

2013 年 5 月 10 日二诊。前天痛始减，昨稍痛，今又痛。但后项适。脉舌同上。守上方，加川厚朴 10g，延胡索 10g。5 剂。

2013 年 5 月 18 日三诊。疼痛总体缓解，3d 前疼痛较少。这 3d 呈阵发性。呃逆气出，或腹部不适，或气机向上窜动。头闷。脉略弦，舌红，苔黄腻。守上方，加羌活 10g。5 剂。

> **赏析**：腹痛每于寅卯时发作、胀且灼热、脉弦，乃胆经不利，枢机不和所致。木郁化火，乘脾犯胃，湿热中生，则矢气、呃逆、舌淡红、苔微黄中根厚。首选协 20（小柴胡汤）和解少阳，次选协 13（半夏泻心汤）加重炙甘草即甘草泻心汤及炒谷芽、炒麦芽苦降辛开，除湿清热，调和中焦，加乌药、小茴香、葛根以温经升阳、行气止痛。二诊腹痛减，守上方加川厚朴行气降逆、延胡索活血止痛。三诊腹痛虽缓解，但脉、舌象提示前述病机仍在，故守上方加羌活以祛风。

二、利胆健脾理气血

定时咳嗽

郑某，女，45 岁。2014 年 10 月 25 日初诊。

患者多年前起即凌晨 3:00—5:00 点咳嗽，吐少许白痰，偶尔有少许黄痰。面部少许黄褐斑，入睡难，动剧则汗出。纳可，余可。脉弦略沉，舌红，苔白，边齿印。证属胆经不利，脾虚湿困。治宜通利胆经，健脾祛湿。方投协 20+ 协 2+ 防风 10g，黄芪 20g，丹参 15g，炒莱菔子 10g，柏子仁 8g，桑椹 20g。7 剂。

2014 年 11 月 8 日二诊。咳嗽略减，痰已排出。近来面部少许红疹，右侧牙龈有血疱。脉舌同上。守上方，加桑叶 10g。7 剂。

2014 年 11 月 22 日三诊。夜晚咽中有痰，进硬食后或牙痛。1 周前轻度感冒，现轻度打喷嚏。自觉体重增加。此次月经黯红色，血块较多，4～5d尽。余可。脉略濡，舌红，苔少微黄。守上方，加射干10g，桔梗10g。7剂。

2014年11月29日四诊。精神振奋。近3d无咳嗽，痰少。睡眠佳。大便成形，质稍稀。余可。脉细略濡，舌红，苔白，边齿印。守上方。7剂。

2014年12月6日五诊。白天偶尔咳嗽，有少许黄痰。大便较前略干。脉略濡，舌红，苔少而白，边齿印。守上方，去桑叶、桔梗、射干，加协51+协49（去制何首乌）+沙苑子10g，阿胶20g，西洋参10g，炒谷芽、炒麦芽各15g。20剂。蜜丸。

赏析：胆经不利，表里不和，肺失宣肃，则咳嗽定时而作、咳痰或白或黄、脉弦略沉。脾虚湿困，上应于面则现少许黄褐斑，扰及心神则入睡难、动则汗出。舌边齿印系脾虚有湿之象。协20（小柴胡汤）和解少阳利胆，协2（五苓散）健脾利湿通阳，加防风、黄芪等益气祛风，丹参、炒莱菔子、柏子仁、桑椹等活血行气、滋阴宁神。二诊上症略减、面红疹新发、右侧牙龈起血疱，故守上方加桑叶清热解毒。三诊诉晚咽喉不利、有痰，经色黯红、有血块，系痰湿瘀病因犹在，故加射干、桔梗续治。四诊、五诊咳嗽又减，故续前法，并略作增损，服蜜丸以巩固既得疗效。

三、调木健脾兼开降

右胁后侧梗阻（胁鸣）

袁某，女，45岁。2013年6月20日初诊。

右胁后侧梗阻约6年。

患者自2008年8月开始突发呕吐，泛吐黄水。经医院确诊为胆汁反流性胃炎、糜烂性胃炎，约3d后症状消失。不久右胁间、胃脘俱胀，约半年后即右胁梗阻，上至右腋下。胁鸣、胃鸣、肠鸣，矢气后反不适或剧。又半年后胃脘梗阻，只能右侧卧。现口干或口苦。入睡难约5年，易醒，梦多。月经3d即尽，呈块状。大便1～2日1行，尿可，或夜尿。脉弦，舌红，苔白腻。证属胆郁乘脾，气机不畅。治宜利胆健脾，调畅气机。方投协34+协2+协63+槟榔10g，制胆南星6g，川黄连6g，干姜6g，柴胡6g，丹参15g，延胡索10g，砂仁8g，吴茱萸6g。10剂。

2013年7月16日电话诉：已可以左侧卧，睡眠好转。守上方，加玫瑰花10g，川厚朴10g。10剂。

> **赏析**：胆经不利，木郁乘土，脾胃失和，气机不畅，则右胁梗阻感、脘胁俱胀、胁鸣、胃鸣、肠鸣、口苦、口干、胃脘有梗阻感。矢气反不适，多系部分正气随邪气而出所致。气郁痰阻，热扰于心，则入睡难、易醒、梦多。脉弦、苔白腻为木郁痰阻之征。首选协34（温胆汤）加制胆南星、柴胡、吴茱萸等利胆疏肝，次选协2（五苓散）合协63（良附丸去香附子加制附片）加槟榔、川黄连、干姜、砂仁等健脾和胃，丹参、延胡索行气活血。二诊诸症减，加玫瑰花、川厚朴以增强活血行气之力。

陈师认为，对《金匮要略·水气病脉证并治第十四》论气分证病机时涉及的"……腹满胁鸣相逐"，不少学者均持怀疑态度，断言胁鸣就是肠鸣，本案"胁鸣、胃鸣、肠鸣"齐奏，可不能再视而不见、听而不闻了吧？！

四、清胆扶阳理气血

右胸背痛（肺右中叶占位性病变）

李某，男，70岁。2008年5月22日初诊。

右胸背痛约2个月。

患者2个月前右肋间疼痛，1个月后右胸及右背如针刺样疼痛。左胸背疼痛较轻微。3周前曾咳嗽、咯血。睡眠不佳（疼痛所致），左手左脚麻木，不思食，大便2日1行，尿黄。1973年曾患脑血栓、1992年曾中风、2007年发现高血压。磁共振示："肺部占位性病灶""右中叶占位性病变"。血压136/70mmHg。余可。脉弦数，舌红，苔白滑润。证属胆热侮肺，胸阳痹阻。治宜清热利胆，宣痹祛湿。方投协34+协39+夏枯草20g、鱼腥草20g，泽泻20g，薏苡仁20g，天麻10g，郁金10g，桃仁10g，延胡索10g，百部15g，旋覆花（另包）15g，制香附15g，炒谷芽、炒麦芽各15g。7剂。

2008年5月29日二诊。其子代述：药后右胸疼痛转移至右腋下，程度略减，近几天纳增，余可。脉舌未见。守上方，去鱼腥草，加白重楼（南方习称白蚤休）10g。7剂。

2008年6月5日三诊。右胸疼痛频率及程度略有减轻，但睡眠时身体受压则右背、右上肢疼痛。饮食略增，或头晕，尿黄，大便每日1行，夜尿每2小时1次。血压

142/66mmHg。脉数微弦,舌尖红,苔中根白。守上方,加生地黄15g,乌药6g。7剂。

2008年6月12日四诊。其子代述:药后右胸稍舒适,但头痛拒按,腿软,纳可。夜尿偏多,余如上述。6月7日或8日曾发热,不药而愈。脉舌未见。守上方,加黄芩10g。7剂。

> 赏析:胆经湿热,反侮于肺、波及于心,痹阻胸阳,气血瘀滞,则始右胁肋痛、继之右胸背针刺样痛、左胸背亦痛、咳嗽、咳血、脉弦数、苔滑润。木郁乘土,输运不及则不思食、大便2日1行。经脉不利,为肝所主之筋失养,加之脾虚有湿,则左手脚俱麻。湿热传肾则小便黄。首选协34(温胆汤)加夏枯草、鱼腥草、泽泻、薏苡仁等清泻肝胆湿热,次选协39(瓜蒌薤白半夏汤)通阳宣痹散结,辅以天麻、郁金、桃仁、延胡索、百部、旋覆花、制香附、炒谷芽、炒麦芽等调理气血。二诊、三诊、四诊胸背疼痛证候渐减,守上方略作加减,以收全功。

陈师认为,患者年届花甲,重病缠身,但其治仍以祛邪为主,这再次说明,整个杂病的治疗多以祛邪为主。因为年高并非皆体弱、久病并非必虚;本案还再次说明,肺痛客观存在,只是本案的右胸疼痛并非《金匮要略·呕吐哕下利病脉证治》"下利"病所致之肺痛而已。

第四节 和肝肺

养肝补肾开太阳

腰部酸胀

杨某,男,47岁。2012年3月30日初诊。

腰部酸胀2个月。

患者从春节前开始感腰部酸胀,弯腰受限,天阴则剧。后项不适或痛,头昏,偶尔发晕,两目干涩,梦多,睡眠欠深。或胸闷心慌,余可。脉微弦,舌红,苔少微黄。咽红。证属肝肾不足,经络不利。治宜滋养肝肾,开泄太阳。方投协4+协

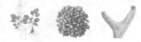

22+炙麻黄6g，葛根30g，羌活10g，川续断15g，杜仲15g，桃仁10g，红花10g，沙苑子10g，黄芩10g，川芎10g。7剂。

2012年4月13日二诊。腰部酸胀及两目干涩俱减，睡眠尚好，依然梦较多，余可。脉微弦，舌红，苔白。守上方，加地龙15g。7剂。

2012年5月12日三诊。腰部酸胀依然存在，两目干涩如旧，后项不适，或头昏晕，但未曾心慌，余可。脉微弦略沉，舌红，苔少，根部少许黄苔。守上方，加柴胡10g，延胡索10g。7剂。

2012年6月11日四诊。上证俱轻。梦多。脉弦，舌红，苔根黄。守上方，加黄柏10g。7剂。

> **赏析**：肝肾不足，筋骨失养，则腰酸胀，弯腰困难。精血亏虚，无以上承则目涩。虚热内扰，肝病及心、肾病累肺则胸闷、心悸、梦多。太阳经气不利，实为肝病侮肺所成，故后项不适或痛、头昏或晕。脉微弦、苔少微黄、咽红属气滞阴虚有热之象。首选协4（一贯煎）加川续断、杜仲、沙苑子等补益肝肾、强壮腰府，次选协22（桂枝汤）加炙麻黄、葛根即葛根汤合羌活等开泄太阳、疏通经络，加桃仁、红花活血通脉，黄芩、川芎清胆通络以助肝阴之复。二诊、三诊、四诊证候逐步缓解，守方随症略作加味。

第五节　和肝肾

一、养阴扶阳理气血

阳痿

石某，男，36岁。2014年1月8日初诊。

举之不坚3个月。

患者自2013年10月进行包皮环切后即举之不坚。或头昏，梦多，乏力。大便量少且欠通畅。脉稍沉，舌红暗，苔白。证属阴阳两虚，气血不和。治宜养阴扶阳，调气和血。方投协4+协35+协39+桃仁10g，红花10g，制香附10g，郁金10g，淫羊藿15g，巴戟天15g。7剂。

2014 年 1 月 15 日二诊。举之稍坚，睡眠稍佳。脉舌同上。守上方，加柴胡 10g。7 剂。

> **赏析：**盛壮之年，举之不坚，结合脉沉、舌红暗看，为阴阳两虚，气血失和所致。正因此故，气血不能上承则头昏、梦多。此乏力之病机犹如《金匮要略·血痹虚劳病脉证并治第六》小建中汤所主四肢酸痛一般，即阴不濡、阳失煦。便少欠畅则乃湿滞其气而然。首选协 4（一贯煎）滋补肝肾之阴，次选协 35（吴茱萸汤）合淫羊藿、巴戟天温壮肝肾之阳，再选协 39（瓜蒌薤白半夏汤）合桃仁、红花、制香附、郁金等通阳活血行气。诸药合用，阴阳并补，气血同调，故二诊诸症略减，疗效初现。

二、健脾益气养肝肾

皮肤灼热

鲁某，女，24 岁。2015 年 5 月 9 日初诊。

断续皮肤灼热 1 年。

患者从去年起感皮肤灼热，夏日自汗多，易疲劳，伴手足心热。有时右腰近胁肋处痛。脉细数，舌红略暗，苔白。证属气虚失摄，阴虚燥热。治宜益气健脾，滋阴退热。方投协 51+ 协 4+ 协 48+ 协 49（去制何首乌）+ 杜仲 15g，韭子 10g，地骨皮 15g，胡黄连 10g。10 剂。

2015 年 5 月 20 日二诊。依然灼热，余症俱减。纳呆。脉舌同上。守上方，去协 4，加协 15。10 剂。

2015 年 6 月 1 日三诊。皮肤灼热、手足心热及自汗均不明显。肠鸣，矢气。自觉晨起舌苔较厚。大便每日 1 行，成条。脉细，舌红，苔薄白。守上方。10 剂。

2015 年 6 月 11 日电话诉：皮肤不灼热。大便每日 1 ～ 2 行。或伴腹痛。自诉舌苔变薄。脉舌未见。守上方。14 剂。

> **赏析：**上已提及的《金匮要略》小建中汤所主"虚劳里急，悸，衄，腹中痛，梦失精，四肢酸疼，手足烦热，咽干口燥……"，即为轻微的寒热相间之证。本案与此近似，既有皮肤灼热、手足心热、脉细数、舌暗红等偏热证，又有

自汗出、易疲劳、腰胁痛等偏寒证。故司其调和阴阳之法，用协51（四君子汤）合协48（缩泉丸）加杜仲、韭子等补脾温阳祛其寒，再用协4（一贯煎）合协49（去制何首乌）即二至丸加胡黄连、地骨皮等滋阴退其热。二诊仍皮肤灼热，但余症俱减，是以去协4、加协15（四物汤）养血滋阴。三诊、四诊诸症渐失，守上方以巩固之。

第六节 和心肺

一、益气通经除湿热

肢麻

王某，女，48岁。2000年10月8日初诊。

双上肢麻木约10d。

患者近10d来因劳累诱发双上肢麻木，双手伸屈困难。有时背痛，转侧困难，两腿亦不适。或前额不适。白带偏多，阴中不适。尿黄。脉右弦左细，舌尖红，苔白。证属气虚血痹，湿热阻滞。治宜益气通经，利湿清热。方投协16+协19+协11+羌活10g，防风10g，丹参15g，鸡血藤20g，川芎6g，炒枳壳10g，葛根10g，川厚朴10g，炒谷芽、炒麦芽各15g，制乳香、制没药各10g。7剂。

2000年11月16日二诊。面告上症已愈。嘱暂不服药。

赏析：《灵枢·终始》云："手屈而不伸者，其病在筋；伸而不屈者，其病在骨。"本案双手伸屈困难为筋骨俱病所致。《金匮要略·五脏风寒积聚病脉证并治第十一》之"肝中寒者，两臂不举"，之所以将双上肢的病变单纯责之于肝，是因为仅有屈而不伸即"两臂不举"。两上肢麻、背痛皆与肝有关，因"伤于风者，上先受之"，况"风气通于肝"（当然，与心肺并非毫无关联，因"背者胸中之府"），故尔。具体而论，此属气虚血痹，经脉不利，且肝病侮肺及心。转侧困难与《金匮要略·水气病脉证并治第十四》之肝水"不能自转侧"相同，即同责之于肝。只是本案非水气病而已。或前额不适、阴中不适、两腿也不适、白带多、尿黄，悉湿热上泛于胃、流注于下而成。脉弦示肝郁，脉细、苔白示有湿，舌尖红示心阴虚有热之象。协16（黄芪桂枝五物汤）在《金匮要略·血痹虚劳病脉证并治第六》用治肺卫气虚、阴血凝滞、感受寒风的血痹重症，本案多病在腰以上，虽无明显的寒象，故试投之，通过治肺以救其肝，即治"克我"之脏。加羌活、防风、丹参、鸡血藤、川芎、制乳香、制没药等益气活血。用协19（导赤散）合协11（四妙丸）等养阴清心，祛除湿热，炒枳壳、川厚朴、炒谷芽、炒麦芽等理气消痞。二诊诸症已愈，疗效甚佳。

二、清养心肺益脾肾

遗尿

刘某，男，5 岁。2006 年 4 月 28 日初诊。

遗尿 3 年。

患者 3 年前即开始遗尿，每晚 3 次。自去年 8 月起咳嗽，现每晨轻微咳嗽 1 次。好动，睡不安神，盗汗，或俯卧。纳可。大便每日 1 行，有时饭毕则泻。脉细数，舌红，尖尤甚，苔白而少。证属热郁心肺，脾肾不足。治宜清养心肺，补益脾肾。方投协 19+ 协 37+ 协 48+ 协 51+ 陈皮 10g，芡实 15g，鸡内金 10g，焦山楂 15g，五味子 6g。20 剂。熬膏。

2006 年 6 月 16 日二诊。遗尿基本被控制，白天小便基本正常，仍俯卧。最近仍轻微咳嗽、小便浑浊，经查无异。脉细，舌红，尖尤甚，苔白。改投协 5+ 协 48+ 协 19+ 萆薢 12g，浮小麦 30g。20 剂。熬膏。

赏析：心肺阴虚内热，下移小肠、不制其下，则遗尿，其病机犹如《金匮要略·百合狐惑阴阳毒病脉证治第三》中的"尿赤"。虚热扰心肺，且致心之液外泄则夜卧好动、盗汗。脾气亏虚，湿邪内生则或俯卧。肺为娇脏，寒热难耐，况患儿为稚阴稚阳之体，清肃失司故微咳。脉细数、舌红尖甚、苔白而少乃阴虚内热兼脾湿之征。脾湿传肾，膀胱失约，输运太过亦致遗尿或饭后即泻。首选协19（导赤散）合协37（甘麦大枣汤）清养心肺，次选协48（缩泉丸）合协51（四君子汤）加陈皮、芡实、鸡内金、焦山楂等补益脾肾、理气和胃。二诊遗尿止，仍舌红尖甚，改投协5（参苓白术散）培后天、协48（缩泉丸）补先天、协19（导赤散）清心利尿。制为膏方，以图缓治。本案既有上下失调，又有气血不和。

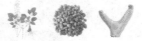

三、无效更方调肺心

四肢瘙痒频发

刘某，女，51岁。2004年4月22日初诊。

四肢瘙痒频发约6年。

患者自6年前起频发四肢瘙痒，以冬春为剧。闭经2年。纳可，或小便黄。自诉有梅尼埃病。脉微数，舌红，苔白，中有裂纹。证属心肺郁热，血虚风燥。治宜清心活血，益肺祛风。方投协15+协16+协19+赤芍15g，牡丹皮15g，玄参10g，白鲜皮10g，地肤子10g，苦参10g，炒枳实10g。7剂。

2004年4月29日二诊。四肢痒甚且以夜晚为剧，或腹痛。但纳增。大便每日1行，尿微黄。脉微数，舌红，苔少。改投协10+协19+白鲜皮10g，地肤子10g，川黄连8g，炒谷芽、炒麦芽各15g。8剂。

2004年5月10日三诊。上症消失。但头昏，或睡眠欠佳。余可。脉细微数，舌红有裂纹，苔少。守上方，加丹参15g，赤芍15g，益母草10g，炒枳实10g。8剂。

随访至2005年3月止，仍未复发。

赏析：四肢虽为脾胃所主，但月经关乎肝，闭经2年，与肝疏泄不及密切相关，况其梅尼埃病也多不离肝。肝血虚所生之热传脾及心，致心脾郁热，加之肝血虚生风，春天风气主令，冬季肝病累肾，诸因相合故四肢瘙痒且以冬春为剧。况肢体的瘙痒除关乎脾肺心外，还每每关乎肝肾即"五脏六腑皆令人痒，非独心也"。肺为水之上源，心肺阴虚内热，其心之内热移于小肠故而小便黄。脉细数、舌中裂纹系阴虚有热之象。以协15（四物汤）养肝血以治其根本，虑其冬天亦剧，故虽初诊正值春末，仍加协16（黄芪桂枝五物汤）欲扶助肺卫以祛风，协19（导赤散）清养心肺。二诊瘙痒之症反剧，系协16温之太过使然。遂改投协10（银翘散）轻清宣散肺中风热，协19、川黄连养阴清心泻火，白鲜皮、地肤子、炒谷芽、炒麦芽以祛风邪、除湿热、行气血。三诊痒止，但头昏、睡眠不佳、脉细数、舌有裂纹、苔少，守上方加丹参、赤芍、益母草、炒枳实等活血祛风续治。随访未复发。

第七节 和心肾

滋肾养心兼调经

腰痛

朱某，女，29岁。2005年1月10日初诊。

腰痛约1个月。

患者1个月前因劳累或睡眠不佳则腰痛，下肢沉重。或心悸、气短、梦多。月经首日腹痛，色黯红，7d方尽。纳可，二便尚可。脉微数，舌红，苔少。咽红。证属肾精虚乏，心气不足。治宜补肾填精，养心调经。方投协8+协37+杜仲15g，川续断15g，益母草10g，玄参10g，枸杞子15g，炒谷芽、炒麦芽各15g，车前子10g。7剂。

2005年4月4日二诊。因他病就诊时诉服药期间未腰痛。

> **赏析**：肾精虚乏，腰脊不充，则劳累或睡眠不佳时腰痛、下肢沉重。因劳伤筋骨，睡眠不佳，说明心肺悉病，心火不下济于肾，肺病及子，故尔。心气不足，心神失养，则或心悸、气短、梦多。阴精不足，不涵肝木，则经行腹痛、经色黯红。脉微数、苔少、咽红系阴虚有热之象。肾心俱病，不能相交互济则每每互为因果，恶性循环。用协8（肾气丸去桂枝、附子）加枸杞子、益母草、杜仲、川续断滋阴补阳、益肾填精，协37（甘麦大枣汤）加车前子清养心肺利尿，玄参补肺以生肾水，从而共达心肾相交、水火互济之目的，炒谷芽、炒麦芽和胃既能生肺金、令心实，又有助于制肾。

第八节 和脾胃

一、重视舌诊勤更方

临睡汗出

张某，女，4.5岁。2013年4月10日初诊。

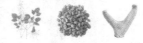

临睡汗出 3 年余。

患者约 8 个月时即出现临睡汗出，入睡后汗止。说梦话，睡不安。流口水，张口呼吸，伴喉中痰鸣。皮肤干，手掌尤燥。或腹痛，纳可。大便干，尿黄。脉细，舌红，苔白根部厚。证属脾虚湿盛，湿郁化热。治宜健脾祛湿，清热养阴。方投协 5+ 协 11+ 协 38+ 白芷 6g，苦参 10g，焦山楂 15g。7 剂。

2013 年 4 月 21 日二诊。睡眠好转，汗出量少，大便较通畅，饮食略有增加。脉细，舌红，苔根白厚。守上方。7 剂。

2013 年 5 月 4 日三诊。上症俱减，手掌干燥明显减轻。脉细，舌红，苔白稍厚。改投协 20+ 协 14+ 协 38+ 鸡内金 10g。7 剂。

2013 年 5 月 19 日四诊。汗出稍少，仰卧较多。纳呆。大便干，尿黄。脉细，舌尖红，苔中根白。再改投协 20+ 协 11+ 协 19+ 协 51+ 百合 15g。7 剂。

2013 年 6 月 12 日五诊。汗减，纳增，余同上。脉细，舌红尖尤甚，苔白根部厚。守上方，加小茴香 3g。7 剂。

赏析： 前已提及小儿乃稚阴稚阳之体，易寒易热。脾虚失运，湿邪内生，郁而化热，累心迫津，则每于临睡阴阳相移时即汗出乃至说梦话、流口水、息粗痰鸣。脾不上归，散精于肺，则皮肤干、手尤燥。脾输不及则便干，脾之湿热传肾加之心阴虚内热则尿黄。脉细、苔白根厚、舌红亦脾虚湿阻兼阴虚之征。首选协 5（参苓白术散）健脾祛湿，次选协 11（四妙丸）合苦参等清热祛湿，再选协 38（百合地黄汤）清养心肺而使神安。二诊初效故守方。三诊思及汗出于临睡时、睡后即止，符合少阳不和所致休作有时的发病特点，故改弦易辙另选协 20（小柴胡汤）和解少阳，继选协 14（三仁汤）合协 38（百合地黄汤）除湿养阴。四诊舌尖红、苔中根白，示心火盛、中下焦湿重，故又易以协 11（四妙丸）治之，合协 19（导赤散）清心利尿，辅协 51（四君子汤去党参加太子参）益气健脾。五诊汗减、纳增，但仍舌红尖甚、苔白根厚，是以守方加小茴香续治。

二、平调阴阳理脾胃

心慌

王某，女，38 岁。2015 年 3 月 25 日初诊。

经前或后心慌 5 年。

患者自 5 年前始月经前或后心慌。或胸闷，或觉累、疲乏、头昏。小腿肚僵硬，或波及两太阳穴附近疼痛。四肢易冰凉，咽中异物感，或不寐，或盗汗。大便溏多年，经期大便每日 2 ～ 3 行，持续 3d。脉细，舌红，苔中白。证属阴阳失和，气阴两虚。治宜调和阴阳，益气养阴。方投协 62+ 协 39+ 协 22+ 煅龙骨、煅牡蛎各 20g，黄芪 20g，丹参 20g，川芎 10g，吴茱萸 6g，柏子仁 6g，白茅根 20g，白芷 6g，川厚朴 10g，砂仁 6g。10 剂。

2015 年 4 月 7 日二诊。头昏、心慌俱减，神振，纳增，但嗜睡。咽中异物感依然。余症不显。脉舌同上。守上方，加佩兰 10g。15 剂。

2015 年 4 月 24 日三诊。经前或心慌，依然异物感，夜晚口干。头昏减，嗜睡除。经行头痛仅半天（原疼痛持续 3d）。月经前腹泻 2 次、首日腹泻 4 次。脉细，舌红，苔中白。咽红。改投协 25+ 协 23+ 玫瑰花 10g，白茅根 15g。7 剂。

2015 年 5 月 6 日四诊。头昏、口干、异物感均消失，昨左太阳穴附近疼痛。脉细，舌红，苔薄白。守上方，加川芎 10g。7 剂。

赏析：肝藏血且调控血量，月经关乎肝，而心主血脉，若肝血亏虚，波及于心，则阴血不足乃至气阴两虚，故经前、后感心悸。心病传肺，日久阴虚及阳则或胸闷，或疲乏、头昏、不寐、盗汗。脉细既主血虚又主脾湿，苔中白即是明证。李时珍认为，所谓太阳病就是肺病，正因心肺俱虚，足太阳膀胱经经气不利则小腿肚僵硬，肝病及胆则太阳穴附近痛。脾虚湿盛，阳郁不达致四肢冰凉。湿邪困脾，下渗于肠则便溏。肝疏太过，传病于脾则经期大便每日 2 ～ 3 行。脾湿及肺，加之布散于舌根的太阴脾经不利则咽中异物感。协 62（生脉散）益气养阴，协 39（瓜蒌薤白半夏汤）通阳散结。协 22（桂枝汤）合煅龙骨、煅牡蛎即桂枝加龙骨牡蛎汤调和阴阳，敛阴潜阳。丹参、川芎、柏子仁、白茅根等行气活血、养心利尿，黄芪、吴茱萸、川厚朴、砂仁等益气祛湿、暖肝和胃，白芷祛风除湿。二诊头昏、心慌等症大减，但咽中异物感明显，遂加佩兰增强祛湿之力。三诊头昏等症稳定，但咽中异物感依然，属气郁痰阻所致，故改投协 25（归脾汤）气血并补，协 23（半夏厚朴汤）解郁祛痰。四诊心悸、头昏、夜口干、咽中异物感均消失，或太阳穴附近疼痛，守上方加川芎行气活血止痛，5 年之痼疾，终于得瘳。

三、健脾祛邪开太阳

手脚汗出

张某，女，45 岁。2008 年 1 月 7 日初诊。

夜晚醒来，手脚汗出约半个月。

患者自半个月前出现夜晚醒来即手足汗出。近几天左肩周发凉，颈项不适，两小腿起红疹伴瘙痒，肛门内亦瘙痒，左乳有时疼痛。余可。脉细略沉，舌红，苔白。证属脾虚湿盛，经脉不利。治宜健脾祛湿，开泄太阳。方投协 2+ 协 22+ 协 59+ 炙麻黄 6g，葛根 25g，羌活 10g，吴茱萸 6g，黄芪 20g，苦参 10g，丹参 15g，延胡索 10g。7 剂。

2008 年 1 月 17 日二诊。下肢红疹瘙痒消失，手汗不明显，睡眠好转，余如上述。脉舌同上。守上方，去苦参、延胡索；加薏苡仁 20g，独活 10g。7 剂。

2008 年 1 月 24 日三诊。手足汗出俱失，但下肢有时瘙痒，或肛门内瘙痒，左肩不适。脉舌同上。守上方，加艾叶 10g。7 剂。

赏析：手脚汗出、脉细略沉、苔白是诊断本案的关键，即脾虚湿盛。正因此故，脾湿借脾的输运之机漫溢于手足则汗出。肾开窍于前后二阴，脾湿传肾则两小腿红疹瘙痒、肛门瘙痒、脉沉细。脾湿及肺，经络不通，筋脉失养，则肩周发凉、颈项不适。脾湿侮肝，肝经郁滞则左乳疼痛。首选协 2（五苓散）健脾祛湿，次选协 22（桂枝汤）加炙麻黄、葛根即葛根汤再加羌活开泄太阳、升津濡筋，后选协 59（赤豆当归散）加吴茱萸、黄芪、苦参、丹参、延胡索等活血利湿，益气通阳。二诊诸症大减，肛门瘙痒消失，故守上方去苦参、延胡索，加薏苡仁、独活除湿祛风。三诊手足汗出症消失，仍下肢痒，或肛门瘙痒，守上方加艾叶温经助阳以尽祛其邪。

陈师对定时发作的疾病虽然喜用小柴胡汤，但并非尽然，本案虽醒来即汗出，但醒来的时间或迟或早，故并非典型的"定时"，是以未择用之。

四、调和阴阳平冲气

疑似奔豚气

李某，女，63岁。2003年7月3日初诊。

自觉胃脘悸动、气上冲2d。

患者昨天下午因饥而饮水、进食致胃脘悸动，自觉气上冲至咽喉部，不能言语，亦不能转动颈脖，伴呃逆，或矢气则舒，自服多潘立酮后略缓解。去年曾疑似发作3次，每次约7h。现无明显不适。脉细，舌红，苔薄白。证属饮停中焦，冲气上逆。可诊为疑似奔豚气病。治宜调和阴阳，平冲降逆。方投协22+桂枝6g，黄芪30g，丹参20g，茯苓15g，炒白术10g，郁金10g，薤白10g，瓜蒌皮10g。7剂。

2003年7月10日二诊。胃脘悸动消失，胃脘时胀，呃逆或矢气则舒。咽喉无不适。二便调。脉细沉，舌红暗，苔少。血压146/86mmHg。改投协7+延胡索10g，丹参15g，制三棱10g，制莪术10g，薤白10g，炒谷芽、炒麦芽各15g，枳实10g，石斛10g。7剂。

赏析：本案先有胃脘悸动，继而自觉有气上冲至咽喉，与《金匮要略》的奔豚气病非常相似。其发病是在饥而饮水、进食后致胃脘悸动，结合脉细、舌红、苔薄白看，为脾胃虚寒，痰饮内停，升降失序，传病于肾，以致引动冲脉之气上逆而成。《金匮要略·痰饮咳嗽病脉证并治第十二》曰"夫病人饮水多，必暴喘满。凡食少饮多，水停心下。甚者则悸，微者短气"，是所饮之水超过了患者纳腐及输化之功所允许的正常范围，以及肺累心故突然喘满。而"食少饮多"在于进一步强调脾胃所摄入的无论是水还是食物，太过不及除了伤及脾胃外，还伤及心（悸）肺（短气）。肝主语，冲气上逆则肝疏异常故不能言语，肝胆经脉不利则头颈转折不利，呃逆或矢气均能使胃肠之气通行畅达故较舒适。本案与《金匮要略》的肾气奔豚及欲作奔豚的病机均有相似之处，故选协22（桂枝汤）加重桂枝即桂枝加桂汤降逆平冲，所加茯苓、炒白术与桂枝加桂汤相合，又多少寓有苓桂草枣汤之方义，以助通阳利水，黄芪、丹参、郁金、薤白、瓜蒌皮等益气活血通阳。二诊胃脘悸动止，仍脘

胀、舌暗红、苔少，故改投协7（香砂六君子丸去木香加制香附）益气暖脾、理气和胃治其本，延胡索、丹参、制三棱、制莪术、薤白、炒谷芽、炒麦芽、杜仲、枳实等活血理气治其标。

第九节　和脾肺

一、培土生金理气血

支气管扩张伴咯血

宋某，女，58岁。2001年11月16日初诊。

支气管扩张伴咯血约18年。

患者约18年前即患支气管扩张伴咯血，渐剧。胃脘胀满、咽痒则咯血，近1周吐脓性液体。胸闷，左腰胀，耳鸣，便干。余可。自诉有胆结石病史。2001年1月2日胸片示：右肺支气管扩张。脉细，舌红，无苔。证属肺燥络伤，痰浊阻滞。治宜培土生金，降气理血。方投协71+协38+协39+北沙参12g，黄芪20g，茯苓12g，川厚朴10g，浙贝母10g，射干10g，郁金10g，阿胶（另烊）15g，白及15g。30剂。

2001年12月28日二诊。吐血减，神略振。但纳减，食后腹胀、呃逆。恶冷，背凉。梦多，头昏，耳鸣。脉略数，舌红，苔薄白而少。守上方，去薤白、川厚朴、射干；加干姜5g，炒谷芽、炒麦芽各15g，炒白术12g，黄精15g，黄芩10g，香附10g。30剂。

赏析：支气管扩张伴咯血属于中医学肺系疾病范畴，其病程长达18年之久，其脉细、舌红、无苔说明气血不足、阴液亏虚。从咽痒及近1周吐脓性液体分析，近乎《金匮要略》肺痈病的酿脓期，只是兼轻微风邪而已。外来之风与肺阴虚所生之热相合，致肺失肃降，气不摄血而咽痒、咳嗽、吐脓痰，甚或咯血。子病累母，气机不畅，则胃脘胀、胸闷。母病及子（肾）则腰胀、耳鸣。首选协71（麦门冬汤）合协38（百合地黄汤）加北沙参、茯苓、浙贝母、射干等培土生金、清肺润燥，次选协39（瓜蒌薤白半夏汤）、黄芪、川厚朴、郁金等通阳宣痹祛浊，阿胶、白及补血敛血。二诊咯血减，但纳减、腹胀、呃逆、恶冷、背凉等，遂守上方去温肺之薤白、川厚朴及微寒之射干，加干姜、炒谷芽、炒麦芽、炒白术、黄精、香附以温中助纳运，加黄芩清肺止血，并牵制温燥之品。

二、调补脾胃兼宣肺

尿频、急、痛

马某，女，54岁。2007年7月9日初诊。

尿频、尿急、尿痛1d。

患者昨日上午出现小便少、尿道隐痛，下午即尿频、急，傍晚时分即尿道刺痛，便后则痛甚，有下坠感，自服消炎药后缓解。鼻塞，或流清涕，咳少，但咽痛。大便每日1行，不成形。脉细，舌红，苔白。证属脾运不及，营卫不利。治宜补脾运湿，调和营卫。方投协2+协67+协22+黄芪20g，防风10g，杏仁10g，牛蒡子6g。3剂。

2007年7月12日二诊。尿痛消失。仍咳嗽、咽痛，自觉咽中灼热，咳时作呕，有痰，鼻中有清涕。大便每日1行，已成形。余可。脉微数，舌红，苔白，边齿印。改投协7（去制香附、砂仁）+协21+杏仁10g，川厚朴10g，炙紫菀10g，款冬花10g，黄芪20g，枸杞子15g，苦参10g，荆芥10g。5剂。

赏析：脾虚失运，水湿内生，传病于肾，阻遏气机，膀胱开合失司，则尿频、急、痛，且小便后痛甚、下坠感。风寒外袭，营卫不利，肺失宣肃，则鼻塞、或流清涕、咳嗽、咽痛。脉细、苔白亦脾虚之征。首选协2（五苓散）健脾运湿解表，次选协67（人参汤）温中益气散寒，以防脾病及肺。再选协22（桂枝汤）加黄芪即桂枝加黄芪汤补肺益气，调和营卫，以防肺病累脾。加杏仁、牛蒡子宣肃肺气利咽，水之上源宣通则有利于尿痛减轻或消失。二诊尿痛消失，仍咳、咽痛、流清涕且脉微数、舌边齿印，乃脾湿化热，肺失治节之证，改投协7去制香附、砂仁即六君子丸等益气健脾祛湿，协21（玄麦甘桔茶加射干）合杏仁、川厚朴、炙紫菀、款冬花、苦参、荆芥等润肺利咽、理肺止咳。脾肺兼治，母子同调，无疑也属"和"之列。

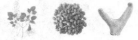

陈师认为，本案乃典型的上下失调证治，即下病碍上也，反过来，上病又可加剧下证。

三、调和营卫利湿热

荨麻疹

夏某，女，42岁。1993年4月7日初诊。

荨麻疹反复发作年余。

1992年10月，患者旅游归来途中全身突起"风疹块"，痒甚，经西医用阿司咪唑等药抗过敏治疗，3d后即愈。但自此以后，遇天冷则发，或服上药而愈，或不药而愈。此次发作已5d，双上肢及胸腹、背部满布风疹块，高出皮肤，呈粉红色或苍白色。周围皮色淡红，无明显灼热感。脉缓，舌红，苔少根薄黄。证属卫气不畅，寒邪袭表，兼湿热内生。治宜益气和营，清利湿热。方投协16+ 协11（去薏苡仁）+防风10g，赤芍10g。3剂。

1993年4月11日二诊。第2剂服毕，诸症若失。为防复发，改投协16合协15（3剂）以善其后。半年后追访，未再复发。

> **解析**：本案既具阳的一面，如病位在上半身、风疹块高于皮肤、痒甚、舌根部苔薄黄；也具阴的一面，如风疹块呈粉红或苍白色、周围皮肤淡红、无明显灼热感、脉缓、遇天冷则发。此阴阳失调，肺不能合皮毛，加之下焦湿热所致。故既用协16（黄芪桂枝五物汤）温阳散寒治其阴证，又用协11（四妙丸）去薏苡仁即三妙丸清热除湿治其阳证为主，俾阴阳平调。所加赤芍、防风活血祛风而止痒。

四、调和阴阳补中气

皮肤瘙痒

蔡某，女，30岁。2005年8月22日初诊。

皮肤瘙痒1个月。

2004年3月，患者因车祸而致右侧踝关节粉碎性骨折。半年后即经常感冒，低热（37.5～38.5℃）、汗出。就诊前约 1 个月开始皮肤瘙痒。发现甲状腺功能减退 1 年余。脉细，舌红，苔白。证属阴阳不调，中气亏虚。治宜调和阴阳，补益中气。方投协 22+ 协 24+ 煅龙骨、煅牡蛎各 20g，吴茱萸 6g，防风 10g，神曲 12g，益母草 10g。7 剂。

2005 年 8 月 29 日二诊。瘙痒及低热俱减，但汗多。脉细，舌暗红，苔白。守上方，去吴茱萸、神曲；加浮小麦 30g。7 剂。

2005 年 9 月 5 日三诊。瘙痒消失。汗出亦有所减少，大便正常。但背部有少许散在的脓点伴轻度疹痒。低热亦不明显。脉细，舌红，苔薄白。守上方，去防风，改炙甘草为生甘草；另加栀子 6g，白茅根 15g。7 剂。

2005 年 9 月 12 日四诊。近 2d 腰以上皮肤瘙痒，且发红，偶见脓点；白天汗多，低热尽退。脉细，舌红，苔少。守上方，去协 24，加协 37+ 生地黄 15g，地肤子 10g，白鲜皮 10g，炒栀子 6g，苦参 10g，女贞子 15g，墨旱莲 15g。7 剂。

2005 年 9 月 26 日五诊。上肢偶尔瘙痒，低热未曾发作。余可。脉细，舌红，苔白。守上方，加炙黄芪 30g。7 剂。

解析：粉碎性骨折致正气受伤，故阴阳失调，营卫不和，是以经常感冒、低热、汗出。初诊前的 1 个月继发皮肤瘙痒，此亦与阴阳失调、营卫不和相关。从脉证看，患者无中气亏虚之象，但金元·李东垣用补中益气汤治疗高热证（不能排除李东垣受示于《金匮要略·血痹虚劳病脉证并治第六》小建中汤所主阴阳两虚的虚劳病有"咽干口燥""手足烦热"之症），有鉴于此，而桂枝加龙牡汤在《金匮要略》中用治男子失精或亡血、女子梦交证。汗血同源，故首选协 22（桂枝汤）加煅龙骨、煅牡蛎即桂枝加龙牡汤，调和肾之阴阳，以体现脾胃病实肾。次选协 24（补中益气汤）补中益气，使脾恢复主肌肉之功。所加防风、神曲、益母草以祛风和胃理血脉，而吴茱萸是针对西医学的病名加减而设，因陈师治甲减多用暖肝之法，而非温补脾肾之阳也。二诊时去吴茱萸、神曲，以嫌其略温，加浮小麦以清养其心；三诊去防风，是因其虽痒而不甚，所易生甘草，且所加栀子、白茅根，以强清热之功；四诊时去协 24（补中益气汤），加协 37（甘麦大枣汤），是适应腰以上瘙痒、脓点之需。

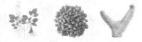

第十节 和脾肾

一、益肾泻脾除湿热

尿频、尿不尽、尿等待

刘某，男，54岁。2013年9月25日初诊。

尿频、尿不尽、尿等待8年。

患者8年前即出现尿频、尿急、尿不尽、尿等待，尿热，或尿痛，夜尿2次。或早泄，痔数十年（混合痔）。自觉火重，或口腔溃疡（方愈），上肢麻（颈椎病），肩胛骨痛。偶胸闷、心慌、心烦，睡眠不佳。夜间口水多。大便每日1行。脉沉，舌红，苔白润，中黄，边齿印。证属肾气不足，湿热蕴结。治宜补益肾气，清热祛湿。方投协8+协13+知母10g，黄柏10g，桂枝3g，制附片6g，桃仁10g，红花10g，炒莱菔子10g，葛根20g，白术10g，菟丝子10g。10剂。

2013年10月8日二诊。尿稍畅，大便顺畅。夜无口水，火减，怒减。脉稍沉，舌红，苔白。守上方，加芡实20g。10剂。

2013年10月29日三诊。无尿痛、尿热，唯余沥，无胸闷、心慌、心烦，但肩胛骨仍痛，大便调。余可。脉弦沉，舌红，苔薄白。守上方，加柴胡10g，枳实10g。10剂。

2013年11月9日四诊。5d前口腔溃疡复发，余同上。脉略沉，舌红，苔中偏右微黄。守上方，去芡实，加五倍子10g，羌活10g。10剂。

2013年11月21日五诊。溃疡已减。肛门痛痒7d。尿不尽、尿等待俱减，早晨5:00口干（已4d），饮水方能复睡。大便每日1行。脉细濡，舌红，苔白。改投协2+协8+协59+桂枝3g，制附片6g，苦参10g，芡实20g，菟丝子15g，瓜蒌仁10g，炒莱菔子10g。10剂。

> **赏析：**肾气不足，虚热内扰，气化不及，开合失司，则尿频、尿急、尿不尽、尿等待、尿热、或尿痛、夜尿2次、或早泄。肾病侮脾，中焦湿热，阻滞气机，循经上扰，则口腔溃烂、苔白润中黄边齿印。湿热扰心则胸闷、心烦、寐不佳，侮肝则肩痛，传肾则混合痔复发而肛周痒痛。协8（肾气丸去附子、桂枝）加桂枝、制附片即肾气丸，再加知母、黄柏、菟丝子，补肾气、益肾精、清虚热，协13（半

夏泻心汤）合炒莱菔子、白术祛中焦湿热，葛根生津以缓解两肩疼痛，且可以升为降，加速中焦湿热的排出。加桃仁、红花活血通经止痛。二诊、三诊诸症渐减，故守上方略作加减。四诊口腔溃疡复发、苔中黄，示中焦湿热仍然，故守上方去芡实，加五倍子、羌活通经祛湿敛疮。五诊口腔溃疡减轻，肛周痛痒（痔复发）、口干欲饮、脉细濡，示中焦湿偏盛，故去协13，加协2（五苓散）健脾运湿、协59（赤豆当归散）活血清热利湿以兼治其痔。

二、健脾祛湿补肝肾

虚劳

李某，女，74岁。2006年9月28日初诊。

疲倦、乏力、头晕2年。加重约3个月。

患者2年前开始疲倦、乏力、头晕，3个月前加重。腰腿酸软，或目眩，欲吐。梦多，大便每日1～2行，夜尿2次。胆囊切除42年，肠粘连10余年。低血压多年，血压104/66mmHg。脉弦略数，舌红，苔薄白。证属脾虚湿盛，肝肾不足。治宜健脾祛湿，滋补肝肾。方投协2+协4+协49+协48+黄芪20g，郁金10g，川续断20g。7剂。

2007年12月8日二诊。电话诉：上症明显好转，眼不花，不欲吐，近年余精神一直尚好。但近几天腹胀，呃逆，或矢气则舒。有时头晕，梦多。脉舌未见。守上方，加小茴香6g。7剂。

2008年3月13日三诊。女儿代诉：药尽则诸证悉除。停药观察近3个月，前几天头晕小作。余均可。守初诊方。5剂。

赏析：脾虚饮停，饮随气逆，郁遏清阳，则疲倦、乏力、头昏或目眩。湿气下渗则大便每日1～2行，腿软。湿邪累心则梦多。肝肾不足，腰府失养，虚热躁动，则腰酸、夜尿2次。脉弦略数、舌红、苔薄白为脾湿化热侮肝及阴虚之象。首选协2（五苓散）合黄芪益气健脾祛湿，次选协4（一贯煎）合协49（二至丸加制何首乌）滋补肝肾，再选协48（缩泉丸）温肾缩尿。二诊诸症大减，但近几日腹胀、呃逆，守上方加小茴香理气和胃。三诊诸症除，守前方巩固治疗。

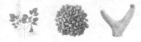

三、滋肾祛邪调脾胃

腰腹胀

万某，女，63 岁。2002 年 12 月 26 日初诊。

腰腹胀、尿黄半个月。

患者半个月前出现腰腹胀、尿黄。头闷，纳呆，大便 2 日 1 行。脉细数，舌红，苔少。血压 120/70mmHg。证属肾阴亏虚，脾胃不和。治宜补肾祛邪，调和脾胃。方投协 8+ 协 49（去制何首乌）+ 协 11+ 苦参 12g，小茴香 6g，川厚朴 10g，焦山楂 20g，炒谷芽、炒麦芽各 15g，制香附 10g，白术 10g，砂仁 8g。7 剂。

2003 年 1 月 20 日二诊。上症失，近日口干。脉细数，舌红，苔薄黄。守上方，去小茴香、砂仁，加石斛 10g，沙苑子 10g，枸杞子 15g。7 剂。

> **赏析**：肾阴不足，腰府失养，则腰胀。阴虚内热，湿热下注，则尿黄、脉细数、苔少。脾胃不和，升降失常，上下失调，则腹胀、纳呆乃至头闷。首选协 8（肾气丸去桂枝、附子）合协 49（去制何首乌）即二至九滋补肾阴，次选协 11（四妙丸）加苦参等清利湿热，另加小茴香、川厚朴、焦山楂、炒谷芽、炒麦芽、制香附、白术、砂仁等健脾温阳，理气和胃。二诊腰腹胀等症消失，但近日口干，故去温燥的小茴香、砂仁，加温润滋阴的石斛、沙苑子、枸杞子巩固治疗。

四、养胃温肾兼益气

足肿

李某，女，43 岁。2004 年 2 月 19 日初诊。

足肿约 8 个月。

患者约 8 个月前出现足肿，时消时肿，现足肿复发已 20d。发现糖尿病 8 年，食多，嗜睡。脉细，舌红，苔少。证属胃阴亏虚，肾阳不足。治宜滋阴养胃，温肾利水。方投协 32+ 协 41+ 苍术 10g，玄参 10g，黄芪 30g，防己 10g。7 剂。

2004 年 2 月 26 日二诊。服第 3 剂时肿即消。晨身热，或胸室而痛。耳鸣，思水时则剧。腰不利，活动则舒。或胃痛，大便调，但尿少。脉细，舌红，苔白。改投协 8+ 协 32+ 制附片 10g，桂枝 3g，玄参 10g，苍术 10g，黄芪 30g，白术 12g，丹参 20g，延胡索 10g，瓜蒌皮 10g，枸杞子 15g。10 剂。

> **赏析**：胃阴虚有热，纳腐太过则食多，累心则嗜睡，传肾日久，阴损及阳，肾阳亏虚，蒸化无力，水湿停留，则足肿、脉细。首选协 32（玉女煎）养胃滋阴，次选协 41（真武汤加赤芍）温阳活血（因"血不利则为水"）利水，再加黄芪、防己等益气利水。3 剂足肿即消。二诊见尿少、腰不利、耳鸣、口干思水等症，遂守上法改投协 8 加制附片、桂枝即肾气丸合协 32 加玄参、苍术、黄芪、白术、丹参、延胡索、瓜蒌皮、枸杞子等补益肾气，养胃清热，调理气血。

第十一节　和肺肾

一、益肾助卫理气血

腰脊、胸骨及其下方均痛 张某，男，42 岁。2004 年 11 月 15 日初诊。

腰脊酸痛，胸骨及其下方疼痛约半年。

患者半年前出现腰脊疼痛、胸骨及其下方隐痛。乏力，侧卧则半身汗出（非受压侧）。偶咳。脉细，舌红，苔白。证属肾气不足，气血失和。治宜补益肾气，调和气血。方投协 8+ 协 22+ 桂枝 3g，制附片 6g，黄芪 20g，羌活 10g，独活 10g，川厚朴 10g，薤白 10g，郁金 10g，丹参 20g，炒白术 12g，杜仲 20g。7 剂。

2004 年 1 月 6 日因腹泻就诊时诉上症已愈。

> **赏析**：肾主骨，腰为肾之外府，肾气不足，不能充养腰脊，则腰脊酸痛、胸骨及其下方隐痛。肺卫不足，不与营和，则半身汗出、乏力、脉细。协 8（肾气丸去桂枝、附子）加桂枝、制附片即肾气丸合羌活、独活、杜仲等益肾祛风、强壮腰膝，协 22（桂枝汤）加黄芪即桂枝加黄芪汤合川厚朴、薤白、郁金、丹参等调和营卫，理气和血。诸药合用，半年之痼疾，7 剂即愈。是故中医并非尽"慢郎中"也！本案之治在调和营卫中，也包含了调和左右。

二、益肾补肺调阴阳

稍劳则头顶痛、汗出

刘某，女，45 岁。2008 年 5 月 26 日初诊。

稍劳则头顶痛、汗出约 6 年。

约 6 年以前，患者稍劳或过劳则头顶痛、眉心痛、双目发胀，伴头部汗出，无明显季节差异。常腰酸或痛，两小腿发胀、梦多、嗜睡，饮水多，尿黄，尿频，每 0.5～1h 1 次，白带偏多。脉沉细数，舌红，苔微黄而干。证属肺肾不足，阴阳失和。治宜益肾补肺，调和阴阳。方投协 8+ 协 22+ 桂枝 3g，制附片 3g，黄芪 20g，防风 10g，天花粉 15g，苦参 10g，蛇床子 10g，黄柏 6g，浙贝母 10g。3 剂。

2008 年 5 月 29 日二诊。服药期间未曾从事重体力劳动，故头痛及汗出均不明显，但白带减少，小腿较从前稍舒适。余同前。脉细略沉，舌红，苔少。守上方，去黄芪、防风、浙贝母，加协 48。4 剂。

2008 年 6 月 2 日三诊。药后尿频略减，头顶痛有所缓解，但痛点移至左侧头部，近几天腰痛较剧，前阴下黯红血液，呈丝状。脉舌同上。守上方，加川续断 15g，吴茱萸 6g。4 剂。

2008 年 6 月 9 日四诊。尿频又减，头痛汗出均不明显，前阴下血减少，但腰痛依然，稍劳则剧，受凉则咽中有痰。脉细略沉，舌红，苔薄白。守上方，加枸杞子 15g。4 剂。

赏析：肺肾不足，劳则气馁，则疲劳后头顶痛、眉棱骨痛、双目胀伴头汗出。肾气不足，气不化津，腰府失养，则常腰酸、小腿胀、尿频、饮水多。脾胃不和，肺卫气虚则梦多、嗜睡。脉沉细数、苔黄而干为下焦湿热之征，故尿黄、白带多。此亦上下失调之征也。协 8 加制附片、桂枝即金匮肾气丸再加防风等益肾补肺，协 22（桂枝汤）加黄芪即桂枝加黄芪汤调和营卫，益气固表。所加天花粉、苦参、蛇床子、黄柏等滋阴、清热、祛湿，浙贝母清宣其肺以生肾水，而达上下平调之目的。二诊头痛等症略减，但尿频依然，故去黄芪、防风、浙贝母，加协 48（缩泉丸）温肾缩尿。三诊、四诊尿频、头痛、汗出等症候渐减，守上方加减续治。

（张志峰）

参 考 文 献

[1] 陈国权.《金匮要略》上下失调证治初探 // 李新培. 中国中医理论暨临床经验 [M]. 乌鲁木齐：
　　新疆人民出版社，1999.

[2] 陈国权.《金匮要略》二阴相关论 [J]. 中国医药学报，2002（3）：143.

[3] 张志峰. 浅析《金匮要略》之"和"[J]. 中医药通报，2012，11（6）:16-17.

[4] 陈国权. 五脏六腑皆令人痒，非独心也 [J]. 中医药通报，2007（1）：28.

[5] 陈国权. 经方合三妙丸新用三则 [J]. 国医论坛，1995（2）：12.

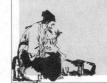

第5章 温法验案

温法是以温热药物或以温热药物为主，或辅以物理疗法（艾灸、火罐等），治疗寒性病证的方法。《素问·至真要大论篇》中"寒者热之""治寒以热"即是指此。温法具有温运、祛寒、回阳等作用。温法所治寒证有外感、内伤之别，病位有表里、脏腑之分，故温法又有温散表寒、回阳救逆、温肝降逆、温中祛寒、温阳利水、温肺化饮、温肾回阳等区别。寒为阴邪，易伤阳气，故温法常配伍补益药以扶正，即补法与温法合用。可见，作为"八法"之一，温法在临床上并不是独立存在的，如温法与汗法配合以温散表寒、与下法配合以温下积寒、与补法配合以温振肺阳、温运脾气及温肾纳气，等等。

现代生活中，由于冷饮、空调、抗生素及寒凉药物的广泛应用，寒证发生率普遍提高，故温法在临床的使用范围也日渐广泛。陈师研习《金匮要略》，善于温养后天之本，并兼以养肝、益肾、温肺乃至扶胸阳等法，立足脏腑，重视传变，以温扶人体阳气，驱沉寒痼冷，从而达到治疗多种寒性病证的目的，且每每收获良效。

本章共 12 案（在全书所载 241 案中所占份额极少，这多少可以说明朱丹溪的"阴常不足，阳常有余"尚有市场，但不能把"扶阳"抬举到不适当的高度），每案初诊所用首方共 4 首，按使用频率多少依次为协 7（8 次）、协 8（2 次）、协 35（1 次）、协 29（1 次）。不难看出，本章温法所治，重在温脾，盖温脾除了"自身硬"外，至少尚可生肺金、令心实、防肝乘、制肾水也。

第一节　温　肝

养肝扶阳益中气

疲劳

唐某，女，32岁。2013年2月3日初诊。

自觉疲劳半年。

患者半年前自觉疲劳、精神差。两太阳穴附近疼痛，两肩不适，右上肢发麻。睡眠浅，易惊醒，梦多。食欲差。或有心慌（自诉有心律失常病史）。平素小腹有下坠感。月经先后不定期，经期腰部不适，月经中期曾少量下血，量少。白天尿急、尿频。脉细，舌淡，苔白。证属肝胆俱虚，中气不足。治宜养肝扶阳，补中益气。方投协35+ 协63+ 协15+ 协24+ 川芎10g，羌活10g，防风10g，小茴香6g，葛根15g。7剂。

2013年2月20日二诊。精神略好转，两肩稍适，梦减少，尿次亦减。但停药大约1周后上症复发，且有所加剧。脉细略数，舌红，苔少。守上方加协4。7剂。

> **赏析**：肝之阴阳两虚则自觉疲劳、精神差、两肩不适、右上肢发麻。肝病及胆则两太阳穴附近疼痛。肝胆俱病，疏泄紊乱则月经先后不定期、月经中期或少量下血，且白天尿急、尿频。肝病累母则经期腰部不适。肝胆病及心则睡眠浅且易惊醒、梦多或心慌。脾以升为健，脾气虚无以升提则小腹有下坠感。脾主思，脾气亏虚则食欲差。脉细、舌淡、苔白乃血虚湿盛之征。故首选协35（吴茱萸汤）合协15（四物汤）扶肝阳、养肝血，佐协63（良附丸去香附加制附片）合协24（补中益气汤）加小茴香升阳举陷，补中益气。加重川芎用量冀行血中之气以调畅胆经，羌活、防风以祛血虚、阳虚所生之风，葛根升津以舒缓足太阳经脉。停药1周后上症复发者，以"水"未尽到也。故守上方加协4（一贯煎）滋补肝肾以奏全功。

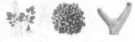

第二节 温 脾

一、暖脾除湿扶胸阳

失眠、大便难

黎某，男，72 岁。2015 年 7 月 19 日初诊。

失眠、大便难月余。

患者 1 个多月前出现失眠、大便难而少。发现甲状腺肿 2 个月（肿瘤待排）。患糖尿病 10 余年。精神尚可，纳佳。脉细，舌红，苔白中厚。证属痰湿内聚，胸阳不振。治宜暖脾除湿，温扶胸阳。方投协 7+ 协 2+ 协 39+ 夏枯草 15g，瞿麦 10g，牡蛎 30g，柴胡 10g，丹参 15g，肉苁蓉 20g，玄参 10g，苍术 10g，天花粉 20g，佩兰 10g。20 剂。

2015 年 8 月 13 日二诊。第 7 剂服毕即睡眠佳，大便开始通畅。苔白（微信示，但脉未见）。守上方，加白蔻仁 10g，黄芪 20g。20 剂。

2015 年 9 月 16 日三诊。上症俱失，体检正常。体重增加 1.5kg，大便每日 1～2 行。脉弦数，舌红，苔稍黄而厚。守上方，加干姜 6g，川黄连 6g。20 剂。

> **赏析**：脉细、苔白中厚可知其脾阳不足，湿邪内盛。湿邪累心，心神失养而失眠。湿邪困脾，输运不及，加之胸阳不振故大便难。投协 7（香砂六君子丸去木香加制香附）合协 2（五苓散）加苍术、佩兰温振脾阳，益气除湿，辅以协 39（瓜蒌薤白半夏汤）加肉苁蓉、天花粉、玄参，振扶胸阳、温肾生津以助眠安、便通。加夏枯草、瞿麦、牡蛎、柴胡、丹参软坚散结，疏肝行气以兼顾其甲状腺肿，此脾病侮肝所成也。

二、暖脾益气调阴阳

大便欠畅

周某，男，38 岁。2015 年 8 月 14 日初诊。

大便欠畅 8 年。

患者 8 年前开始大便欠畅，每日 1～3 行。或纳呆、头眩，口干饮少。脉沉，舌红，苔少而白。证属脾气不足，肝肾阴虚。治宜益气养阴，润肠通便。方投协7+协4+枳实10g，制何首乌20g，杏仁10g，肉苁蓉20g，泽泻20g，郁金10g。7剂。

2015年8月21日二诊。药后大便较通畅，每日2～5行，矢气多。有时手麻，余如上述。守上方，加葛根20g，桑枝20g。7剂。

　　赏析：大便欠畅日久，或纳呆、口干饮水少，结合脉沉看，可知为脾虚湿盛，输运不及兼肾阳虚所致。肝肾阴虚，疏泄不及，也是其原因之一，舌红、苔少可证。正因肝肾阴虚，湿邪蒙蔽清阳，是以头眩。首选协7（香砂六君子丸去木香加制香附）加枳实暖脾益气，以行津液，次选协4（一贯煎）加制何首乌滋阴疏肝以助脾运，体现了脾胃病实肝，即治"克我"之脏。佐以杏仁、肉苁蓉润肺温肾以助便通。泽泻、郁金利水活血以兼顾其眩晕。7剂药毕大便即畅，虽每日2～5行，此湿邪排出之佳兆也，不必疑虑。但手麻，故加葛根、桑枝以升津、通络、祛风以除之也。

三、暖脾养肝兼化瘀

月经先期

范某，女，42岁。2015年8月21日初诊。

月经每半个月1潮曾持续2个周期，现复发月余。

患者去年夏秋之际月经曾半个月1潮，连续2次，今年7月中旬复发，至今已3潮，每呈块状，伴全身不适、轻度心慌、头昏。轻微耳鸣，入睡难，易醒，梦多，或腰痛。纳可。尿微黄，夜尿1～2次。脉略沉，舌淡，苔白边齿印。证属脾虚血弱，气虚络阻。治宜暖脾养肝，益肾化瘀。方投协7+协15+协33+黄芪20g，川续断15g，炒黄芩10g，墨旱莲30g。7剂。

2015年12月25日二诊。上药服毕，停药观察3个月余，月经周期基本正常，每月1潮，每次提前1周，量少，色偏紫，无血块。或有白带，无异味。偶胸闷，头晕（较之前减轻），头皮痛，梦多，次日精神可。守上方，去川续断、炒黄芩；加杜仲20g，黄精10g，女贞子30g，吴茱萸6g。8剂。

　　赏析：月经半个月1潮、呈块状为肝血不足，疏泄太过兼气虚不摄所致。肝病传脾，脾气亏虚，湿邪内生，化源不足而加重月经先期。虚中兼瘀亦可

加剧其经血呈块状。脾不能主肌肉故全身不适。脾病累母（心）、肝病及子（心）故轻度心慌、入睡难、梦多、易醒及头昏，肝病累母（肾）、脾病传肾，故见耳鸣、腰痛。脉略沉、舌淡、苔白边齿印为肝脾肾俱虚，湿邪内盛之征。投协7（香砂六君子丸去木香加制香附）加黄芪暖脾益气，以强脾胃生血、统血之力，合协15（四物汤）养肝血以复其藏血及调控血量之功，加协33（桂枝茯苓丸）活血通络以治其标。佐以川续断、炒黄芩、墨旱莲补肾止血，其中寓脾病实肾之意。

四、暖脾养肝扶胸阳

房颤术后

乔某，男，56 岁。2015 年 5 月 22 日初诊。

房颤术后 3 个月。

患者于 2014 年底行房颤手术，术后 3 个月心电图示：心房颤动。上楼时腿乏力，牙齿发酸，无性欲近 4 个月，转氨酶高。脉略濡，舌红，苔白。证属心脾阳虚，肝血不足。治宜暖脾扶阳，养肝活血。方投协7+ 协15+ 协39+ 桃仁 10g，红花 10g，天花粉 20g，三七粉（另包，冲）10g，川厚朴 10g，炒莱菔子 15g，丹参 15g，炒谷芽、炒麦芽各 15g，五味子 10g，茵陈蒿 20g。20 剂。

2015 年 6 月 19 日二诊。服药后觉周身轻松，胸部舒适，继之腿渐有力。性欲恢复，牙酸症状亦消失。二便、饮食及睡眠均可，查肝功能正常。脉舌同上。守上方，去五味子，加黄芪 20g，韭子 10g。20 剂。

赏析： 房颤术后，检查示心房颤动，结合脉舌，乃胸阳不振，痰湿阻滞之象。脾为生痰之源，病症表现在心，病根则在脾，即子病累母所致。脾湿及胃则牙齿发酸，传肾则上楼时腿乏力且无性欲。脉濡、苔白乃湿盛之征。投协7（香砂六君子丸去木香加制香附）加茵陈蒿暖脾益气除湿，合协39（瓜蒌薤白半夏汤）以振奋心阳乃至于胸阳。辅以协15（四物汤）加桃仁、红花、三七粉、丹参、天花粉补血活血，以养肝体助肝用，炒谷芽、炒麦芽调和肝胃，体现"肝病实脾"之旨。以川厚朴、炒莱菔子、五味子行气除湿降转氨酶，且可使全方补而不滞。

五、暖脾养血除湿热

便血

孙某，女，77岁。2014年3月17日初诊。

便血半个月。

患者半个月前便血（20年前内痔手术复发曾住过院），多鲜少黯。左少腹隐痛或掣痛2个月，矢气难。午睡易醒，或胸闷心慌。夜晚口干苦，或吐痰涎。近年来体重减轻10kg余，腰膝疼痛。脉细濡，舌红，苔白。证属脾胃气虚，肝血不足。治宜暖脾养血，祛邪止血。方投协7+协15+协59+熟地黄30g，黄芪20g，白茅根20g，黄芩炭10g，三七粉（另包，冲）10g，延胡索10g，小茴香6g。7剂。

2014年3月27日。诉尽剂则血止。

> **赏析**：便血半个月，色鲜红少黯，且左腹隐痛已2个月、矢气难，结合脉细、苔白看，显系脾气亏虚，不摄阴血，致血溢肠道。脾虚不能运化水谷精微，气血生化无源，故出现体重减轻。脾病累心及子则午睡易醒，或胸闷心慌，或吐涎痰，传肾则腰膝疼痛。故用协7（香砂六君子丸去木香加制香附）暖脾和胃。加黄芪、三七粉、白茅根益气止血，延胡索以强止痛之功。《平治会萃•血虚阴难成易亏论》云："阴气一亏于伤，所变之证妄行于上则吐、衄，衰涸于外则虚痨，妄返于下则便红。"说明阴血虚可导致便血，故合协15（四物汤）养血补血，在此基础上加重熟地黄用量以加强养血止血之力，是以二诊时诉血已止，可谓药到病除。加用协59（赤豆当归散）是因为脾虚致阴血失统而下注于肠，且兼湿邪为患。

又：上述3案所用主方同为协7、协15，而所治分别为月经先期、房颤术后及便血，充分展示了中医学的异病同治。案3兼瘀血内停，故辅以协33；案4兼胸阳不振，故辅以协39；案5兼血虚偏重且湿邪下注于肠，故辅以协59。

六、暖脾养心理血气

胃痛断续灼痛

王某，女，35岁。2015年8月1日初诊。

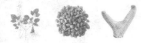

胃痛反复发作 20 年,灼痛 1 年。

患者有胃痛史 20 年,灼痛 1 年,时作时止。情志不畅、饮食不当则发。梦多,易醒,可复睡。或口干、苦,左背痛。月经量大,7d 后方尽,块状。便秘。脉稍数,舌尖红,苔白。证属脾虚有湿,心阴不足。治宜暖脾养阴,活血行气。方投协 7+ 协 19+ 三棱 10g,莪术 10g,延胡索 10g,槟榔 10g,枳实 10g,制何首乌 15g,车前子 10g,炒谷芽、炒麦芽各 15g。10 剂。

2015 年 8 月 15 日二诊。胃痛频率、程度俱减,背部较舒适,本次月经 6d 即尽,经前胸胀。余同上。脉细,舌红,尖偏甚,苔白。守上方,加炒酸枣仁 15g,炙远志 6g。10 剂。

> **赏析**:不通则痛,不荣亦痛,本案两者兼具,即气血瘀滞与脾气亏虚,故痛或灼痛。情志不畅可致肝气犯脾胃,或饮食不当而直接伤及脾胃,子(脾胃)病累母,日久致心阴虚生内热,扰于心神,故梦多、易醒。脾不输津故口干,脾湿化热,波及于胃故口苦,其中也不排除肝气轻度郁滞而传病于胆所致的胆热。中上焦俱病,气机阻滞,故背痛(况肝气升于左)。肝疏太过,是以月经量大、7d 方尽、呈块状。脾输不及致大便难。脉稍数、舌尖红、苔白乃阴虚有热兼湿盛之征。投协 7(香砂六君子丸去木香加制香附)加炒谷芽、炒麦芽以扶脾阳,除湿邪,调和肝脾,合协 19(导赤散)加车前子清心养阴除虚热,滋补其母以生脾胃。三棱、莪术、延胡索、槟榔、枳实活血行气,消滞止痛,佐以制何首乌平补肝肾,防除湿行气太过而伤阴。二诊时诸症减轻,故效不更方,加炒酸枣仁、炙远志以养肝血、宁心神而间接调补脾胃。

七、暖脾生津益气血

胃脘饱胀不适

乔某,女,23 岁。2006 年 3 月 17 日初诊。

胃脘饱胀不适 3 年余。

患者 3 年多前出现胃脘饱胀不适,食后加重,呃逆困难。去年暑假检查示:食管溃疡、胃痉挛、肠痉挛。但纳可,睡眠可。月经先期,7d 方尽。经前胸腹疼痛或腹胀,白带偏多。二便可。脉沉细,舌红,苔腻微黄。证属脾胃虚寒,气血郁滞。

治宜暖脾和胃，行气活血。方投协 7+ 协 39（去法半夏），川厚朴 10g，乌药 6g，小茴香 6g，炒枳壳 10g，延胡索 10g，丹参 15g，神曲 15g，天花粉 15g。7 剂。

2006 年 3 月 24 日二诊。精神好转，腹胀减轻。傍晚及晚上仍有腹胀。脉细微数，舌红，苔薄白。守上方，去炒枳壳，加益智仁 6g，制附片 5g。7 剂。

2006 年 3 月 31 日三诊。偶尔腹胀。脉细略沉，舌暗红，苔薄白。守上方，去川厚朴。7 剂。

> 赏析：苔腻微黄，湿郁化热之征，结合脉沉细看，脾虚所生之湿是矛盾的主要方面，故首投协 7（香砂六君子丸去木香加制香附）加神曲、川厚朴暖脾除湿以釜底抽薪，脾气四运，胃气自降，呃逆困难便不复存在。月经先期且 7d 方尽、经前胸腹疼痛或腹胀、白带偏多乃脾湿侮肝传肾所致。次投协 39（去法半夏）即瓜蒌薤白白酒汤振复心肺之阳以生脾胃、令母实而强暖脾除湿之力。加乌药、小茴香温中行气止痛，炒枳壳、延胡索、丹参行气活血，天花粉养阴生津以防暖脾除湿、行气活血而伤阴之弊。

八、温补脾胃扶胸阳

胃脘刺痛

姜某，女，41 岁。2013 年 5 月 9 日初诊。

胃脘刺痛时作 1 年半。

患者 1 年半前出现胃脘刺痛，旋即消失，夏天减轻。晨起吐少许痰，或黄或白，夜流口水。反酸，恶冷食。月经 2～3d 尽。大便调，尿黄，夜尿 1 次。脉细，舌红，苔白，边齿印（轻）。证属脾胃气虚，胸阳不振。治宜温补脾胃，振扶胸阳。方投协 7+ 协 39+ 协 63+ 玄参 10g，槟榔 10g，煅瓦楞子 20g，当归 10g，炒白芍 10g。7 剂。

2013 年 5 月 18 日二诊。流口水及痰液症状均减，前天、昨天午饭后曾胃痛，近几天四肢瘙痒。小便调。脉细，舌红，苔白。守上方，加羌活 10g，独活 10g。7 剂。

> 赏析：脾为生痰之源，肺为贮痰之器，脾气不振，生湿为痰，上贮于肺则晨起吐痰。恶冷食、反酸为脾阳亏虚，湿邪郁滞所成。正因脾虚湿盛，累母及子，反过来心病及胃、肺病累胃故刺痛。夏天阳气旺盛，人得天之助故

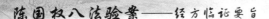

胃痛减轻。夜为阴时，阳气退隐，湿邪更甚故流涎。湿郁开始生热则尿黄。脉细、苔白且边齿印为湿邪之象。脾胃为气血生化之源，脾虚湿盛，化源不足，是以月经 3d 即尽。以协 7（香砂六君子丸去木香加制香附）合协 63（良附丸去香附加制附片）暖脾和胃兼温肾，槟榔、煅瓦楞子理气化痰除湿、抑酸止痛，协 39（瓜蒌薤白半夏汤）振扶胸阳以生脾实胃，白芍、当归、玄参养血柔肝，以令脾实，即治"克我"之脏。二诊时诸证均减，但四肢瘙痒，加羌活、独活祛风除湿而痒自止。

又：以上 2 案均病在胃，但前者以胃脘饱胀为主、后者以胃脘刺痛为主，其基本病机均为脾虚有湿，胸阳不振，故同用协 7 合协 39。但前者苔微黄，故去协 39 中之法半夏。前者兼气滞血瘀，故加行气活血之辈，后者脾阳偏虚，故加用协 63。

第三节　温　　肾

散寒除湿扶肾阳

腰中冷痛

刘某，女，53 岁。2001 年 11 月 16 日初诊。

腰中冷痛约 20 年，腿痛约 5 年。

患者 20 年前即出现腰中冷痛，5 年前即腿痛。近年来腰痛略减、腿痛渐剧，天阴则更剧，晴天略舒。经绝 2 年。尿短。余可。脉右弦左细，舌淡，苔白，边齿印。证属寒湿着腰，经脉痹阻。治宜散寒除湿，温脾通经。方投协 29+ 协 53+ 独活 12g，桑寄生 15g，杜仲 15g，桃仁 10g，红花 10g，地龙 10g，鸡血藤 30g，秦艽 15g，制香附 10g，川芎 8g。6 剂。

2001 年 11 月 23 日二诊。腰中冷痛减，左拇指关节疼痛。大便调，小便可。脉舌同上。守上方，加枳壳 10g。6 剂。

赏析：《金匮要略·中风历节病脉证并治第五》："病历节不可屈伸，疼痛，乌头汤主之。"《金匮要略·五脏风寒积聚病脉证并治第十一》："肾著之病……

腰以下冷痛，腹重如带五千钱，甘姜苓术汤主之。"历节病病在肝肾，以全身关节递历疼痛为主症，该患者既有腰中冷痛，又有腿痛，只是其疼痛无"递历"之特点，即无风邪，故当属于历节病中的寒湿证。而肾著病以腰及其以下的部位冷、重、痛为主症，故本案亦属肾著病。天阴则剧、天晴略舒，足证系寒湿所为。故投协 29（乌头汤）合协 53（甘姜苓术汤）散寒除湿以复肾阳，温振脾阳以助寒湿之除。寒湿尤其是寒很难与风截然分开，故加独活、秦艽以兼祛其风，桑寄生、杜仲以补肾壮腰，制香附、桃仁、红花、鸡血藤、川芎、地龙疏肝、活血、养血、通络以助寒湿之尽除。

❋ 第四节　温肾脾 ❋

一、补益肾脾兼活血

腰痛

张某，男，63 岁。2014 年 12 月 23 日初诊。

腰痛时发 7 年。

患者 7 年前开始出现腰痛，活动尚可，大凡弯腰久则腰痛。耳鸣 30 年，响声轻微。看书久则眼花，上楼觉疲乏。口咸，痰多。夜尿 3～4 次，尿中带泡沫。余可。脉濡，舌红，苔白。2006 年行脑垂体瘤手术。证属肾气不足，脾虚有湿。治宜益肾暖脾，化痰活血。方投协 8+ 协 7+ 桂枝 3g，制附片 3g，杜仲 20g，川续断 15g，桑椹 20g，炒莱菔子 10g，萆薢 15g，桃仁 10g。7 剂。

2014 年 12 月 31 日二诊。腰痛稍减，疲乏、口咸亦减。泡沫尿消失，仍痰多，且声音嘶哑。脉舌同上。守上方，制附片加至 6g。7 剂。

2015 年 1 月 13 日三诊。腰痛、疲乏、口咸又减，痰少。梦多多年。尿中或带泡沫。脉濡，舌红，苔微黄。守上方，加玄参 10g，炙远志 8g。7 剂。

2015 年 1 月 21 日四诊。诸证俱减，轻微口干口苦。耳鸣。纳可。近 2d 腹泻，每日 1～2 行，质稀（食水果不当所致）。夜尿 1～4 次。脉濡，舌红，苔白。守上方。7 剂。

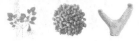

2015 年 2 月 3 日五诊。咳在晨暮，痰少而稠。劳则腰痛，耳鸣似轻。尿中泡沫减，夜尿 3 次。或口干口苦。脉舌同上，咽红。守上方，加桔梗 10g。7 剂。

> 赏析：肾气不足，腰失温煦，故痛，不能上奉于耳故鸣。肾气失于摄纳，致本脏之味上泛而见口咸。水不涵木，故看书久则眼花、上楼觉疲乏。肾主水液，其气不足则"水道出"太过致夜尿频多，且尿中带泡沫。肾病日久，反侮于脾，致津液不"上归于肺"而酿为痰湿，是以痰多、脉濡、苔白。故以协 8（肾气丸去桂枝、附子）加桂枝、制附片即金匮肾气丸补益肾气，加杜仲、川续断益肾壮腰，濡养筋骨以除腰痛。辅以协 7（香砂六君子丸去木香加制香附）加炒莱菔子、草薢暖脾益气以除痰湿。加桑椹、桃仁补肾活血，以奏全功。

二、益肾暖脾兼养心

足后跟疼痛

张某，男，36 岁。2015 年 1 月 17 日初诊。

足后跟疼痛 2 个月。

患者 2 个月前开始足后跟疼痛，现疼痛较轻微。后项亦轻微疼痛，背部轻微发凉。早晨起床时似心慌。涎多，懒言，阳痿。大便每日 1～2 行，夜尿 1～2 次，量少。脉左细右弦，舌红，苔白。证属脾肾俱虚，风湿阻络。治宜暖脾益肾，除湿祛风。方投协 8+协 7+桂枝 3g，制附片 10g，柏子仁 8g，川续断 15g，杜仲 15g，煅龙骨、煅牡蛎各 20g，吴茱萸 6g，薤白 10g，羌活 10g，葛根 15g。7 剂。

2015 年 1 月 31 日二诊。足跟依然疼痛，背部发凉如故。懒言减轻，或心慌而闷，夜晚自觉颈凉。余与上大同。守上方，加防风 10g。7 剂。

2015 年 2 月 7 日三诊。胸闷消失。但足跟依旧疼痛，背部、颈部依旧凉，涎沫多。心慌或隔日一发，懒言或有。鼾声大。大便初硬后溏，尿黄。脉细，舌红，苔薄白，中稍厚。咽红。守上方，去防风、羌活，加干姜 6g，炙甘草 8g。10 剂。

2015 年 3 月 14 日四诊。两脚偶有刺痛。怕冷，夜晚或遇风尤甚。夜晚自觉心悸，偶有胸闷。口水多，口干欲饮，纳可。阳痿。大便不成形，每日 1～2 行，夜尿 1～2 次。脉细，舌红，苔白。改投协 8+协 39+桂枝 10g，制附片 10g，炙甘草 10g，干姜 6g，白术 10g，红参 6g，韭子 10g，淫羊藿 15g，姜黄 10g，白茅根 15g，薏苡仁 20g。10 剂。

2015 年 3 月 28 日五诊。背凉、恶风、心悸、胸闷、口水俱减。打喷嚏，鼻痒而干。咳嗽 4d，吐少许痰，或流泪，咽痒而干。左小趾痛。大便初硬后溏，夜尿 1 次。脉细稍数，舌红，有裂纹，苔白。守上方，去协 39、桂枝减至 3g；加协 22+ 黄芪 20g，防风 10g，五味子 10g，牛蒡子 6g。10 剂。

2015 年 4 月 14 日六诊。患者介绍其弟前来就诊时诉足跟痛及心悸悉愈。

赏析：足后跟为足少阴肾经经脉循行部位，足后跟疼痛及夜尿频多、阳痿、脉左细均为肾气不足，经脉失养，膀胱失约所致。项背冷痛多系外感风邪，卫外不固而成。先天不能温养后天，则化源亏虚，建运失司，湿浊内生，故懒言、涎多。脉右弦为湿盛之征，因《金匮要略•痰饮咳嗽病脉证并治第十二》有"脉偏弦者，饮也"之论，尽管痰饮病多数均非脉弦，更非脉偏弦，但毕竟可见弦脉。首投协 8（肾气丸去桂枝、附子）加桂枝、制附片即金匮肾气丸以补益肾气，合吴茱萸以暖肝，次投协 7（香砂六君子丸去木香加制香附）暖脾运湿，薤白、羌活、葛根扶阳祛风，佐川续断、杜仲补其肝肾，强其筋骨，柏子仁、煅龙骨、煅牡蛎养心安神以济肾水。共服 24 剂后即四诊时，但觉夜心悸、偶胸闷，乃痰饮结胸之象，继续以金匮肾气丸补益肾气，加韭子、淫羊藿强其补肝肾、壮筋骨之力，合协 39（瓜蒌薤白半夏汤）通阳止痛，逐饮散结，干姜、白术及薏苡仁增强其温中散寒、健脾除湿之力，佐以红参、白茅根、姜黄益气除湿，温经止痛。待其五诊时，背凉、恶风、心悸、胸闷、口水俱减，邪外达营卫，去协 39，加协 22（桂枝汤）加黄芪即桂枝加黄芪汤以益其营卫，温经通痹，终收全功。

又：以上 2 案，一为腰痛，一为足跟疼痛，而同温之以协 8 加桂枝、制附片即金匮肾气丸合协 7，盖基本病机悉为脾肾两虚也。但前者已肾病及肝即水不涵木，故看书久则眼花；后者肾水不济心火，故心慌。且后者兼轻微之风，故在加强补肾之品的同时，尚兼顾祛风。此同中之异也。

（周　益　陈国权）

参 考 文 献

[1] 陈国权，张志峰.《金匮要略•痰饮》病"脉偏弦"研究 [J].中国中医基础医学杂志，2016，22（9）：1158-1159.

[2] 徐慧琛，陈国权.陈国权教授论治血证验案五则 [J].中医药通报，2014，4（13）：25.

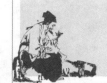

第6章　清法验案

清法是运用寒凉药物清除热邪以治疗各种热性病证的方法，具有清热、泻火、凉血、护阴、解毒等作用，是汗、吐、下、和、温、清、补、消八法中运用较为广泛的大法。《素问·至真要大论篇》所载"温者清之""治热以寒"等是清法的理论基础。所用寒凉药又分咸寒、苦寒、辛寒、酸寒等门类。具体而论，热邪在表可汗之，腑实于阳明者可下之，热邪藏于半表半里当和解之，阴血虚致热邪内生者当益气养阴补血，临床当审病辨治，综合施用。

汉·张仲景在《伤寒论》《金匮要略》中创制了"白虎汤""白虎加人参汤""竹叶石膏汤""栀子豉汤""泻心汤""黄芩汤""白头翁汤"等不少治疗温热性疾病的经方。为"清法"的组方制订了规范。宋·钱乙在《小儿药证直诀》中首次提出清脏腑之法，创制了"导赤散""泻白散""泻黄散""泻青丸"等治疗脏腑热证的方药。清·程钟龄于《医学心悟·首卷》中言："清者，清其热也，脏腑有热，则清之。经云：热者寒之是已，然有当清不清误人者；有不当清而清误人者。有当清而清之不分内伤、外感以误人者；有当清而清之不量其人、不量其症以误人者，是不可不察也。"程氏详细论述了正确使用清法的重要性，并首次集中提出中医赖以辨证论治的"八法"。本章验案所使用的"清法"只是八法之一。清气分、清血分、清凉血热、气血两清及清脏腑是临床所常用的，但本章主要体现清脏腑之热，在 13 个案例中占去了 8 案，而养阴以退热者为 5 案，这两者之中尚涉及活血以助热邪、饮邪等排出者。

本章初诊用方计 11 首，按使用频率多少依次为：协 4、协 19（各 6 次），协 11（5 次），协 15（1 次），协 34（3 次），协 2（2 次），协 8、协 10、协 21、协 37 及协 59（各 1 次）。主要是清肝、肾、心、胆，其次是清肺也。

❦ 第一节　清　胆 ❦

一、清胆养阴除风热

面部青春痘

刘某，女，31岁。2010年10月31日初诊。

面部青春痘复发约3个月。

患者自诉10多年前念初中时面部生青春痘，经治疗曾经被控制，但常复发，未被彻底治愈过。今年以来特别是暑假期间上症加剧，或可挤出白色分泌物，伴压痛。常心烦，梦多，手心汗出，早晨舌麻，夜晚流涎。或肩痛，自诉有颈椎病。月经先期2～5d，经行腰痛。大便秘结，尿黄，夜尿1次。脉濡，舌红，苔少而白。证属痰热蕴胆，风邪上袭。治宜清胆化痰，养阴祛风。方投协34+协4+制胆南星6g，川黄连6g，金银花10g，栀子10g，黄柏10g，苦参10g，百合10g，焦山楂15g，桑叶10g。7剂。

2010年11月9日二诊。面部红疹被基本控制，压痛不明显。流涎有所减少。近来后项疼痛，放射至头顶。脉微数，舌红，苔微黄。守上方，去黄柏，加葛根15g。7剂。

> **赏析**：胆为清净之腑，性喜宁谧恶烦扰，痰热蕴胆，扰其宁谧则易心烦多梦。舌为心之苗，胆病及心，故早晨舌麻。邪传所克之脏，脾虚受邪，水液输布失司，又生湿酿痰，适逢风热上袭头面，故痤疮易发。《素问·至真要大论篇》："诸痛痒疮，皆属于心。"夏日心火主令，暑假天气炎热助湿蕴化热，故加剧。手心汗出、夜晚流涎、苔白、脉濡皆关乎胆脾。湿邪困脾，输运不及故大便秘结，脾湿传肾致尿黄。有时肩痛、经期腰痛、舌苔少，乃风痰上扰，肝肾阴虚之候。首选协34（温胆汤）加黄连即黄连温胆汤合制胆南星以清胆化痰，用金银花、栀子清泻肝心火热，苦参、黄柏燥湿解毒。桑叶、百合入肺经清轻宣泄风热，清心润肺。次选协4（一贯煎）滋养肝肾之阴，焦山楂既健脾又可活血通便。两方相合，以邪正兼顾，但总体偏于祛邪。

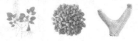

二、清胆化痰养肝肾

身痒

佘某，女，38 岁。2010 年 11 月 26 日初诊。

身痒发作已 10 个周期。

患者 10 年前开始每逢秋末冬初则身痒，几天前再发，或肌衄，血出则止。小腿似蚁行。口干，饮多，夜饮 1 ~ 2 次。耳鸣。脉濡，舌红，苔白。证属痰热蕴胆，肝肾阴虚。治宜清胆化痰，滋养肝肾。方投协 34+ 协 4+ 制胆南星 6g，川黄连 6g，百合 15g，泽泻 20g，郁金 10g，苦参 10g。7 剂。

2010 年 12 月 9 日二诊。首剂毕即痒减，停药 1 周又发。余症及脉舌同上。守上方。7 剂。

> **赏析**：《素问·六节藏象论篇》："肺者，气之本，魄之处也，其华在毛，其充在皮，为阳中之太阴，通于秋气。"肺得秋气之令相助，传病于肝胆，致疏泄紊乱，以致脾失健运而痰湿内生，故脉濡、苔白；耳鸣、小腿如蚁行、舌红，一派肝肾阴虚之象。痰湿化热，脾不输津于上，故口干、饮多；肺不合皮毛、脾不主肌肉，两者相合致身痒；汗血同源，痰热随肌衄而泄则痒止。方投协 34（温胆汤）加川黄连即黄连温胆汤合制胆南星清胆化痰，分消走泄，协 4（一贯煎）养阴畅肝，滋水涵木，辅百合佐金平木，且体现了"见肝胆之病，知肺所传，当先实肺"，这如同《金匮要略·脏腑经络先后病脉证并治第一》"寸口脉动者，因其旺时而动，假令肝旺色青，四时各随其色，肝色青而反色白，非其时色脉，皆当病"一般。因肝旺于春，脉当弦、色当青，现春季非但不见青色，而反见肺气主令的秋天之色——白色，显示肺经乘克肝木之象，故其治当先实肺。所加泽泻、苦参利水祛湿，郁金活血散肝郁，冀"血行风自灭"也。

又：上述 2 案一为青春痘、一为身痒，但同用协 34 合协 4，盖基本病机为胆经痰热、肝肾阴虚也，但前者热邪偏重且兼风也，后者湿气偏重，且兼血络郁阻，故辅以活血祛风湿也。

三、利胆理血或调肝

癫痫断续发作

林某，女，23岁。2008年10月29日初诊。

癫痫断续发作20年。

患者3岁时从2楼摔到1楼，昏迷达4h之久，经抢救苏醒。后癫痫常发作，发时双拳紧握，或发出叫声，持续0.5～2min，甚则胆怯、心慌。头顶或重。经前则上症发作尤频繁（长期服用镇静药）。白带多。大便1～3日1行。脉细数，舌红，苔少。证属胆经痰热，血虚兼湿。治宜清胆化痰，理血祛湿。方投协34+协11+协15+丹参15g，三七末（另包，冲）10g，天花粉15g，炒酸枣仁12g，天麻10g，炒谷芽、炒麦芽各15g。30剂。

2008年11月24日二诊。其兄电话诉：本月共发作8次，其中今晨5:00、8:00多各1次，与服药前差异不大。偶心慌（脉搏80/min）。大便略稀。脉舌同上。改投协4+协34+桃仁10g，红花10g，三七末（另包，冲）10g，天花粉15g，丹参15g，炒酸枣仁12g，天麻10g，制胆南星8g，川黄连6g，全蝎6g，僵蚕10g，苦参10g，焦山楂15g。30剂。

2009年1月1日三诊。其兄发短信称：恐则恶心呕吐，捏手紧则出声，甚至小便失禁。脉舌同上。守上方，加炒莱菔子10g，葛根10g，胆南星加至10g。30剂。

2009年1月5日四诊。上药未用。从2008年11月6日至2008年12月22日共发作9次（早上7次、晚上2次）。服药则大便每日2～3行，但腹不痛。脑电图示：脑电波异常。吃饭时常恶心，恐则恶心加剧。或头痛，饮水少。月经1周以上方尽，白带多。脉略数，舌红，苔薄黄。改投协15+协34+桃仁15g，红花15g，三七末（另包，冲）10g，天花粉15g，丹参20g，制胆南星10g，柏子仁8g，川黄连6g，石菖蒲10g，全蝎6g，西洋参5g，大黄6g。30剂。

2009年2月3日五诊。其兄电话诉：现夜晚也发作，但精神尚好。脉舌同上。守上方去石菖蒲、丹参，制加葛根10g，制附片10g，生地黄10g，百合10g，制香附10g，郁金10g，柏子仁加至10g。30剂。

2009年3月6日六诊。其兄电话诉：服上方过程中，曾经有1次将要发作但终未发作。嘱继续服用上方。

2009年5月1日追访得知，上方又连服90剂。2009年10月9日告知，近5个月未发，感觉良好且已结婚。

　　赏析:病者之证,与明·龚信《古今医鉴·五痫》中猝然跌仆、手足搐搦、声类畜叫、食顷乃苏的描述相合。《三因极一病证方论·癫痫绪叙论》:"癫痫病,皆由惊动,使脏气不平,郁而生痰,闭塞诸经,厥而乃成。"患者从2楼摔到1楼,不仅遭受皮肉之苦,而且因惊吓,久而久之致胆经痰热,失其静谧则胆怯,胆病及心则心慌;胆经痰热入肝、上蒙清窍则头顶或重或痛。胆病传脾胃,胃失和降则恶心呕吐;脾失输化则大便时干时稀,传病于下焦则白带多。月经病多关乎肝,正因胆病入肝,疏泄功能紊乱,肝不能正常地藏血及调控血量,故经前上症发作尤为频繁。故首投协34(温胆汤)加川黄连即黄连温胆汤清胆化痰,理气和胃。次投协15(四物汤)加三七、丹参、天花粉养血活血生津以兼顾其皮肉之伤。后投协11(四妙丸)以清利其下焦湿热,所加天麻、炒酸枣仁及炒谷芽、炒麦芽以平肝养血,调和肝胃。初诊效不显,二诊、三诊均以协4(一贯煎)易协15(四物汤),变养肝血为养肝肾之阴,一则可调畅肝气,二则滋肾水可涵养肝木,有助于胆经痰热的清化。四诊时鉴于患者月经1周以上方尽,且吃饭时则恶心,若恐惧则恶心加剧,此乃典型的胆胃不和,故宗初诊之治法,去协4,加协15,通过养血调肝以治其根本。五诊、六诊守上方稍事出入,兼顾养阴扶阳,使其阴阳平调,在已服120剂的基础上,又连续服用120剂,尽管夜间也发作,但终于精神好转。在长达整整1年的时间中,由于患者的坚持不懈,医者的守法变方,痫疾终被彻底治愈。

　　又:《素问·阴阳离合论篇》云:"是故三阳之离合也:太阳为开,阳明为阖,少阳为枢。"对此,明·张景岳《类经·卷二》道:"此总三阳为言也。太阳为开,谓阳气发于外,为三阳之表也;阳明为阖,谓阳气畜于内,为三阳之里也;少阳为枢,谓阳气在表里之间,可出可入,如枢机也。"上述3案皆因痰热蕴胆,致枢机不利,故陈师投黄连温胆汤清胆化痰,以通达表里、阴阳、上下,使五脏六腑气机畅达,升降出入复常,痫疾释然。前2案兼肝肾阴虚,故合协4,本案兼肝血亏虚,故合协15,另加用协11,是兼顾下焦湿热也。

第二节 清 心

一、清心健脾理血脉

大便难

任某，女，22岁。2005年5月24日初诊。

大便难5年。

患者于5年前于无明显诱因下出现便秘，6～7日1行，先干后稀，但无腹痛、腹胀。纳可。经行伴腹痛，6d尽。或尿黄。脉细微数，舌尖红，苔白。证属心阴不足，脾湿血虚。治宜清心泻火，健脾理血。方投协19+协2+协15+桃仁10g，红花10g，槟榔10g，知母8g，杏仁10g。7剂。

2005年6月3日二诊。服药期间大便4次，先干后稀，量少。脉舌同上。守上方加制何首乌20g。7剂。

> **赏析**：病者年龄虽不大，病程却颇长，《素问·脉要精微论篇》："夫脉者，血之府也。长则气治，短则气病，数则烦心……细则气少……"综观病证，结合舌脉，乃心阴不足，脾湿血虚之象。心阴不足可生内热，热移小肠而或尿黄，脉细微数，正阴血亏虚且生热之征。心病累母，脾虚生湿，输运不及致便秘。月经关乎肝，肝血不足疏泄不及，既可加重便秘，又可导致经行腹痛。故首投协19（导赤散）加知母清心养阴，合协15（四物汤）加桃仁、红花即桃红四物汤养血通脉以助便通。大便先干后稀，从《伤寒论》的角度来审视为脾湿胃热之象，故次投协2（五苓散）健脾渗湿。佐以槟榔下理大肠、杏仁上宣肺气，以助运肠行便。二诊所加制何首乌既可养血又能益肾，以防脾土传之。虽明·张介宾《景岳全书·秘结》有言"阳结者邪有余，宜攻宜泻者也；阴结者正不足，宜补宜滋者也"，然此案主清养之法，正邪兼顾矣。

二、养心清热兼健脾

皮肤病

张某，女，5岁。2006年7月10日初诊。

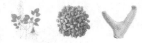

全身皮肤起红斑丘疹伴瘙痒反复、断续发作 2 年（其母代诉）。

患儿 2 年前无明显诱因出现全身皮肤起淡红色的疹块，略痒，始用西药抗过敏治疗，疗效尚好，但不久又复发，无规律性可言。后用西药也不甚理想，反反复复长达 2 年之久。现皮肤瘙痒，可见散在的略高于皮肤的疹块，色淡红，痒而不甚，喜俯卧，睡不安，常盗汗。饮食尚可。脉细，舌边尖红，苔白厚。证属心阴虚有热，脾虚湿盛。治宜清心滋阴，健脾利湿，兼以祛风。方投协 19+ 协 37+ 协 2+ 地肤子 10g，紫苏叶 6g，麻黄根 6g，赤芍 10g，鸡内金 10g，焦山楂 15g。5 剂。

2006 年 7 月 17 日二诊。上方服用至 2 剂后，疹块依然，5 剂服毕，疹块方略小，目前尚在发作中，最大的疹块直径约 1.5cm，发红，痒甚。脉细，舌红，苔薄白。守上方，去协 2，加金银花 15g，连翘 10g，玄参 10g，牡丹皮 10g。10 剂。

2006 年 7 月 31 日三诊。其母电话诉：药至第 7 剂瘙痒消失，皮肤恢复到正常状态，嘱其停服余下之药，以观后效。

> **解析**：虽说脾主肌肉，肺合皮毛，但上已引述"诸痛痒疮，皆属于心"。故皮肤病证至少可责之脾、肺、心三脏，本案则主要责之于心。心阴虚生内热，加之脾虚湿盛，虚热与湿相互搏结，溢于皮肤，故肿、红、痒，是以选用协 19（导赤散）合协 37（甘麦大枣汤），养心清热兼补肺，辅以协 2（五苓散）以健脾祛湿。二诊时虽然瘙痒未除，但湿邪已不复存在，为瘙痒的停止铺平了道路。但皮肤的肿块颜色鲜红，说明兼有风热，故加金银花、连翘、玄参、牡丹皮以清热祛风，凉血活血，故药未尽剂，而瘙痒已除。

又：上述两案一为便秘、一为皮肤瘙痒，但同用协 19 合协 2，前者偏于肝血虚，故加用协 15，养血以通便也；后者心阴虚偏重，且内热也偏重，故合用协 37 既清心又养肺，以防心病传肺也。

❧ 第三节　清　肺 ❧

清肺养阴兼解毒

面红疹

汪某，男，40 岁。2010 年 7 月 17 日初诊。

面红疹 2d。

患者昨天吃虾后即面部起红疹，眼周红，但不痛不痒。余可。脉略数，舌红，苔少。证属邪毒袭面，阴虚肺热。治宜解毒泻热，养阴清肺。方投协 10+ 协 4+ 板蓝根 10g，夏枯草 20g，野菊花 15g，玄参 10g。5 剂。

2010 年 12 月 5 日二诊。上药服毕，红疹即失。近 2 周咳嗽，咽痒，咯绿色痰，难以排出。夜尿 1 次。脉略弦，舌红，苔白。证属痰热在肺，肝肾阴虚。治宜宣肺清热，滋养肝肾。改投协 23+ 协 4+ 栀子 10g，黄芩 10g，杏仁 10g，桔梗 10g，玄参 10g，山豆根 6g，防风 10g。7 剂。

赏析：足厥阴肝脉循喉咙之后，连目系，其支者上注于肺。温者，火之气，其犯人体，自口鼻而入，直通于肺，所谓"温邪上受，首先犯肺"；"五八肾气衰"，脉略数、舌红、苔少径示肝肾阴虚。风邪善行数变，携虾热火毒乘虚而入，肺卫相通，合之于皮毛，肺病累母，故面部红疹、眼周红。用协 10（银翘散）加玄参清肺热养肺阴，解毒消疹，佐夏枯草、板蓝根、野菊花以强清肺热、解虾毒之效。投协 4（一贯煎）滋补肾水，涵养肝木，以促金水相生，故药到病除。二诊以咳嗽为主诉，但其治仍然不离养肝肾之阴和清泄肺热，所不同者，是加用了宣肺化痰之品。

第四节 清 肾

滋阴清热理肺脾

血尿

舒某，男，45 岁。2006 年 11 月 2 日初诊。

尿中发现红细胞 4 个月。

患者于今年 7 月初被诊为肾炎，经治疗好转，近又复发，昨尿检示红细胞（+），偶尔尿中带黏液。饮水多，涎多，手心汗，矢气多，梦多。大便每日 2～3 行，夜尿 1 次。脉数，舌红，苔白略干。证属阴虚内热，脾肺失调。治宜滋阴清热，理肺健脾。方投协 8+ 知母 10g，黄柏 10g，白茅根 15g，蒲公英 20g，连翘 10g，浙贝母 20g，陈

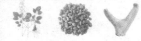

皮 10g，茯苓 10g，地榆炭 10g，三七末（分冲）10g，地骨皮 15g，浮小麦 30g。7 剂。

　　2006 年 11 月 9 日二诊。梦多及涎水均消失。复验尿常规示，红细胞（±）。脉细微数，舌红，苔白。守上方。7 剂。

　　赏析：明·张介宾《景岳全书·血证》："凡治血证，须知其要，而血动之由，惟火惟气尔。故察火者但察其有火无火，察气者但察其气虚气实。"病者已过五八，"肾气衰"矣，无以交心故梦多；"肾虚火动，血随火溢"（清·李用粹《证治汇补·溺血》），而见尿血、脉数、舌红；水虚侮土而呈涎多、手心汗、苔白等太阴湿土气虚之象，母（脾）病及子，津液不布则饮水多、苔略干；肾乃至于脾肺俱病，如此水土金相互作用，病证缠绵复发，致溺血达 4 个月之久。用协 8（肾气丸去桂枝附子）加知母、黄柏（可称之为"新知柏地黄丸"，因本方系生地黄而非熟地黄），再加白茅根、蒲公英、连翘共奏滋阴清热、解毒止血之功，浙贝母、陈皮、茯苓清肺理脾（培土生金继而促金水相生）以治气，地榆炭、三七末径止其血兼活血，三法同施，"则治血之法无余义矣"；末添地骨皮、浮小麦以清虚热，助敛虚汗。

第五节　清多脏腑

一、清解浊毒兼养阴

外阴及腹股沟瘙痒

　　郭某，女，27 岁。2013 年 6 月 30 日初诊。

　　外阴及腹股沟瘙痒 3 个月。

　　患者 3 个月前出现外阴及腹股沟瘙痒。双目干涩，眼部偶有异物感。5 年前即梦多，翌日精神欠佳，或头晕。右耳不适，自觉鼻痒，或鼻头痛。饭后觉咽中有痰。上次月经于 6 月 1 日来潮，经前乳房胀且痒，有血块。大便欠通畅，质偏稀，夜尿 1 次。脉略数，舌红，苔白。证属下焦浊毒，肝肾阴虚。治宜清热利湿，滋阴解毒。方投协 11+ 协 4+ 协 59+ 艾叶 10g，土茯苓 10g，苦参 10g，天花粉 20g，炙远志 8g，炒酸枣仁 15g，生石膏 10g，白茅根 15g，夏枯草 15g，龙胆 10g。7 剂。

2013 年 7 月 9 日二诊。外阴及腹股沟瘙痒俱减。右耳不适、咽中有痰、乳房胀且痒、鼻痒及鼻头痛均消失。尿色较深。脉细，舌红，苔薄白。守上方，去生石膏、龙胆，加沙苑子 10g，密蒙花 10g，蛇床子 10g。7 剂。

2013 年 7 月 14 日三诊。外阴及腹股沟瘙痒又减。鼻部瘙痒轻微，精神好转。大便欠规则，每日 1～3 行，尿微黄。脉细，舌红，苔白。守上方，去沙苑子，加决明子 10g。5 剂。

2013 年 7 月 21 日四诊。咽部较舒适，鼻或干或痒，双目干涩。昨起头胀。纳减，大便基本每日 1 行，质偏干，有时较黏。脉细，舌红，苔白。守上方。7 剂。

赏析：《金匮要略·百合狐蟚阴阳毒病证并治第三》："狐蟚之为病，状如伤寒，默默欲眠，目不得闭，卧起不安。蚀于喉为蟚，蚀于阴为狐……蚀于上部则声喝，甘草泻心汤主之。"本案虽非狐蟚病，但均系湿热为患，则无二致，虽有前阴之症，但尚未成"狐"即前阴溃烂。《灵枢·经脉》："肝足厥阴之脉……循股阴，入毛中，过阴器，抵小腹，夹胃、属肝、络胆，上贯膈，布胁肋，循喉咙之后，上入颃颡，连目系……"湿热之邪循肝经上扰，故双目干涩或有异物感、经前乳房胀且痒、经行有块乃至腹股沟瘙痒。湿热由肝经传病于脾胃肠，故饭后咽中有痰、大便欠通且质偏稀。故首投协 11（四妙丸）加龙胆、夏枯草、生石膏、白茅根清泻下焦湿热。次投协 4（一贯煎）养肝肾之阴，以加速湿热之除。因"邪之所凑，其气必虚"。脉数、舌红为肝肾阴虚且有热之象。协 59（赤豆当归散）在《金匮要略》用治狐蟚病酿脓及近血病，本案其所以启用之，是因为要借其利湿清热、理血解毒之功。加土茯苓、苦参以解毒燥湿。所加天花粉、炙远志、炒酸枣仁生津宁心安神以改善睡眠。二诊诸证均减，故三诊、四诊固守原方，只是略作损益而已。

二、清心养肺兼除湿

夏天皮肤瘙痒

李某，女，70 岁。2005 年 8 月 15 日初诊。

每年夏天即皮肤瘙痒，天凉则不药而愈已多年。

患者记不清从何年开始，每逢入夏不久即全身皮肤瘙痒，天凉则痒止。中西医多方诊治，瘙痒虽减轻，但难以除根。现昼夜干咳 2 个月，不思食。今日大便 2 次，尿微黄。脉微数，舌边尖红，苔中根白略厚。咽红。证属心肺阴虚，脾虚湿盛。治宜清养心肺，健脾利湿。方投协 19+ 协 21+ 协 2+ 杏仁 10g，车前子 10g，川黄连 6g，苦参 10g。7 剂。

2005 年 8 月 22 日二诊。皮肤疹痒略减，纳食略增，大便每日 3～4 行。昼咳阵作，夜咳轻微，有时咽中不适。视物欠清。脉微数，舌红，苔中根微黄。咽红。守上方，去协 19、协 2，易之以协 4+ 协 11（去薏苡仁）+ 玄参 10g，甘草 8g，桔梗 8g，杏仁 10g，黄芩 10g，陈皮 10g。14 剂。

2005 年 9 月 6 日专程面告，痒、咳俱除。

赏析：夏季心火主令，患者舌边尖红，多为肝肾心之阴虚，其所生之热与自然界之火热相搏结而致皮肤瘙痒。本可择用协 4（一贯煎），陈师恐药多而杂，故舍而不用。上已言及皮肤病多关乎脾肺心三脏，本案主要关乎心和肺，其次关乎脾，故先用协 19（导赤散）合协 21（玄麦甘桔茶加射干）加杏仁清养心肺，兼降气止咳，再用协 2（五苓散）健脾祛湿，加黄连、车前子、苦参清心利尿燥湿。二诊时虽痒轻咳减，但不尽如人意，故稍作调整，以协 4 为主，既养肝肾之阴，使金水相生、木不刑金而咳减，又有助于肺合皮毛，复其肃降而痒除，一箭双雕；又加三妙即协 11 去薏苡仁以清利中下焦热与湿，加速水与金相生，且培土以运脾、生金。所加桔梗、杏仁、玄参、甘草、黄芩及陈皮以宣肺养阴、清热化痰，而收全功。

三、清养心肺补肝肾

皮肤病

苏某，女，70 岁。2004 年 10 月 23 日初诊。

全身皮红、起疹、瘙痒月余。

患者 2004 年 9 月 20 日前后不明原因出现全身皮肤发红起疹、瘙痒，经持续治疗，效果仍不显。现症状依然，皮肤无异常分泌物。恶热，大便时溏，或呈水样，尿黄而少。脉滑数，舌红，苔少。证属心肺热盛，肝肾阴虚。治宜清养心肺，滋养肝肾。方投协 19 + 协 4+ 川黄连 6g，金银花 15g，连翘 10g，玄参 10g，白茅根 15g，苍术

10g，炒谷芽、炒麦芽各 15g，广木香 10g。7 剂。

2004 年 10 月 31 日二诊。瘙痒消失。但呃逆，不思食，尤厌甜食，大便 2 日 1 行，尿少。脉弦，略数，舌红苔少。证变药更，改用协 19+ 协 32 加味。7 剂。

> **解析**：从全身皮红、起疹、瘙痒结合恶热及脉滑数、舌红、苔少看，乃心肺有热之征，故首投协 19（导赤散）加川黄连、金银花、连翘、玄参以清养心肺，祛风解毒；尿黄而少，系心火移热于小肠所致。后阴应与前阴平调，尿黄而少，则前阴不能与后阴平调，致大便时溏甚或呈水样，此并非湿盛也。《素问·平人气象论篇》云"脉滑曰病风"，故此滑脉不主脾湿而主肝阴虚而生风，加之心肺阴虚有热，从恶热看，或多或少地有外风，内外相合故痒。

四、清利湿热养阴血

右下腹痛

陈某，女，22 岁。2004 年 10 月 11 日初诊。

右下腹痛年余，加重 1 个月。

患者 1 年多前开始右下腹疼痛，时重时轻，膀胱充盈时则加剧。1 个月前加重。或头晕耳鸣。晨起眼睑轻微浮肿，口干唇燥，夜间口渴欲饮。或胃部不适，遇寒、劳累后加重。皮肤干燥脱皮，右肩背或疼痛。月经周期正常，经血不畅，有血块，伴腹痛，7d 左右方尽。昼尿频，夜尿 1 次。既往有肾结石、乳腺小叶增生、霉菌性阴道炎、胃炎及鼻炎病史。B 超示：胸腔积液（1.0cm 液性暗区）。脉细微数，舌红，尖尤甚，苔白。证属湿热内蕴，阴血不足。治宜清热除湿，滋养阴血。方投协 11+ 协 15+ 协 19+ 延胡索 12g，金银花 15g，连翘 10g，蒲公英 15g，防己 10g，苦参 12g，生牡蛎 30g。7 剂。

2004 年 11 月 4 日二诊。腹痛减轻，耳鸣几乎消失，余症依然。且近日头痛剧烈，眼部胀痛浮肿，眉棱骨疼痛，眼角有充血。脉舌同上。守上方，去协 15，加枸杞子 15g，菊花 12g，泽泻 24g，郁金 10g，白芷 6g。7 剂。

2004 年 12 月 26 日因头痛就诊时述上症消失。

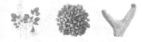

（陈国权八法验案——经方临证要旨）

赏析：明·虞抟《医学真传·心腹痛》："夫通则不痛，理也，但通之之法，各有不同。调气以和血，调血以和气，通也……虚者，助之使通……"足厥阴肝经循少腹而行，下焦湿热，加之肝血亏虚，故右下腹之痛时轻时重；累于母（肾、膀胱）则膀胱充盈时腹痛加剧；肝气上逆或头晕耳鸣；肝木疏泄太过则尿频、夜尿乃至经血失调；肝病及心而舌红尖甚；湿邪热火由脏及腑，上行小肠经所经之肩背而致不适，下注中下焦而见阴道炎症。"见肝之病，知肝传脾"，眼睑、口唇属脾故见异常；太阴土病生湿，邪停于内，津液输布异常，故夜间渴饮、皮肤干燥；脏病传腑而觉胃不适。是故投协11（四妙丸）加苦参清利湿热，合协15（四物汤）加延胡索养肝理血以助气血之通，辅协19（导赤散）清心养阴，导湿热从小便而出，与协15共奏"血水同治"之功。蒲公英、连翘及牡蛎清热散结利湿以兼顾其瘤疾。二诊水木阴象不显，而添阳明风热之象，故别四物而加清凉诸药以祛风泻热明目，强活血利水之效。

五、清利下焦调肝心

两膝以下定时肿胀

曹某，女，70岁。2003年6月23日初诊。

每午后双膝以下肿胀，入夜肿消2个月。

患者2个月前即出现午后两膝盖以下肿胀，入夜后自行消失。手指屈伸不利，与天气变化无关。或头昏、耳鸣。小便时尿道胀痛。脉细，舌暗红，苔薄白。证属湿浊下注，经脉失养。治宜清利下焦，养血通经。方投协11+协15+协19+防己12g，车前子10g，桑白皮15g，枳实10g，白术10g，川厚朴10g，白茅根15g。7剂。

2003年6月30日二诊。肿胀、尿痛亦消失，仅双膝痛、手指屈伸不利。脉数，舌红，苔白滑，中厚。守上方，去防己、桑白皮、枳实，加羌活6g，桑枝20g，路路通10g，佩兰10g，萆薢15g。7剂。

赏析：一般而论，单纯上肢病变多责之于肝，而单纯下肢病变多责之于肾，但膝又为筋之府，故膝肿既责之肾又责之肝。下午属阴，由于肾气相对偏虚，

132

不能蒸化水湿，故每逢下午水湿停聚并泛滥于双膝以下而见肿胀。入夜当阳气更虚，其所以肿胀消失，多与阳气欲伸展有关，与体位改变也有关，即由白昼的站、坐变为黑夜的平卧，有利于骨、肉的疲劳之恢复。当然虽午后属阴，但阳明经又旺于申酉戌，故下午的肿胀或多或少地关乎阳明，如此方可较为圆满地解释入夜为何肿胀消失，况患者手指已屈伸不利，即四肢皆病，故不得不着眼于脾来解释四肢的病变。审其膝下肿胀、头昏耳鸣、溺时尿道胀痛等，当属肾脏受邪，外及膀胱。脉细、舌暗乃湿阻脉道，血络不畅，是以见手指屈伸不利。方投协 11（四妙丸）加防己清利下焦湿热，"治湿不利小便，非其治也"，加车前子、桑白皮、白茅根利尿助湿热从小便而出。《素问·玉机真藏论篇》："五藏受气于其所生，传之于其所胜，气舍于其所生，死于其所不胜……肾受气于肝，传之于心，气舍于肺，至脾而死。"因此不径治其肾而清心调肝，方投协 19（导赤散）清热养心，合协 15（四物汤）养血调肝，添枳实、白术、川厚朴理气健脾以防土旺乘水，又可助水随气行。二诊肿胀、尿痛皆消，但膝痛、手指屈伸不利依旧，苔象如故，遂去防己、桑白皮、枳实等苦寒消肿药物，加羌活、桑枝、萆薢、路路通增祛风除湿、通利关节之功，佐佩兰取其辛温芳香化湿之力。

六、清热利湿兼养阴

膝关节红、热、痒

赵某，女，29 岁。2007 年 5 月 28 日初诊。

右膝关节皮肤红、热、痒 1 周。

患者 1 周前无明显诱因出现右膝关节皮肤发红、发热伴瘙痒，入夜尤甚，但无肿胀、疼痛。左侧手足皮肤亦瘙痒、起红疹，无发热。形体消瘦，月经正常，余可。脉细数，舌红，少苔。证属湿热兼风，肝肾阴虚。治宜清利湿热，疏风解毒，滋养肝肾。方投协 11+ 协 4+ 金银花 15g，连翘 10g，蒲公英 15g，炒谷芽、炒麦芽各 15g，百合 10g。7 剂。

2007 年 6 月 4 日二诊。右膝关节皮肤已恢复正常，但左侧手足仍有少许散在红疹，搔之则痒，搔甚则流少量水液。脉细数，舌红，少苔。改投协 4+ 协 2+ 地肤子 10g，金银花 15g，连翘 10g，蒲公英 15g，玄参 10g，炒谷芽、炒麦芽各 15g。7 剂。

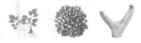

赏析：患者素体阴虚，湿热邪毒趁虚而入，蕴滞皮肤，入侵血分，故见皮肤发红、发热伴瘙痒，且入夜尤甚。手足起红疹，则主要关乎主四肢的脾。首选协11（四妙丸）清利湿热，加金银花、连翘、蒲公英以强清热之力，且疏风解毒，次选协4（一贯煎）滋养肝肾，加百合润肺以助风热之除，炒谷芽、炒麦芽以调和肝胃。二诊时主症若失，而以左侧手足轻度红疹、瘙痒为主，故去协11，加立足于健脾利湿的协2（五苓散），并加祛风止痒的地肤子，甚效。用药丝丝入扣，是有奇效。

（王仁礼　陈国权）

参 考 文 献

［1］陈国权.五脏六腑皆令人痒，非独心也［J］.中医药通报，2007（1）：28.

［2］孟立锋，陈国权.陈国权教授运用一贯煎验案拾萃［J］.光明中医，2008（3）：371.

第7章 补法验案

　　补法是指通过补益、滋养人体气血阴阳、营卫津液等生命物质，调整、恢复脏腑生理功能，改善、增强抗病能力达到治疗脏腑虚弱性病证的一种治疗大法。《素问·三部九候论篇》中"虚则补之""损者益之""劳者温之"及《素问·阴阳应象大论篇》中"形不足者，温之以气，精不足者，补之以味"是补法最早的理论依据，其简明扼要地说明了补法的使用原则和方法。《难经·十四难》则具体提出了五脏所补"损其肺者，益其气；损其心者，调其营卫；损其脾者，调其饮食，适其寒温；损其肝者，缓其中；损其肾者，益其精"，并指出"虚则补其母"，即间补或隔补法，如"培土生金""滋水涵木""补火生土"等。《神农本草经》记录了较多的补益药，如人参、当归、黄芪、鹿茸、灵芝等。汉·张仲景在《伤寒杂病论》中创制了许多补益方剂，并说明了具体的适用指征，如补益肾气的肾气丸、益气养血的炙甘草汤、养阴的黄连阿胶汤、温中健脾的小建中汤等。王冰注解《素问·至真要大论篇》提出"益火之源，以消阴翳"治疗元阳之虚，"壮水之主，以制阳光"治疗真阴之竭。金元·李东垣重视脾胃，被后世称为"补土派"，金元·朱丹溪倡导"阳常有余，阴常不足"，为"滋阴派"的代表人物。明·张景岳则重视补肾，创制了大补元煎、右归饮、左归饮、右归丸、左归丸等补肾方剂。运用补法应注意以下几点：其一，辨别证候的虚实真假；其二，患者脾胃功能的强弱；其三，补而不滞；其四，"祛邪"也可以"扶正"。西医学对补法适用范围的研究方法多种多样、精彩纷呈，包括脏腑生理功能低下，慢性病证（包括中医学的虚劳病、西医学的慢性疲劳综合征等）的体力衰弱的原因，西医学对免疫功能降低或缺陷的中医学认识，内分泌腺体对退行性改变或萎缩的中医学认识等。从而发现，所辨证施用的相应补法及其方药具有补充能量即人体所需

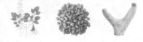

生命物质，调整或恢复脏腑生理功能，增强或改善抗病能力乃至于调节免疫等诸多功能。

本章共载 30 案，初诊所用首方仅 9 首。按使用频率的多少依次为：协 4（7 次），协 7、协 8（各 6 次，其中有的加了制附片、桂枝），协 15（4 次），协 25（3 次），协 1、协 19、协 51 及协 2（各 1 次）。可见主要是补肝肾、补脾胃，其次是补心。包括每案的第二方或第三、四方在内基本上都体现了补，至少以补为主，但其间不乏祛风、除湿、清热、解毒、化瘀、逐饮及散寒之品，即补中有行、扶正不碍邪，也可以说兼顾了他法，如汗法、清法、消法、下法及温法等，正所谓"一法之中，八法备焉"。其他各法，无一例外。

第一节 补 肝

养肝扶阳理气血

头木

杨某，女，69 岁。2014 年 4 月 23 日初诊。

头木 7 年。

患者 7 年前开始头发木。两目不适、手发麻 3 年，左手示指关节痛，膝关节骨刺。左胸憋闷感，背痛，腿软，有"腰椎间盘突出"病史。睡眠时间短。饮水多，口干，纳多。或尿黄，夜尿 2 ～ 3 次，或尿失禁。既往糖尿病病史 10 年，高血压病史 29 年，现测得血压 130/80mmHg。脉弦，舌淡，苔白。证属肝血不足，阳气不振。治宜调补肝血，振奋阳气。方投协 15+ 协 39+ 苍术 10g，玄参 10g，黄芪 20g，山药 20g，天花粉 20g，桃仁 10g，红花 10g，桑寄生 15g，天麻 10g，姜黄 10g，地龙 10g。7 剂。

2014 年 5 月 6 日二诊。左胸憋闷减轻，尿失禁消失。余同上。脉弦，舌红，苔微黄。守上方，加柴胡 10g，枳实 10g，夏枯草 15g。7 剂。

2014 年 5 月 21 日三诊。头部舒适，两目也舒适，口干减轻。近来胸背疼痛，腿或有力，醒来较早。尿失禁轻度复发。餐前血糖 9.3mmol/L。脉弦，舌淡，苔白。改投协 7+ 协 15+ 协 39+ 桃仁 10g，红花 10g，夏枯草 20g，枳实 15g，天花粉 20g，川黄连 6g，天麻 10g，山药 20g。7 剂。

赏析：患者因血压、血糖均偏高多年而引起头木乃至手麻、关节痛、口干欲饮、尿多及腿软等一系列症状，辨为肝血亏虚、阳气不足证。血不足以濡养肢体而出现头木、手麻及关节痛，阳气不足以蒸腾气化津液而出现口干、饮水多且尿多。故用协15（四物汤）加桃仁、红花为桃红四物汤加姜黄、地龙补血养肝、活血通脉，合协39（瓜蒌薤白半夏汤）振奋心肺之阳，阴阳共调，加苍术、玄参、黄芪、山药、天花粉祛湿健脾、生津止渴。复诊时症状改善，加协7（香砂六君子丸）增加益气健脾祛湿之功，以助饮食水液运化之力。

必须指出的是，本案饮水多、口干、纳多是上消及中消的临床表现，结合夜尿2～3次或尿失禁及舌淡、苔白看，非但无热，反而有湿甚或有寒，故未沿袭养阴清热之老路，反而振扶其心肺之阳。尽管有时尿黄且脉弦，但不是矛盾的主要方面，可忽略不计。

❦ 第二节　补　脾 ❦

暖脾升阳兼祛风

胃痛伴腹泻

阮某，女，14岁。2014年7月12日初诊。

胃痛伴腹泻1周。

患者1周前开始出现胃痛伴腹泻，每日1行，略成形。四肢乏力，纳呆，口干苦，或反酸。面黄2年，偶有头昏。平素经行则腰痛、经至则为水样便，月经将于7月18—20日来潮。尿黄。脉浮稍数，舌红，苔白。证属脾气虚陷，血滞兼风。治宜暖脾升阳，益气祛风。方投协7+协24+延胡索10g，槟榔10g，防风10g，紫苏叶6g，桑叶10g，炒白芍15g。7剂。

2014年8月30日述上症已得到控制。

赏析：平素面黄为脾虚之象，腹泻乃脾气下陷，胃痛乃脾病及胃，气滞不通使然。经至大便如水样，系月经淋漓不尽所致，因前后二阴相关。脉浮稍数为风热之征。正因脾胃俱病则不思饮食或反酸，津液不能上承以致口干，湿郁化热以致口苦。脾升则健，若中虚气陷，清阳不升，或水谷精微不能上输头面，清窍失养则头晕，脾虚不能主四肢则四肢乏力。以协7（香砂六君子丸）暖脾益气，加延胡索活血行气、炒白芍养血柔肝以止痛，合协24（补中益气汤）补中益气，升阳举陷，以治其本；防风、紫苏叶及桑叶祛风清热以治其标。

第三节 补 肾

一、益肾活血散寒湿

腰椎部胀痛

徐某，男，23岁。2014年2月20日初诊。

腰椎部胀痛（强直性脊柱炎）半年。

患者半年前开始腰椎部胀痛，腰似针刺痛，影响睡眠，或波及右胸，或活动受限。确诊为强直性脊柱炎6个月余。夜里口干饮水。大便1～2日1行，尿频。脉缓，舌红，苔白。证属肾气不足，寒湿阻滞。治宜益肾活血，散寒除湿。方投协8+ 协29+ 桂枝3g，制附片6g，桃仁10g，红花10g，杜仲20g，川续断15g，姜黄10g，红参6g。10剂。

2014年3月13日二诊。腰痛、口干饮水及尿次均减，睡眠较前为佳。右胸依然疼痛。脉缓，舌红，苔中根白厚。守上方，加薏苡仁20g，细辛6g，柴胡6g。30剂。

2014年4月22日三诊。腰痛无明显缓解，左胸有时亦疼痛。二便调，睡眠可。脉左细右略弦，舌红，苔白。守上方，加全瓜蒌15g，龟甲胶20g，白术10g。30剂。

此后方随证略作加减，又续服50剂。

2014年8月29日四诊。腰背或疼痛，痛及左臀疼痛，停药则痛剧，睡眠可。或流鼻涕。近几天大便不规律，或尿黄。守上方，加白芷8g。10剂。

2014年10月16日电话诉：诸症均有好转，要求续服上方，以巩固疗效。10剂。

赏析：此患者为肾气亏虚，寒湿阻滞所致痛痹的典型例子。腰为肾之府，腰椎部疼痛，乃肾气亏虚，失其温煦所致。肾气不足，开之太过则尿频、不能蒸腾津液以润上故夜口干。脉缓、苔白为寒湿之象。故用协8（金匮肾气丸去桂枝、附子）加桂枝、制附片即金匮肾气丸补益肾气，合协29（乌头汤）大辛大热之剂以温经散寒，除湿止痛，加杜仲、川续断以补肝肾、强筋骨。杜仲善走经络关节之中，川续断通利血脉，在于筋节气血之间。两药配伍，其功益彰。加薏苡仁、细辛以加强除寒湿止痛痹之功。前后共服140剂之多，病情大减，趋于稳定。

二、益肾通络散寒湿

强直性脊柱炎

李某，男，29岁。2014年10月19日初诊。

发现强直性脊柱炎1周。

患者1周前左侧骶髂关节处疼痛，伴行动不便，于武汉同济医院诊疗，确诊为"强直性脊柱炎，左侧股骨头缺血性坏死待排"。口干欲饮，纳眠可，二便调。脉细，舌红，苔少而白。证属肾气不足，寒湿阻滞。治宜补益肾气，通络止痛。方投协8+协29+桂枝3g，制附片6g，忍冬藤30g，姜黄10g，薏苡仁30g，地龙10g，焦山楂15g。7剂。

2014年10月26日二诊。疼痛有所缓解，右小趾近来疼痛。脉细，微数，舌红苔白。守上方，加玄参10g，百合15g。7剂。

2014年11月6日三诊。疼痛又减，右小趾疼痛亦减。大便溏，每日1行。脉舌同上。守上方，加路路通10g，制草乌10g。7剂。

2014年11月20日四诊。上症续减，偶有疼痛。守上方。7剂。

2014年12月7日五诊。诸症均有所好转，但便仍微溏。脉舌同上。守上方。7剂。

患者因将去欧洲留学，故嘱其续服上方，待病情稳固后改用丸剂调服，不适随诊。

赏析：《灵枢·寒热》："骨痹，举节不用而痛。"《素问·痹论篇》："骨痹不已，复感于邪，内舍于肾……，肾痹者，善胀，尻以代踵，脊以代头。"肾气不足，寒湿之邪侵入骨节，阻滞经脉，不通则痛。肾不能主骨生髓而致关节畸形（即左侧骶髂关节闭合）。关节疼痛及舌红、苔少、脉细足征肾阴乃至肾气不足。

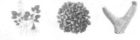

方用协 8（金匮肾气丸去桂枝、附子）加桂枝、制附片即金匮肾气丸益肾壮骨，合协 29（乌头汤）散寒祛湿，通络止痛，加忍冬藤、薏苡仁、姜黄、地龙等祛风除湿，活血行气，通经止痛。二诊时邪势已折，疼痛大减。但脉微数示其阴液耗伤加重，故加玄参、百合滋养阴液，且制约太过之温燥。三诊时疼痛再减，大便溏示湿邪外出，酌加路路通、制川乌通络利水，温阳散寒以强止痛之力。四诊、五诊时述疼痛已消失，日常活动均无明显不适。方证相合，疗效显著，故宜守方续服以尽除其病。

又：此案与上案均为强直性脊柱炎，陈师均采用协 8 加制附片、桂枝即金匮肾气丸合乌头汤（协 29）以补肾气、散寒湿，效果明显。但前者偏于活血补肾，后者偏于通络止痛。本病属于中医学"痹证"的范畴，病机多为肾气不足，风寒湿邪客滞经脉骨节，多表现为腰背部疼痛、僵硬，故治疗上扶正祛邪，兼顾活血通络止痛，并需长期调理以至稳定病情。

三、益气养阴兼补脾

遗精

王某，男，23 岁。2013 年 5 月 20 日初诊。

半个月遗精 5 次。

5 月 2 日—17 日遗精 5 次（或在憋尿之后），久坐、久行则滑精。纳佳，晨起口干苦。尿频，或尿黄，夜尿 2 次。脉滑，舌红，苔少中部白。证属气阴两虚，湿邪下注。治宜益气养阴，补脾祛湿。方投协 8+ 协 4+ 桂枝 3g，制附片 6g，川续断 15g，杜仲 20g，桑椹 20g，芡实 20g，黄柏 10g，白术 12g，炒扁豆 15g，炒莱菔子 15g。7 剂。

2013 年 5 月 26 日二诊。遗精减，腰痛亦减。晨起口干苦稍轻。脉舌同上。守上方，加干姜 6g，川黄连 6g。7 剂。

2013 年 6 月 11 日三诊。本周遗精 3 次，遗尿 1 次，或伴梦，腰痛剧。夜尿 2 次以上。脉稍数，舌红，苔白。病复更方，改投协 8+ 协 22+ 协 48+ 桂枝 3g，制附片 6g，煅龙骨、煅牡蛎各 20g，芡实 20g，白术 10g。10 剂。

2013 年 6 月 23 日四诊。服药期间仅遗精 1 次，腰痛减轻，夜尿 1 次。余可。脉缓，舌红，有裂纹，苔中部白。守上方，加茯苓 15g，炒扁豆 15g。12 剂。

赏析：遗精，无梦者多属肾，有梦者多属心，久坐、行走皆滑精，可见其肾气之虚，尿频、夜尿增多亦是佐证。遗（滑）精除责之虚外，多夹实，患者晨起口干苦，或尿黄、脉滑、舌红及苔少，提示阴虚夹湿热。故方投协8（金匮肾气丸去桂枝、附子）加桂枝、制附片即金匮肾气丸补益肾气，加川续断、杜仲以强益肾之力，协4（一贯煎）加桑椹养肝肾之阴，以助肾气之生。用芡实固精治其标，黄柏清下焦之热，白术、炒扁豆、炒莱菔子健脾和胃祛湿。二诊遗精减轻，三诊则病情反复且遗尿，或伴梦，改投协8合协22加煅龙骨、煅牡蛎即桂枝加龙牡汤加协48（缩泉丸）并加芡实、白术，以温补脾肾，调和阴阳，潜镇摄纳。四诊时诉服药10d中，仅遗精1次，于23岁小伙当属正常。

四、立足益肾或调肝

夜尿多

葛某，女，60岁。2014年9月20日初诊。

夜尿多半年。

患者半年前开始夜尿增多，每晚3～4次，且夜晚口干、口苦。自觉头晕、腹胀、腿重。晨起腰部疼痛僵硬，活动后减轻。脉弦，舌红，苔白。证属气阴两虚，摄纳无权。治宜滋补肝肾，益气养阴。方投协8+协49（去制何首乌）+协48+桂枝3g，制附片3g，泽泻20g，郁金10g，制香附10g。7剂。

2014年10月28日二诊。夜尿减为2～3次，但影响睡眠。或嗳气。近10d仍口苦，且夜晚口干、口中黏腻。大便急，较细。脉弦，舌红，苔白。守上方，加柴胡10g。7剂。

2015年1月3日三诊。夜尿加剧，每晚3～5次，但余症俱减，睡眠稍好。头左侧有时疼痛或昏，腰部痛点下移。小腿肿胀多年，后跟疼痛7d。矢气则大便。脉舌同上。守上方，加白茅根20g，川续断15g，姜黄10g。7剂。

2015年1月10日四诊。睡眠稍佳，水肿较前减轻，矢气时无大便。口苦。头脑模糊。余同上。脉弦缓，舌红，苔白。改投协1+协41+协49（去制何首乌）+川续断15g，杜仲20g，薏苡仁20g，郁金10g，防己10g，枸杞子20g。7剂。

2015年1月22日五诊。夜尿3次，睡眠尚可。腰痛、足跟痛、腿肿及口干苦俱减。早起两太阳穴附近发胀、头闷。昼尿偏多且急，前几天大便次数亦多，近来每日2行，成形。脉弦，舌红，苔白。守上方，加黄芩10g，川芎10g，杏仁10g。7剂。

2015 年 1 月 29 日六诊。夜尿减至 1 次。口干、口苦，左侧头闷。有痰，量少。矢气，大便质稀，每日 2 ～ 3 次，伴腹胀、肠鸣。脉缓，舌红，苔白。改投协 7+ 协 14+ 炒谷芽、炒麦芽各 15g，神曲 10g，蔓荆子 6g，吴茱萸 6g，麦冬 10g。7 剂。

> **赏析：**肾主二便，司开阖，与膀胱相表里，肾阳虚馁，膀胱失于约束则小便多，入夜阳消阴长，故夜尿频。肾气不足，水液失于蒸化，津不上承则口干，口苦从脉弦看乃胆之浊气上逆所致。肾寓腰中，脉贯脊胫，肾气虚弱，经脉失养，则腰部疼痛僵硬。肝肾不足则头晕、腿重。方用协 8（金匮肾气丸去桂枝、附子）加桂枝、制附片即金匮肾气丸补益肾气以治本，加重泽泻用量，以助其泻热之力而除口苦。制香附、郁金以疏肝理气活血，因脉弦乃肝郁之象。协 48（缩泉丸）温肾缩尿止遗以治标，合协 49（去制何首乌）即二至丸平补肝肾以滋阴。全方标本兼顾以治本为主，阴阳同调以补气（阳）为主。二诊、三诊时主诉反复，且嗳气、大便急、头左侧疼痛等，加上口苦、脉弦，辨证为阳虚水停、肝胆气滞，改用协 41（真武汤）温肾利水，协 1（逍遥散加赤芍）疏肝理气。六诊时夜尿次数减少，口干、口苦仍不解，且出现头闷、肠鸣、腹胀、脉缓，为湿邪弥漫三焦，气化受阻，故改用协 14（三仁汤）宣畅三焦气机，加协 7（香砂六君子丸）益气暖脾、燥湿化痰。陈师诊治过程中守方易方，紧紧围绕着主要矛盾，辨证用药，在立足于益肾的前提下，或调肝或补脾。

五、补益肾脾兼祛风

血小板减少

周某，女，68 岁。2006 年 3 月 3 日初诊。

发现血小板减少 1 周。

患者 1 周前皮肤突发紫斑伴身痒，经检查确诊为血小板减少（50×10^9/L）。口苦，入睡难。夜尿 1 ～ 2 次，尿蛋白（＋～＋＋）。脉沉细，舌红，苔少，有裂纹。证属脾肾两虚，风邪外扰。治宜补益肾脾，祛风散邪。方投协 8+ 协 48+ 黄芪 30g，杜仲 15g，桑寄生 15g，防风 10g，白术 10g，炒酸枣仁 12g，神曲 10g。7 剂。

2006 年 3 月 10 日二诊。斑块或减少或略增加，身痒、口苦均略减。大便调。脉缓，舌红，苔中根白。守上方，加佩兰 10g，薏苡仁 20g。7 剂。

2006 年 3 月 17 日三诊。经复查血小板上升至 198×10^9/L，肌酐、血尿酸、血脂均下降。上肢略痒、血糖略高。脉数，舌红，苔白厚。守上方，加川厚朴 10g。7 剂。

> **赏析**：脉沉细主肾脾两虚，舌红、苔少、有裂纹表明肾阴虚。脾气亏虚，血无所摄，不循常道，溢于脉外，则现皮肤瘀斑。阴虚多火旺，虚热乘扰，血随火离经妄行，则可加重紫癜。气虚受风，风邪善行致身痒。气虚不固，精微物质下泄而现尿蛋白。子（脾）病累母（心）、肾病传心，故入睡难。轻微脾湿化热传胃致口苦，脾病传肾，肾水不固则夜尿 1～2 次。当然，即便在健康状态下，夜尿 1～2 次对于 68 岁的老者而言也算基本正常。投协 8（肾气丸去附子、桂枝）滋阴补肾，协 48（缩泉丸）温肾固精，加黄芪、白术、防风即玉屏风散补脾肺之气兼以祛风散邪。杜仲、桑寄生以强补肾之力，炒酸枣仁养肝血以令母实。神曲健脾和胃化湿以除口苦。

第四节　补多脏腑

一、补肝脾

（一）养肝暖脾兼理气

蛋白尿

褚某，女，35 岁。2013 年 8 月 8 日初诊。

解蛋白尿 2 个月。

患者 2 个月前因忍尿而引发泌尿系统感染，经治疗基本好转，但尿蛋白（++）、尿隐血（+++）始终存在。尿次偏多，夜尿 1 次。从 2009 年开始，每逢秋季则自觉胃部发凉，饮冷则剧，或反酸。2 年前开始即月经先期 1 周，经行有块，或伴腹痛。既往有缺铁性贫血。脉细，舌红，苔白稍腻。证属肝虚气滞，脾虚胃寒。治宜温暖肝胃，养阴理气。方投协 15+ 协 7+ 协 35+ 黄芪 20g，苦参 10g，青皮 10g，牡蛎 30g，槟榔 10g，乌药 6g，柴胡 6g。10 剂。

2013 年 8 月 25 日二诊。尿次减，尿量增，寐佳。自觉体重增加，晨起上眼睑浮肿，

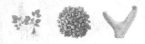

后即消。脘适。经昨至，伴乳胀。夜尿 1 ～ 2 次。近查尿蛋白（++），尿隐血（+++）。脉略数，舌红，苔白。守上方，加小茴香 6g，杏仁 10g。10 剂。

2014 年 8 月 17 日三诊。以协 4 易协 15，连续 45 剂后，改服协 25（归脾汤）、协 35（吴茱萸汤），又连服 45 剂，至 2014 年 12 月 12 日，发现尿蛋白、尿隐血俱消失。至 2015 年 1 月 10 日第十诊时仍一切正常。在长达 17 个月时间中，断续服药 130 剂。

> **赏析：**中医学虽无蛋白尿的称谓，但有关于精、津、液、膏等的记载，属人体精微物质。脾主运化，输布水谷精微，且脾土位于中焦，职司升清。《灵枢·口问》曰"中气不足，溲便为之变"，若脾气亏虚，则失统摄阴血精微之功效，而血中之蛋白、红细胞等精微物质易下泄于尿中，清浊相混。脾不制水则出现尿次偏多和夜尿。秋季为肺气主令，阳渐消阴渐长，若肝之阴阳两虚，则易被肺金所乘克，以致肝寒犯胃而胃部发凉、饮冷则剧、或反酸。以协 15（四物汤）补血调肝，合协 7（香砂六君子丸）加黄芪暖脾益气祛湿，气血双补，并补土以治水。协 35（吴茱萸汤）温暖肝胃，加柴胡、青皮疏肝行气，槟榔、乌药暖肝行气，佐苦参利湿清热。三诊以协 4（一贯煎）易协 15（四物汤），变补血为滋阴，连续 45 剂后，改服协 25（归脾汤）合协 35 以健脾养心暖肝为主，坚持服用，气血阴阳逐渐调和，主症消失。

（二）调肝温脾理血气

短气

孙某，男，41 岁。2014 年 7 月 23 日初诊。

短气 2 个月。

患者 2 个月前即出现短气，或心慌。经协和医院确诊为主动脉瓣关闭不全，且血脂、胆固醇均偏高。或有痰，或口干思水，左耳鸣。行走乏力，欠灵活。睡眠欠深。大便不畅，1 ～ 2 日 1 行，质稀。夜尿 1 次。脉弦，舌绛，苔少。证属肝郁脾虚，气血不调。治宜调肝理气，温脾祛痰。方投协 1+ 协 15+ 协 40+ 黄芪 30g，麦冬 10g，五味子 10g，桃仁 10g，红花 10g，丹参 20g，制附片 6g，炒莱菔子 15g，佩兰 10g，红参 6g。10 剂。

2014 年 8 月 3 日二诊。电话诉：睡眠转佳，短气、胸闷均减。余可。脉舌未见。

守上方，加益智仁 6g。14 剂。

> **赏析**：脉弦为肝郁气滞之象，舌绛表明血行不畅。肝主筋，精血养之，行走乏力且欠灵活，表明肝精肝血不足。肝病传脾，脾失健运，湿聚为饮，饮溢于上，停于胸胁，凌心射肺，则出现短气或心慌。大便不畅，质稀为脾虚有湿所致。母病及子致心神失养，故睡眠欠安。以协1（逍遥散加赤芍）疏肝解郁、养血健脾，合协40（苓桂术甘汤）温化痰饮、健脾利湿，加协15（四物汤）佐桃仁、红花即桃红四物汤养血活血，麦冬、丹参、五味子养阴补血安神，炒莱菔子、佩兰化痰祛湿，制附片温肾以扶脾，乃《金匮要略·痰饮咳嗽病脉证并治第十二》"病痰饮者，当以温药和之"之意。

（三）养肝利胆健脾气

腰部空乏感

费某，女，36 岁。2013 年 12 月 29 日初诊。

腰部空乏感 4 年。

患者 4 年前即感腰部空乏，或腰部发凉，时有头晕、耳鸣。两太阳穴附近痛（自服逍遥丸有效）。16 岁即长白发。月经量少已 5 年，7d 尽。大便 2 日 1 行，夜尿 1 次。脉弦，舌红，苔白，边齿印。证属肝肾阴虚，脾虚有湿。治宜滋肾养肝，健脾祛湿。方投协 4+ 协 49+ 协 2+ 制附片 15g，黄芩 10g，川芎 10g，桑椹 20g，泽泻 20g，郁金 10g，制香附 10g。7 剂。

2014 年 3 月 29 日二诊。腰部舒适，无头晕、耳鸣，精神好转。但近来因疲劳而自觉火重。两太阳穴附近依然疼痛。睡眠稍差。尿黄，夜尿 1 次。脉微弦，舌淡，苔白稍厚。守上方，去协 4，加协 1，薏苡仁 20g。7 剂。

> **赏析**：腰为肾之府，肾主骨生髓，肾阴亏虚，肾精不足，腰府失养，则感腰部空乏。脑为髓之海，肾阴亏损，髓海空虚则头晕。肾开窍于耳，肾阴不足，精不上承则耳鸣。肾之华在发，发为血之余，肝肾精血不足则长白发。肝阴不足，肝体失养，气机郁滞，波及胆经故脉弦、两太阳穴附近疼痛。舌红、苔白、边齿印则表明肝病传脾，脾虚有湿。肝脾肾均不足，故月经量少。用协 4（一贯煎）滋阴疏肝，协 49（二至丸加制何首乌）平补肝肾之阴，以强

一贯煎养阴之力,合协2(五苓散)健脾祛湿。制附片补火助阳,乃"阳中求阴"之意,黄芩、川芎疏利少阳胆经而止头痛,泽泻、郁金为泄肾浊治耳鸣而设。二诊时头痛依然,余症均有好转,故用协1(逍遥丸加赤芍)易协4,以强疏肝养血之力。

(四) 滋阴养血兼祛风

脱发

王某,女,30岁。2014年4月13日初诊。

脱发3年,加重年余。

患者3年前即脱发,年余前生孩子后有所加剧,头皮微痒,头皮屑较多。睡眠时间短2年,口干。经至则腰酸腹胀。大便2~3日1行。脉细,舌红,苔薄黄。证属肝肾不足,心脾两虚。治宜滋补肝肾,健脾养心。方投协4+协49+协25+防风10g,苦参10g,地肤子10g。7剂。

2014年6月20日二诊。上证俱减。脉细,舌红,苔白。守上方,加丹参20g。7剂。

2014年6月27日三诊。头皮痒减,大便尚通,口干失。脉舌同上。守上方,加黄精10g。7剂。

2014年7月8日四诊。脱发又减,头皮痒失,睡眠稍佳。大便1~2日1行。脉细,舌红,苔白。守上方。7剂。

2014年7月23日五诊。头皮复痒,脱发继减。脉细,舌红,苔白。守上方,加白蒺藜10g。7剂。

赏析:隋·巢元方《诸病源候论·毛发病诸候》曰:"血盛则荣于须发,故须发美,若血气衰弱,经脉虚竭,不能荣润,故须发秃落。"头发的生长需要气血荣润,故有"发为血之余"之说。产后多气血亏虚,血虚受风,风盛血燥,则无以充养毛发,故脱。头皮痒、头皮屑较多亦表明血燥生风。心血亏虚,心神失养故睡眠时间短。脾气亏虚,输运无力故便秘。子(心)病累母(肝),脾病传肾,致肝肾不足,故经至则腰酸腹胀。舌红、苔薄黄乃阴虚有热之征。肝阴虚反侮于肺、肾阴虚累及其母故口干。方用协4(一贯煎)合协49(二至丸加制何首乌)滋养肝肾之阴。合协25(归脾汤)补气养血、健脾养心,共治其本。加防风、苦参、地肤子祛风除湿治其标。阴血充足，毛发得养，标本兼顾，故疗效渐佳。

又：以上2案主诉有异，但因基本病机大同，故均以协4合协49治之。但前者脾虚有湿，故辅以协2（五苓散），后者兼心脾两虚，故加用协25（归脾汤）。

（五）调补五脏治虚劳

腰部不适

张某，女，43岁。2013年7月28日初诊。

腰部不适3年。

患者3年前自觉乏力，双侧腰部不适，阴雨天加剧，按揉则舒。或腿麻，或头晕，或太阳穴附近疼痛，或胸闷，脘胀。经期6d，经色或黯，呈块状，干净后自觉小腹坠胀。脉细略沉，舌红偏暗，苔白。检查示腰椎间盘突出。证属气血两虚，胸阳不振。治宜补气养血，振奋心阳。方投协15+协51+协39+独活10g，桑寄生15g，川续断15g，桃仁10g，红花10g，藿香10g，砂仁10g。10剂。

2013年8月8日二诊。腰、胸、脘之胀俱失。精神振奋，或面部麻木感，矢气多，肠鸣。脉弦数，舌红，苔白。守上方，加白芷6g。7剂。

赏析：患者虽尚未发展到《金匮要略·血痹虚劳病脉证并治第六》"五劳虚极羸瘦"之地步，但所呈现的确为一派五脏俱虚的征象。腰部不适，喜揉喜按属虚。气血亏虚失于濡养，阴雨天阳气更虚，腰部失于温煦则不适加剧。血虚不能濡养则腿麻，不能上充头窍则头晕或头痛，阳气不振则胸闷。脾气亏虚，运化无权则胃脘胀满，气虚下陷则经后小腹坠胀。故用协15（四物汤）合协51（四君子汤）即八珍汤气血双补，加桃仁、红花行气活血、补而不滞。协39（瓜蒌薤白半夏汤）行气散结、通阳宣痹，另加独活、桑寄生、川续断祛风湿、补肝肾、强筋骨，藿香、砂仁化湿，且砂仁行气健脾可防补益之药过于滋腻碍脾胃之运化。复诊时情况大为好转，精神振奋，可见患者气血调和、五脏安定。

二、补肝（胆）肺

（一）养肝润肺理气血

便秘

李某，女，48岁。2006年9月28日初诊。

便秘多年。

患者多年前出现便秘，4～5日1行，伴脘腹胀，或矢气。或头痛，多梦，气短，骨节酸痛。咽痒，口干思水，纳可。绝经年余。尿细无力。脉细数，舌红，苔少，有裂纹。证属肝肾阴虚，肺虚气滞。治宜补益肝肾，润肺导滞。方投协4+ 协21+ 黄芪30g，炒枳实10g，乌药6g，小茴香6g，桃仁10g，红花10g，全瓜蒌10g，肉苁蓉20g。7剂。

2006年10月9日二诊。服上药期间曾大便2次，胸中自觉开阔，余可。脉舌同上。①守上方，加薤白10g，白术10g，丹参15g，紫苏叶6g，延胡索10g。4剂。②上方再加神曲10g，黄精10g，葛根15g，20剂。熬膏。

2007年2月5日三诊。大便有所好转，有时头痛（与颈椎病有关），或手麻。纳佳，尿微黄，余可。脉细，舌嫩红，苔薄白。改投协2+ 协15+ 协33+ 黄芪30g，肉苁蓉20g，葛根20g，羌活10g，丹参15g，神曲10g，焦山楂20g，瓜蒌皮10g，桃仁10g，枸杞子15g，川芎6g，紫苏叶6g。20剂。熬膏。

> **赏析**：脉细数、舌红、苔少且有裂纹为肝肾阴虚之象。腹胀、便秘责之于脾气亏虚，大肠传导无力。下病碍上，故或头痛、多梦、气短。肺阴不足，阴虚则生风，是以口干思水、咽痒。肝肾不足则骨酸。肝肾肺俱虚，故绝经过早。投协4（一贯煎）补肝肾之阴，重用黄芪益气健脾，合协21（玄麦甘桔茶加射干）滋阴润肺，腑病脏治。枳实、全瓜蒌行气开肺助通便，肉苁蓉温阳润肠通便以治标。二诊时自觉胸中开阔，表明气机畅通，守方加减熬膏以系统调理。三诊时主诉好转，症状及舌脉象改变，治疗以协2（五苓散）、协15（四物汤）合协33（桂枝茯苓丸）健脾祛湿、养血通络为主。

（二）调养肝肾兼润肺

尿分叉、尿不尽

胡某，男，51 岁。2013 年 2 月 2 日初诊。

尿分叉、尿不尽 2 年。

患者 2 年前即出现尿分叉、尿不尽，夜尿 1 次。或小腹胀，腰沉重，下肢凉 11 年。自诉有慢性咽炎史。脉沉弦，唇舌红，苔薄黄。证属肝肾阴虚，气机不畅。治宜调补肝肾，宣畅气机。方投协 4+ 协 21+ 协 70+ 瞿麦 15g，炒莱菔子 10g，小茴香 6g，乌药 6g，菟丝子 15g，土鳖虫 10g，杜仲 20g。7 剂。

2013 年 2 月 19 日二诊。上症依然，且小腹胀剧。脉弦，舌红，苔中薄黄。守上方，去协 4，加协 8，桂枝 3g，制附片 6g，玫瑰花 10g。7 剂。

2013 年 3 月 9 日三诊。上症依然。脉弦，稍沉，舌红，苔白，中薄黄。改投协 4+ 协 17+ 葶苈子 10g，全瓜蒌 20g，浙贝母 15g，金钱草 15g，枳实 10g，茯苓 15g，桃仁 10g，红花 10g。7 剂。

2013 年 3 月 16 日四诊。胀稍减，腰痛。精神差。眠可。脉弦沉，舌红，苔中薄黄。守上方，加桃仁 10g，红花 10g，独活 10g。7 剂。

2013 年 3 月 23 日五诊。尿分叉、尿不尽减轻，腰凉略减。饮水略减。腰部沉重。腹部隐痛或拘急，疼痛时无便意。大便每日 1 ～ 2 行，排便通畅。脉略弦，舌红，苔白。守上方，加协 70+ 炒莱菔子 15g。7 剂。

2013 年 3 月 30 日六诊。精神振奋，腹部或适，腰略适。脉略弦，左细，舌红，苔白。守上方。7 剂。

2013 年 4 月 6 日七诊。周一、周二觉腹痛，大便或欠规则。余可。守上方，加小茴香 6g。7 剂。

2013 年 4 月 14 日八诊。大小便前腹部轻度不适。方才开车时脐周有牵拉感，旋即消失。腰部有时自觉较沉重。偶尔尿分叉、尿不尽。脉略沉，舌红，苔微黄而腻。守上方。7 剂。

2013 年 4 月 20 日九诊。药后大便调，偶尔尿分叉、尿不尽。脉左沉，右略弦。舌红，苔微黄。守上方。7 剂。

赏析：小便异常多与肾与膀胱气化不利相关，肾者主水，维持机体水液代谢，膀胱者州都之官，具有贮尿和排尿之功，两者脏腑相表里，经脉相互

络属，共主水道、司决渎。患者脉沉弦、唇舌红、苔薄黄，为肝肾阴虚兼有气滞之象。气机郁滞，膀胱气化不利出现尿分叉、尿不尽。故用协4（一贯煎）滋阴疏肝，并加炒莱菔子、小茴香、乌药等药理气疏导。二诊时症状依然，小腹胀剧，以协8（肾气丸去附子、桂枝）加桂枝、制附片即金匮肾气丸，易协4补益肾气、蒸腾气化。三诊时症状仍无改善，根据舌脉判断患者既有阴虚之本，亦有湿热之标，改用协4（一贯煎）滋养肝阴，协17（龙胆泻肝汤）清肝经湿热，加葶苈子、全瓜蒌、浙贝母走肺经畅水之上游，桃仁、红花活血以利水。四诊以后患者症状趋于改善，故守方续服，终获显效。

又：上述2案，一大便秘结，一小便异常，但同用协4合协21养肝润肺，盖肺与大肠相表里，又乃水之上源也。而养阴疏肝，又有利于脾之输运及膀胱正常藏贮小便。

三、补肝脾肾

（一）滋养肝肾益脾气

乏力、精神差

周某，女，34岁。2007年8月9日初诊。

乏力、精神差约2个月。

患者大约2个月前即感乏力、精神差，睡眠不足。纳可，二便调。脉微数，舌红，苔少。证属肝肾亏虚，脾气不足。治宜滋养肝肾，补脾益气。方投协4+协49+协51+协62+炒麦芽、炒谷芽各15g，黄柏10g。7剂。

2007年8月27日二诊。药后精神好转，睡眠转佳。脉舌同上。守上方。7剂。

2007年10月11日三诊。脉证与上大同。①守上方，加炒酸枣仁12g。7剂。②初诊方加西洋参10g，白茅根15g。20剂。蜜为丸。

赏析：患者自觉症状不多，但从脉微数、舌红、苔少可知，系肝肾阴虚之候。肝病传脾，脾气亏虚，故觉乏力。肾病传心则睡眠差。首用协4（一贯煎）合协49（二至丸加制何首乌）滋补肝肾，调畅气机，次用协51（四君子汤）

补脾益气，后用协62（生脉散）气阴双补。二诊时精神好转、睡眠转佳表明脏腑调和，故守方且蜜为丸，以资长期调理，防止反弹。

（二）调肝健脾兼补肾

面色萎黄

王某，女，41岁。2009年12月29日初诊。

面色萎黄多年。

患者自小即面黄。手足欠温，易疲劳。置身人多处则觉胸闷。纳佳，或反酸。经行有块，3d即尽，伴腰腹疼痛。饮水则尿。脉弦，舌红，苔中根白。证属肝肾不足，脾气亏虚。治宜调补肝肾，补脾益气。方投协4+协48+协2+协51+干姜5g；制香附10g，郁金10g，薤白10g。7剂。

2010年1月6日二诊。感觉尚好，近来断续反酸，右胁下隐痛。脉舌同上。守上方，加延胡索10g，槟榔10g。7剂。

2010年1月14日三诊。上证略减，反酸及右胁疼痛均减。脉略沉，舌红，苔少，中部微黄。咽红。①守上方，加玄参10g。7剂。②守初诊方，加黄精10g，全瓜蒌15g，法半夏10g，西洋参10g，神曲10g。20剂。蜜为丸。

赏析：面色萎黄乃脾气亏虚，湿邪内生，气血不能上荣于面所致。苔中根白说明中下焦湿邪较盛，反过来水湿盛重伤脾肾，输化、蒸化之功能失常，故饮水则尿。舌红、脉弦乃阴虚肝郁之象，是以用协4（一贯煎）滋补肝肾之阴，调畅肝气，合协48（缩泉丸）温补肾阳，一则阴阳并调，二则以后天充养先天。再用协2（五苓散）合协51（四君子汤）补脾益气利湿，从脉弦的角度审视，此为肝病传脾，故须实脾。手足欠温乃湿伤脾阳所致，或反酸、易疲劳与此也不无关联。置身人多处则胸闷是因脾湿累心及肺，上焦阳气不振使然，故加干姜、薤白振奋之，制香附、郁金疏肝气和血脉以调和肝胃。

（三）养肝清胃兼健脾

脱发

徐某，女，25岁。2010年6月12日初诊。

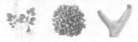

脱发月余。

患者约 1 个月前开始脱发，洗头和梳头时皆然，或两太阳穴附近疼痛，或背痛，胃脘不适，余尚可。脉细，舌红，苔少微黄。证属肝肾阴虚，脾湿胃热。治宜滋补肝肾，健脾养胃。方投协 4+ 协 32+ 协 49（去制何首乌）+ 协 2+ 黄芩 10g，川芎 10g，神曲 15g，焦山楂 20g，鸡内金 10g，佩兰 10g，防风 10g。10 剂。

2010 年 6 月 24 日二诊。脱发稍减，余症均失。但近来口腔溃疡，月经未至。①守上方，加五倍子 10g，天花粉 15g。7 剂。②前方再加黄精 10g，黄芪 20g，丹参 15g，西洋参 10g，阿胶 15g，薤白 10g，炒谷芽、炒麦芽各 15g，炒扁豆 20g。20 剂。熬膏。

> **赏析**：脱发与人体五脏中的肝、肾、脾及气血有关。发之营养来源于血，生机根于肾气。肾主骨，其荣在发，发的生长与脱落与肾之精气盛衰相涉。肝藏血，主疏泄及调控血量，肝藏血不足则无以营养肌肤毛发。脾主运化，将水谷精微上输于肺心而化为气血，若过食肥甘厚腻，或情志所伤，脾失健运，湿热内生，阻于发根，致毛发失养脱落。肝肾阴虚，水不涵木，波及胆经，故太阳穴附近疼痛。木不疏土则胃脘不适且脾虚生湿。脉细、舌红、苔少微黄为阴虚内热兼湿（脉细或主阴虚或主湿）之象。肝肾脾胃俱病，累及心肺，气机阻滞，故背痛。方用协 4（一贯煎）合协 49（去制何首乌）即二至丸滋养肝肾之阴，协 32（玉女煎）滋阴清胃热，协 2（五苓散）健脾利湿。三脏一腑同调，标本兼顾，以治本为主。

（四）养血健脾补肝肾

斑秃

苏某，女，43 岁。2014 年 10 月 8 日初诊。

斑秃 3 年。

患者 3 年前即斑秃，经治有所好转，平素易脱发。早醒多年。或口干，纳可。夜尿 1 次。余可。脉沉，舌淡，苔白。证属精血亏虚，肝肾不足。治宜养血健脾，平补肝肾。方投协 15+ 协 2+ 协 49+ 防风 10g，葛根 10g，黄精 10g，黄芪 20g，制附片 3g。7 剂。

2014 年 10 月 19 日二诊。脱发减少，已有新发长出。早 6:00 方醒来。或口干。脉稍弦，舌红，苔白。守上方。7 剂。

赏析：脱发处显露圆形或椭圆形光亮头皮者，称为斑秃。从中医学角度审视，其多为血虚受风，或因长期精神紧张、工作压力大、人际关系欠和谐等因素影响，暗耗精血，发失所营而致。发为血之余，若肝肾精血不足，则发枯不长或脱发，甚或片状脱落。肝病及心，血不养心则醒早。肾阴不足，子病累母（肺），加之脾不能输津于上故口干。舌淡、苔白为血虚湿盛之象，脉沉主肾阳不足及脾湿传肾。用协15（四物汤）补血和血，黄精、黄芪以益气养血，以协49（二至丸加制何首乌）加制附片滋阴补阳，伍协2（五苓散）健脾利湿，以助生化之源，加防风、葛根祛风升津，以阻止发秃，且有助于生发。

四、补心脾

（一）解表祛风理心脾

咳嗽伴腹泻

苏某，女，28岁。2014年9月19日初诊。

咳嗽伴腹泻2d。

患者2d前即咳嗽，夜间尤甚。咽部痛痒，鼻塞，打喷嚏，流清涕。额头痛，有时耳鸣。腹泻亦2d，每日2行，质稀，或带黏液。口干思水，纳佳。脉稍数，舌红，苔白。证属风寒束表，心脾两虚。治宜健脾养心，解表祛风。方投协25+荆芥10g，防风10g，牛蒡子6g，杏仁10g，川厚朴10g，白芷8g，五味子10g，玄参10g，白茅根20g。7剂。

2014年9月30日二诊。第2剂即咳嗽停止，咽部舒适，鼻涕少，额头舒适。期间曾复外感，但症状很快被控制。足心发热，身体烦躁。入睡难，易醒。大便黏液少。脉舌同上。守上方，去五味子、杏仁、川厚朴，加地骨皮15g，薄荷8g，炒栀子10g。7剂。

赏析：患者咳嗽、鼻塞、打喷嚏、流清涕为外感风寒之症，腹泻为内有脾湿之象。额头痛、口干思水为脾湿及胃、津不上承所致。内外合邪则耳鸣。以协25（归脾汤）益气养血、健脾养心，加荆芥、防风、白芷解表祛风、除湿通窍，杏仁、川厚朴宣肺止咳，新咳宜收，故用五味子敛之。牛蒡子、玄参祛风利咽解毒。扶正与祛邪兼顾。复诊时咳嗽痊愈，但有足心发热、身躁、入睡难、易醒等症状，此为心血亏虚，心神失养所致，可见首诊辨证用归脾汤补血养心之妙。因咳嗽已止，故去五味子、杏仁。但因足心发热、身躁故加地骨皮清虚热，入睡难、易醒是以加炒栀子清心泻火，除烦安眠。

（二）养心补脾兼益肾

脱发

李某，女，27岁。2007年7月19日初诊。

脱发2周。

患者1个月前行人工流产后休息1周即上班。半个月前发现脱发，量较多，梦多。食欲不佳，或胃痛，口干思水。左腹股沟亦痛，下肢痉挛，或手足心热。大便每日1行，尿频、夜尿1次。脉细弱，舌红，苔薄白。证属心脾两虚，肝肾不足。治宜健脾养心，平补肝肾。方投协25+协48+协49（去制何首乌）+延胡索10g，焦山楂20g。7剂。

2007年7月30日二诊。脘腹较舒适，但脱发依然，余同上。脉舌同上。守上方，加竹叶10g，生地黄15g。7剂。

2007年8月13日三诊。脱发有所控制。偶有晨起恶心，依然手足心热。每晚入睡前小便1～2次。脉细微数，舌红，尖尤甚，苔白。守上方，加木通6g，甘草8g，法半夏10g。4剂。

2007年8月16日四诊。脱发又有减少，但依然或恶心，手足心热仍在。昨日腹泻3次。守上方，加知母10g。7剂。

赏析：患者流产后气血耗伤，又未得到充分休养，气血恢复缓慢，发失其所养，故脱落较多。脉细弱、舌红、苔薄白即为气血亏虚之象。心神失养、神明不安则梦多。脾气亏虚故不思食，传病于腑则或胃痛。脾阴不足，手足心失于涵养则热。尿频、夜尿乃脾病传肾，肾气亏虚，再加之心火不能与肾水相济，致膀胱不约而然。故首选协25（归脾汤）益气补血、健脾养心，次选协48（缩泉丸）温肾缩泉、协49（去制何首乌）即二至丸补肝益肾。二诊时加生地黄、竹叶养心阴、清心热。三诊时因舌尖红，续加木通、甘草组成导赤散清心利水养阴。四诊因胃脘灼热、脉微数、舌红、苔少、中根微黄，是故加知母清其胃热以护阴。

（三）立足心脾兼祛风

黄褐斑

黄某，女，39岁。2012年5月12日初诊。

黄褐斑1个月。

患者1个月前发现面部长黄褐斑，以两颧为剧。或脱发，睡眠醒后复睡难。纳可，大便每日1行。脉细，舌淡，苔白。证属心脾两虚，湿盛兼风。治宜养心健脾，除湿祛风。方投协25+协2+协49（去制何首乌）+桑叶10g，紫苏叶8g，防风10g，黄精10g，牡蛎30g。7剂。

2012年5月22日二诊。黄褐斑淡化。守上方，加地肤子10g。7剂。

2012年6月2日三诊。黄褐斑部分脱落，睡眠好转，有时脱发。脉舌同上。守上方，加制何首乌15g。7剂。

2012年6月24日四诊。左颧部分变白，但外阴略痒。脉细，舌红，苔白。守上方，加苦参10g。

> **赏析**：清·吴谦等著《医宗金鉴·卷六十三·黧黑皯》载"黧黑斑……由忧思抑郁，血弱不华，火燥结滞而生于面上，妇女多有之"，指出黄褐斑多由肝郁气滞，气血不足，面部肌肤失养，加之燥火之邪结于面部所致。临床所见，黄褐斑多见于中青年女性，为黄褐或深褐色斑片，常对称分布于颧颊部，也可累及眶周、前额、上唇和鼻部。本案则多责之于脾，脉细、舌淡、苔白正脾虚有湿之象。脾虚化源不足，则或脱发，脾病及心，心失所养，故醒后复睡难。用协25（归脾汤）补脾养心，协2（五苓散）健脾祛湿，协49（去制何首乌）即二至九滋肾养肝，心脾肝肾兼顾。加桑叶、紫苏叶、防风祛风散邪，黄精益气养阴，牡蛎散结化斑且引湿邪下行。3次复诊，效果渐显，可见辨证用方之精当。

（四）养心补脾除湿邪

尿血

余某，女，4岁。2012年7月17日初诊。

尿血10个月。

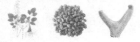

患者约 10 个月前即发现尿血。去年 9 月发现尿道炎，初期潜血可疑，其后不久检查潜血（+），病情常反复，或潜血（+++）。经常感冒，有时咽炎发作。喜俯卧，或腹痛。二便尚可，但或夜尿 1 次。脉细，舌红尖尤盛，偏暗，苔薄白。证属脾虚有湿，心经有热。治宜补脾除湿，养阴清心。方投协 19+ 协 5+ 协 49（去制何首乌），黄芪 20g，蒲公英 15g，神曲 10g。7 剂。

2012 年 8 月 9 日二诊。症如上述，复检小便：潜血（++），有时磨牙。脉细，舌红，苔少而白。守上方，加炒黄芩 10g。7 剂。

2012 年 8 月 22 日三诊。今查尿：潜血（+），或磨牙、说梦话，纳可。大便或每日 2 行。脉舌同上。守上方。7 剂。

> **赏析**：宋·王怀隐等《太平圣惠方·治尿血诸方》云："夫尿血者，是膀胱有客热，血渗于脬故也。血得热而妄行，故因热流散、渗于脬内而尿血也。"素体脾虚，失于健运，湿邪内生而苔薄白，气机阻滞则见腹痛。脾气亏虚，失于温煦，土不生金则喜俯卧、常感冒。脾失统摄，加之心阴虚有热，血脉失主，传病于小肠，泌别失职，故见尿血。手少阴心经第二支脉沿喉咙走至眼部，患儿有时咽炎发作，且舌红尖尤盛、偏暗，亦为心经有热之象。用协 19（导赤散）清心养阴利水，协 5（参苓白术散）益气健脾除湿，加黄芪、神曲以补后天之本。合协 49（去制何首乌）即二至丸平补肝肾之阴，退虚热，加蒲公英清利湿热。二诊时检查示潜血已少，但磨牙及脉细、舌红亦乃胃热脾湿阴虚之象，故加炒黄芩（降其苦寒之性），既可清热泻火而不伤脾气，又可止血。标本兼顾，以奏祛邪扶正之功。

又：陈师认为尿血也有肾虚而热或心脾两虚所致者，故常用知柏地黄汤及归脾汤加味。

五、补脾肝

（一）暖脾养肝兼活血

疲劳

罗某，女，33 岁。2013 年 4 月 10 日初诊。

易疲劳 3 年。

患者 3 年前出现易疲劳，劳则左太阳穴附近疼痛。黄褐斑 5 年。牙龈常出血，睡时易醒，小腹常痛，饮水则尿。脉细，舌暗红，苔白。证属脾气亏虚，肝血不足。治宜益气健脾，补血和血。方投协 7+ 协 15+ 协 33+ 防风 10g，黄芩 10g，川芎 10g，小茴香 6g，葛根 15g。7 剂。

2013 年 4 月 26 日二诊。疲劳减，易醒少。余与上大同。守上方，加黄精 10g。7 剂。

2013 年 5 月 8 日三诊。饮水则尿已不明显，牙龈出血减轻，易醒少，未腹痛。自诉看电视久则两太阳穴附近痛。脉细，舌红，苔白而干。守上方，加炙黄芪 20g，焦山楂 15g。7 剂。

2013 年 5 月 23 日四诊。上症俱减，脉舌同上。守上方。7 剂。

> **赏析**：脾为后天之本，为气血生化之源、精气升降出入的枢纽，"形体劳役则脾病"（《脾胃论·脾胃盛衰论》）。脾气亏虚，化源不足，升降失司，清浊不分则易疲劳。又肝藏血，其充在筋，为罢极之本，《素问·五脏生成篇》云："肝受血而能视，足受血而能步，掌受血而能握，指受血而能摄。"说明肢体运动需要肝血的营养和滋润，且有赖肝木的调节。肝血亏虚，肢体失于濡养，同样易疲劳。脾不统血则牙龈常出血，血不养心则睡眠易醒。故用协 7（香砂六君子丸）暖脾益气，协 15（四物汤）补养肝血，加协 33（桂枝茯苓丸）活血理气以兼顾其黄褐斑。复诊时主诉好转，余症有减。

（二）暖脾养肝理肺气

厌油

彭某，女，35 岁。2014 年 8 月 8 日初诊。

厌油多年。

患者多年前即厌油。乙肝（小三阳）多年。乏力。咽痒有异物感，有少许痰。口干多饮，寐可。经行则腰腹俱痛，经色黯，呈块状。脉细，舌红，苔白。证属肝脾俱虚，肺郁血滞。治宜调补肝脾，宣肺理血。方投协 7+ 协 15+ 协 23+ 牡丹皮 20g，赤芍 20g，防风 10g，炒莱菔子 10g，焦山楂 20g，天花粉 20g。10 剂。

2014 年 8 月 21 日二诊。厌油减轻，咽仍干。余同上。脉舌同前。守上方，去协 23，加协 21，苦参 10g。7 剂。

2014年9月2日三诊。上症又减。经行4d即尽，经色黑，但腰腹疼痛消失。脉细，舌淡，苔白。守上方，加山豆根6g。7剂。

2014年9月12日四诊。厌油消失。咽中似呛，热则咽部不适。脉舌同上。守上方，加板蓝根10g。7剂。

> 赏析：脾主思，脾虚湿盛则厌恶油腻，即《金匮要略·脏腑经络先后病脉证并治第一》"五脏病……各有所恶，各随其所不喜者为病"之例。肝主疏泄而喜条达，脾主运化转输津液，肺主宣降，司通调水道之职。若肝血不足则情志不遂，进而肝气郁结，传脾侮肺，宣降失司，津液不得正常输布，聚而成痰，痰气相搏，上贮于肺，阻于喉咙，则咽中如有物阻。肝虚血滞，脾虚失运，传病于肾则经行腰腹俱痛，经色黯，呈块状。脉细，舌红、苔白为脾虚有湿之象。故用协7（香砂六君子丸）合协23（半夏厚朴汤）益气温中、宣肺化痰，加协15（四物汤）佐牡丹皮、赤芍养血和血。复诊时厌油减轻，但咽部症状无改善，故去协23，加协21（玄麦甘桔茶加射干）清热滋阴、祛痰利咽。三诊守方仅加山豆根一味以解毒利咽以利母实，故四诊时厌油消失。

又：以上2案均涉及脾气虚和肝血虚，主方均为协7合协15即香砂六君子和四物汤，以脾肝同养。"气为血之帅，血为气之母"，补气能够生血、行血，补血能够养气、载气，气血充和则虚证乃至因虚所致偏实证均可解。

（三）健脾益气养肝肾

间断皮肤灼热

鲁某，女，24岁。2015年5月9日初诊。

间断皮肤灼热1年。

患者从去年起即皮肤间断灼热。夏日自汗多，伴手足心热。或右腰近肋处痛。脉细，唇舌红略暗，苔白。证属脾气不足，肝肾阴虚。治宜健脾益气，滋养肝肾。方投协51+ 协4+ 协48+ 协49（去制何首乌）+ 杜仲15g，韭子10g，地骨皮15g，胡黄连10g。10剂。

2015年5月20日二诊。依然灼热，余症俱减。纳呆。脉舌同上。守上方，去协4，加协15。10剂。

2015 年 6 月 1 日三诊。皮肤灼热、手足心热及自汗均不明显。肠鸣，矢气。自觉早起舌苔较厚。大便每日 1 行，成条。脉细，舌红，苔薄白。守上方。10 剂。

2015 年 6 月 11 日电话诉：皮肤不灼热，脸不肿。大便每日 1 ～ 2 行。或伴腹痛。舌苔变薄。脉舌未见。守上方。14 剂。

> **赏析**：自汗出为脾气亏虚不能摄津所致（属脾汗范畴），手足心热为汗出伤阴而然。气阴两虚，阳气外浮而皮肤灼热。脾病侮肝传肾则或右腰近肋处痛。故用协 51（四君子汤）健脾益气，协 4（一贯煎）合协 49（去制何首乌）二至丸滋养肝肾之阴，协 48（缩泉丸）温补脾肾以固摄津液。四方合用，药性总体偏甘温，寓"甘温除热"之意。二诊时，皮肤灼热依然，但余证俱减，以协 15（四物汤）易协 4（一贯煎），以成气血双补之剂，冀阴生阳长、气旺血充而营卫调和。加杜仲、韭子以强补肾阳之力，地骨皮、胡黄连以退其虚热治其标。标本兼顾，故三诊时皮肤灼热、手足心热及自汗均不明显。

六、补脾肾

（一）暖脾益肾理气血

会阴断续疼痛

张某，男，35 岁。2015 年 3 月 7 日初诊。

会阴断续疼痛约 4 年。

患者 4 年前即会阴断续疼痛。精子活力差，或尿中带精，尚无子嗣。食欲可。大便 2 日 1 行，成形，小便可。有单肾结石及痔病史。脉细，舌红，苔白中部稍厚。证属脾肾两虚，气血不调。治宜暖脾益肾，调理气血。方投协 7+ 协 8+ 桂枝 3g，制附片 6g，黄芪 20g，荔枝核 20g，橘核 10g，菟丝子 10g，通草 6g，桃仁 10g。14 剂。

2015 年 4 月 8 日二诊。上药服毕后，自行停药观察 2 周，现偶尔会阴痛，久坐则腰痛。大便 1 ～ 2 日 1 行，或质稀，肛周或痒。脉细，舌红，苔白。守上方，加协 58，桃仁 10g，红花 10g，杜仲 20g，川续断 15g，西洋参 10g，制龟甲 30g。20 剂。蜜丸。

> **赏析**：肾为封藏之本，受五脏六腑之精方可藏之。脾主运化，为气血生化之源。肾精的构成以先天之精为基础、后天之精为补充，先后天相互资生、

相互为用。若脾肾两虚，精室失养，精关不固，则精子活力差，尿中带精。气血不足，甚则血脉瘀阻，导致会阴疼痛、痔。以协7（香砂六君子丸）合协8（金匮肾气丸去桂枝、附子）加桂枝、制附片即金匮肾气丸滋养先后天，补脾以助气血生化，益肾以补气固精，脾肾同治，体现了陈师"见肾之病，知脾所传，当先实脾"之论。加荔枝核、橘核理气止痛，菟丝子补益肝肾。二诊时加协58（五子衍宗丸）补肾益精，桃仁、红花活血止痛畅精，杜仲、川续断补肾强腰，西洋参、制龟甲补气养血，蜜丸缓图。

（二）补益脾肾兼祛风

腰痛

何某，男，34岁。2014年12月22日初诊。

腰痛5个月。

患者5个月前即腰痛，弯腰则剧。与此同时长白发，之前头发曾发红，继之发绿，头皮瘙痒、油多，头屑也多，但脱发少。鼻腔欠通畅17年。口干，纳可。大便稀，每日1行。脉缓，舌淡红，苔白。证属脾肾不足，风邪上扰。治宜补益脾肾，除湿祛风。方投协7+协8+协49+桂枝3g，制附片6g，杜仲20g，川续断15g，苦参10g，炒莱菔子10g，焦山楂20g，防风10g。7剂。

2015年1月3日二诊。头皮痒减，鼻腔稍畅。余同上。守上方，加黄芪20g，鹿角胶20g，红参5g，西洋参5g，桑椹20g，黄精10g，炒谷芽、炒麦芽各20g，桑寄生15g，炒扁豆15g，地肤子10g。20剂。蜜丸。

2015年7月12日前来接受冬病夏防时诉上症早愈。

赏析：腰痛虚证居多，肾虚腰府失养，经脉不利，不通、不荣均痛。《素问·脉要精微论篇》："腰者肾之府，转摇不能，肾将惫矣。"肺在体合皮，其华在毛，在窍为鼻，肾气不足，摄纳无权，致肺失肃降，故鼻腔欠通畅。明·张景岳《景岳全书·杂证谟》云"肺为气之主，肾为气之根"。肾之华在发，发的生机根源于肾，肺肾不足，母子同病，毛发不荣则色泽乍赤乍绿。方用协7（香砂六君子汤）补脾生肺，协8加桂枝、制附片即金匮肾气丸补益肾气，合协49（二至丸加制何首乌）平补肝肾之阴，加杜仲、川续断补肾强腰。

又：上述两案，一为会阴疼痛，一为腰痛，但同用协7合协8，以补益脾肾。两案均以肾病为主，其所以悉补其脾，并非因为有明显的脾病，而是因俱有湿而已。肾病补脾，再次集中体现了陈师"见肾之病，知脾所传，当先实脾"之论，犹如《金匮要略·五脏风寒积聚病脉证并治第十一》肾著病用甘姜苓术汤温中散寒，健脾除湿一般。只是上案兼顾理气活血、本案兼顾祛风除湿而已。

（三）暖脾益肾兼养心

夜尿

董某，女，52岁。2013年2月19日初诊。

夜尿6～8次2年。

患者2年前开始夜尿6～8次。或潮热。眼眶黑。纳寐俱可。大便调。脉细，舌红，苔白。证属脾肾两虚，摄纳无权。治宜补益脾肾，益气缩泉。方投协7+ 协8+ 协48+ 协37+ 桂枝3g，制附片6g，地骨皮15g，胡黄连10g。7剂。

2013年3月1日二诊。电话诉：上症依然。脉舌未见。守上方。7剂。

2013年3月19日三诊。电话诉：夜尿降至1次，但睡眠欠深。脉舌未见。守上方。7剂。

> **赏析**："水泉不止者，是膀胱不藏也。"（《素问·脉要精微论篇》）膀胱受制于肾，肾主水，职司二便，膀胱为津液之府，脾肾阳气不足，不能约束、固摄水液，以至于夜尿频。上眼胞属脾，目下乃胃脉所过，眼眶发黑亦为脾阳虚弱，肾水侮脾，水湿上泛之象。故用协7（香砂六君子丸）暖脾益气除湿，以体现肾病实脾，即治"克我"之脏，合协8（金匮肾气丸去桂枝、附子）加桂枝、制附片即金匮肾气丸补益肾气以治本，协48（缩泉丸）温肾缩尿止遗以治标。协37（甘麦大枣汤）清养心肺，使金水相生、水火互济，以助缩泉。水未到，故渠未成，二诊守方续服。三诊时夜尿明显改善。

又：以上3案病变脏腑均与脾肾关系密切，而脾肾分别为后天、先天之本，两者相互资生，且共司水液代谢，故主方均用协7（香砂六君子丸）和协8加桂枝、制附片即金匮肾气丸，滋补先后两"天"。

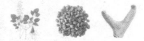

（四）健脾祛湿益肾气

腰痛

熊某，女，21 岁。2004 年 10 月 18 日初诊。

腰痛，遇劳则发或加重 4 个月。

患者 4 个月前开始腰痛，遇劳则发或加剧。冬季手足欠温。经期 7d，前 3d 稍多，后则量少至点滴，首日腹痛，色黯有块。脉细，舌红，苔白，边有齿痕。证属脾虚湿阻，肾气亏虚。治宜健脾祛湿，补益肾气。方投协 2+ 协 8+ 桂枝 3g，制附片 3g，枸杞子 15g。6 剂。

2004 年 10 月 28 日二诊。腰痛未作，仍手足欠温，月经将至。脉细微数，舌红，苔白。改投协 27+ 协 8+ 桂枝 3g，制附片 3g，益母草 10g，炒白术 10g。6 剂。

> **赏析：** 上已提及的"腰者肾之府"（《素问·脉要精微论篇》），提出了腰部疾病与肾的密切联系。患者腰痛由劳累诱发或加重，为肾气亏虚，腰府失其温煦。手足欠温为肾病侮脾，阳气不足之象。脉细、舌边齿痕为脾虚有湿所致。脾气亏虚，不能摄血则行经时间长。故方用协 8（金匮肾气丸去桂枝、附子）加桂枝、制附片即金匮肾气丸补益肾气，合协 2（五苓散）健脾祛湿。考虑患者痛经和经行有血块为血虚寒凝经脉所致，故在经前即服用协 27（当归四逆汤）温经散寒，养血通脉，以防患于未然。

七、补肾脾

益肾补脾通经络

强直性脊柱炎

聂某，男，45 岁。2013 年 11 月 10 日初诊。

强直性脊柱炎 8 年。

患者 8 年前即腰部不适或痛，以冬天为剧，确诊为强直性脊柱炎。睡眠质量差，时间短，易醒。有缺铁性贫血。脉略数，舌红，苔少。证属脾肾亏虚，经脉痹阻。治宜益肾补脾，通络止痛。方投协 8+ 协 51+ 桂枝 3g，制附片 3g，桃仁 10g，红花 10g，忍冬藤 30g，薏苡仁 20g，天花粉 20g，鸡血藤 20g，独活 10g，川续断 15g，玄参 10g。7 剂。

2013 年 11 月 23 日二诊。睡眠略有改善，精神尚可。脱发，头部油脂偏多，亦口水偏多。脉略滑，舌红，苔少。守上方，加炒莱菔子 10g，焦山楂 30g，制何首乌 20g。7 剂。

2013 年 12 月 7 日三诊。腰部较舒适，口水略减。夜尿 1 次。脉略滑，舌红，苔少而白。守上方，制附片加至 6g。7 剂。

> **赏析**：腰痛多年，且冬天为剧，此乃肾气亏虚，腰府失于濡养、温煦，冬天风寒常因肾虚而乘克，内外二因相互影响而加剧也。诚如隋·巢元方《诸病源候论·腰背病诸候》"肾经虚，风冷乘之"之论。首选协 8（金匮肾气丸去桂枝、附子）加桂枝、制附片即金匮肾气丸补益肾气，并加独活、川续断强腰壮脊，桃仁、红花、忍冬藤、鸡血藤活血通络止痛。脾气亏虚，化源不足，营血虚弱，不能上奉于心即子病累母，致心神不安、睡眠欠佳。脉略数、舌红苔少亦为阴虚有热之象。故加协 51（四君子汤）补益脾气，以摄阴血。全方先后天并补，气血经络兼顾，以奏全效。

（秦　丽　陈国权）

参 考 文 献

［1］陈国权. 精华理论话金匮［M］. 北京：人民卫生出版社，2014.

［2］徐慧琛，陈国权. 陈国权教授论治血证验案五则［J］. 中医药通报，2014，4（13）：25.

陈国权八法验案——经方临证要旨

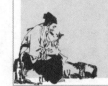

第8章　消法验案

消，含有消散和消削的意义，消法即是运用具有消散或消削作用的药物，起到消坚散结、消积导滞作用的治法。概括言之包括两种含义：一是消导，有消化和导引之意，适用于食积和停滞之证；二是消散，有行消散结之意，适用于气、血、痰、食、水、虫等有形之邪，使之渐消缓散，以达到祛邪不伤正的一种治疗法则。

消法理论最早可追溯至《黄帝内经》，其《素问·至真要大论篇》中有"坚者消之""结者散之"的论述，是消法的立论依据。汉·张仲景著《伤寒杂病论》，创造性地开创了消法在医疗实践中的应用。如消散水气之五苓散、猪苓汤和牡蛎泽泻散，消痰开结之小陷胸汤，消痞泻满之泻心汤、旋覆代赭汤证；《金匮要略》中化瘀消癥的桂枝茯苓丸，消癥化积的鳖甲煎丸；消瘀除湿的硝石矾石散，导滞消痰的皂荚丸，消痈排脓的大黄牡丹汤、薏苡附子败酱散等，均为后世运用消法奠定了基础。金·张洁古根据仲景枳术汤意变汤为丸，制成"枳术丸"，以健脾除满消痞，从而发展了消补兼施法则的应用。中医外科中"消""托""补"三大治法总则，尤以"消"为首要大法。

清·程钟龄《医学心悟·首卷》正式提出"消法"，任应秋先生解释："就其实而言，凡病邪之有所结、有所滞、有所停留、有所瘀郁，无论其为在脏、在腑、在气、在经络、在膜原，用种种方法使之消散于无形，皆为消法，或名为消导，亦即导引行散的意思。"在内容上更加深化了"消"法的内涵，指出了消法所治之病位、病机及病邪的性质。至此，消法的理论及应用已形成系统。

早在约30年前陈国权老师即撰著《〈金匮〉分消法浅析》一文，在消法的大前提下创立"分消"一法，并将其具体细化为：以表消为主兼里消、里消为主兼表消、表里分消平半；上消为主兼下消、下消为主兼上消、上下分消平半；前消为主兼后消、后消为主兼前消、前后分消平半。从两个相反的渠道来消散病邪，极大地丰富了消法之内涵。从文中所列举的方剂来看，所要消散、消削的并非尽属有形实邪——气、血、痰、食、水、虫等，也有无形虚邪，如治百合病变证之一的百合滑石散，该方所要消散的为肺之虚热。此外，除了所共知的要消气、血、痰、食、水、虫等有形实邪外，消百病之长的风邪却易被忽略。风，看似无形，但有时也有形。如《太平惠民和剂局方·卷之一·治诸风》《证治准绳·幼科》《重订严氏济生方·妇人门》《外科正宗》均载"消风散"，前二书中所载消风散，方药组成及主治大同小异，而后二书中所载消风散，方药组成及主治则大不相同。前二者均主治诸风上攻、头目昏痛、肌肉𥄂动、目眩眩晕、皮肤顽麻及瘙痒瘾疹等，很显然几乎全系风象，其中不少是看得见即有形的。故其治尚须消风，并均以"消风"作为其方名，亦即以"消风"为宗旨。此其一。其二，同样是《太平惠民和剂局方》，其卷之二及《古今图书集成·医部全录》均载"消暑丸"，均能治暑邪所致头痛。其三，新中国成立以后，原天津医学院所研制的"消白饮"治外阴白斑，其药物组成具有祛风、温阳、清热、活血及燥湿之功。其四，《医学正传》引李东垣"消浊固本丸"（又名"治浊固本丸"），集清热、温阳、燥湿、利湿及补益诸法为一体，主治湿热流入膀胱，尿浊不止者。有鉴于此，故本章将凡是不足以使用汗、吐、下、和、温、清、补七法中任何一法者，统统归之于消法之中，但无一不是有邪可消者，只是有形与无形之邪兼备、虚与实之证并存而已。本章所收录的 79 个验案中尚无纯于消邪者，全系消补兼施，甚或不乏以补为主者，但其前提是，必须有邪可消。故被消散者既有外来之风，又有阴虚或血虚或阳虚所生之风。故本章中所要消散、消削者并非悉具《黄帝内经》所强调的"坚"，故非"坚"者有时亦可消之。毫无疑问，这扩大了消法的临床使用范围。

本章据以往医疗实践的具体病例，再现中医临床诊疗的真实事件，依据常用方证如逍遥散、五苓散、一贯煎、桂枝茯苓丸、温胆汤、四妙丸等，以脏腑统病，在脏腑之下又以方统病，分门别类，使读者通过不同病例的对比及方药加减变化进退中，深研中医辨证论治之机要，掌握方药使用之全貌，体悟消法临床运用之精髓。

本章 79 案，初诊用方计 34 首，按使用频率多少依次为：协 4（38 次），协 2（28 次），协 11（23 次），协 33（14 次），协 1（13 次），协 15（10 次），协 7、协 21（各 7 次），协 34（6 次），协 39、协 47（各 5 次），协 56、协 70（各 4 次），协 51、协 61（各 3 次），协 8、协 21、协 14、协 19、协 29、协 37、协 59（各 2 次），协 22、协 23、协 28、协 32、协 36、协 38、协 41、协 46、协 48、协 57 及协 74（各 1 次）。可见，消肝、胆、脾、肾者居多，其次是消肺与心。

第一节 消 肝

一、疏肝理血兼清热

便秘

章某，女，36岁。2004年9月16日初诊。

便秘月余。

患者月余前开始便秘。口干口苦，两目干涩，偶尔左侧头痛。月经色黑。脉滑数，舌红，苔白，中部微黄。证属肝郁化热，痰瘀阻滞。治宜疏肝理血，化痰祛瘀。方投协1+协15+枸杞子15g，制何首乌15g，麦冬10g，菊花15g，黄芩10g，炒枳实10g，陈皮10g，法半夏10g，丹参15g。7剂。

2004年9月23日二诊。服药期间大便4次，今日尤为顺畅。口不苦，两目干涩略减。脉微数，舌红，苔白。守上方，去枸杞子、菊花，加炒白术10g，川厚朴12g，黄芪15g。7剂。

> 赏析：肝藏血，主疏泄，开窍于目，肝气郁滞，阴血亏虚，则两目干涩、月经色黑。肝病传脾（胃），木不疏土则见便秘。肝病及胆则口苦，脾不输津则口干。厥阴与少阳为表里，肝血亏虚，日久化热，痰瘀阻滞三焦，则见左侧头痛。脉滑数、舌红、苔白而中部微黄正肝郁气滞，阴血不足且化热之征。故用协1（逍遥散加赤芍）合协15（四物汤）加制何首乌、麦冬疏肝养血，健脾祛湿，加黄芩、菊花清散少阳结热，炒枳实、陈皮、法半夏、丹参理气化痰消瘀。二诊则见方效症减，故加黄芪、炒白术益气健脾，以防肝病继续传之，川厚朴行气理胃以收功。

二、清肝健脾兼益肾

便秘

王某，女，47岁。2001年11月30日初诊。

便秘加重2个月。

患者平素即便秘，2～3日1行，近2个月发展为4～5日1行，且伴腹痛。早起口苦、口干。右耳背，腰酸胀，侧卧则舒。易感冒。月经3d即尽。尿黄。脉数，略弦，舌红，边尖尤甚，苔少。证属肝郁化热，脾湿肾虚。治宜疏肝清热，健脾益肾。方投协1+协2+牡丹皮10g，栀子8g，枸杞子15g，菊花12g，北沙参12g，麦冬10g，沙苑子12g，川厚朴10g，郁金10g，薏苡仁20g，白茅根15g。6剂。

2001年12月7日二诊。大便调，腹痛减，腰较舒。但仍口干、口苦。脉舌同上。守上方，加黄芩10g。6剂。

2001年12月14日三诊。腰中不适或痛，依然口干而苦。余可。脉细，舌尖红，苔中根白。守上方，去川厚朴、白茅根、郁金；加川续断15g，桑椹30g，川黄连5g。6剂。

> **赏析**：便秘常见，病因复杂、病机多样，而肝之疏泄不及致大肠传导失职常被忽略。肝郁化热，克土生湿，肝脾不调，脾运不及，致大肠传导亦不及则便秘、腹痛。肝郁所化之热出胆则口苦。肝病累肾加之脾湿传肾则尿黄、腰酸胀，肝病侮肺，卫外不固则易感冒，肝血亏虚则经量少。肝气上逆则耳背，侧卧时循经腰部的经络如足太阳膀胱经暂时得以畅通故舒适。脾不输津则口干，喜饮而不能多饮亦乃脾不输津且脾虚湿盛之象。脉数、略弦、舌红边尖甚及苔少为肝郁有热且伤阴之象。用协1（逍遥散加赤芍）加牡丹皮、栀子即丹栀逍遥散疏肝清热，健脾运湿，合协2（五苓散）以助健脾运湿之力，枸杞子、菊花、沙苑子、北沙参、麦冬养肝肾之阴，郁金、川厚朴、薏苡仁、白茅根活络行气化湿以助便通。

三、清肝健脾兼活血

腰部及肝区疼痛

张某，男，34岁。2005年3月28日初诊。

腰部、肝区疼痛3周余。

患者3周前凡入睡时即左侧腰酸痛、肝区痛。或凌晨1:00—2:00点方能入睡。盗汗。脉数，舌红，苔白厚。去年体检时发现乙肝（小三阳），现肝功异常（活动期），胆囊多发性息肉及脾大。证属肝热脾湿，气滞血瘀。治宜清肝健脾，理气活血。

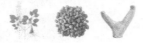

方投协 1+ 协 2+ 牡丹皮 20g，栀子 6g，制香附 15g，郁金 10g，玫瑰花 8g，延胡索 10g，焦山楂 20g，五味子 10g，薏苡仁 20g。7 剂。

2005 年 4 月 4 日二诊。腰痛失，肝区适，盗汗除。脉微数，舌红，苔白。守上方，去协 2，加协 4。8 剂。

> **赏析**：人昼精夜寐，缘荣卫循行有度，肝之疏泄以出阳魂，脾土健运以生气血，故昼精；血藏于肝，脾土坤静，则阳能入阴，夜寐乃安。肝脾功能失常，则夜不能寐，荣卫不和则见盗汗；脏腑有恙，则经络气血运行失常，故见左侧腰酸痛、肝区痛（不排除入睡时足太阳膀胱经受压迫所致）。脉数、舌红、苔白厚则是肝气郁结化热，脾虚中焦失运之象。投协 1（逍遥散加赤芍）加牡丹皮、栀子即丹栀逍遥散，清肝养血健脾，合协 2（五苓散）以强健脾运湿之功，以制香附、郁金、延胡索、玫瑰花行气通络活血，焦山楂、薏苡仁和胃化湿，五味子则据药理学研究有降低转氨酶，恢复保护肝功能之特效。故二诊症已缓解大部，是以去协 2（五苓散）以防利湿太过而伤阴，加协 4（一贯煎）疏养肝肾以防肝郁生热、致瘀。

又：以上 2 案同用协 1 合协 2，但前者兼顾益肾，后者辅以活血，此同中之异也。

四、疏肝健脾理血气

结肠癌术后

金某，男，64 岁。2014 年 8 月 22 日初诊。

结肠癌术后年余。

患者 2013 年 7 月 2 日行结肠癌手术，坚持放、化疗至今年 5 月。现肝区不适，但纳食、睡眠俱佳。糖尿病 5 年（已被控制）。大便每日 2 行，食鱼荤则易泻。或夜尿。脉滑，舌淡红，苔白，舌边齿印。证属肝郁脾虚，治宜疏肝健脾，活络祛湿。方投协 1+ 协 2+ 协 33+ 土鳖虫 20g，白茅根 20g，制香附 10g，郁金 10g，炒莱菔子 10g，焦山楂 20g，砂仁 8g。10 剂。

2014 年 8 月 31 日二诊。其子代诉：肝区舒适，余同上。脉舌未见。守上方，加枸杞子 15g，苍术 10g。10 剂。

2014年9月9日三诊。其子代诉：大便欠规律。守上方，加协59+败酱草15g，龟甲胶20g，西洋参10g，黄芪20g。20剂。加蜜为丸。

> 赏析：患者结肠癌手术后，情志不畅，肝失疏泄，故见肝区不适。肝病传脾，脾失运化，湿邪内生，食鱼荤则加重其脾湿，故易泻。平素大便每日2行、脉滑、苔白、舌边齿印正脾虚湿盛之象。投协1（逍遥散加赤芍）加制香附、郁金，疏肝、养血、活血（舌淡系肝血虚所致）、健脾、祛湿。合协2（五苓散）加白茅根、炒莱菔子、砂仁以强健脾运湿、化湿之功，利小便以实大便。辅协33（桂枝茯苓丸）加土鳖虫活血、通络、化瘀。三诊大便仍欠规律，守方加协59、败酱草活血利湿解毒，清理肠道，加龟甲胶、西洋参、黄芪补益气阴。蜜丸缓图培本。

又：本案与上案相比，其活血化瘀之力更强。

五、调肝健脾兼解毒

乙肝

杜某，男，21岁。2001年9月3日初诊。

发现乙肝2年。

患者2年前发现患有乙肝，但未觉明显不适。生化检验示：乙肝大三阳。脉弦数，舌淡，边齿印，苔白。证属肝郁脾虚，湿热蕴积。治宜疏肝健脾，清热败毒。方投协1+协2+协49（去制何首乌）+黄芪20g，北沙参12g，赤芍30g，牡丹皮20g，白花蛇舌草20g，川厚朴10g，郁金10g，丹参20g，金银花12g，连翘10g，土茯苓10g，炒谷芽、炒麦芽各20g，酸枣仁12g，杏仁10g。20剂。加蜜为丸。

2002年1月4日二诊。2001年12月26日查谷丙转氨酶：331.4U/L，谷草转氨酶：193.8U/L。无不适。脉弦数，舌红，苔少。改投协17+协21+赤芍50g，牡丹皮20g，蒲公英20g，金银花15g，连翘12g，五味子10g，炒谷芽、炒麦芽各15g。7剂。

2002年1月11日三诊。曾腹泻2次。余可。守上方，去协17，加协1，栀子10g，黄芩10g，枸杞子15g。6剂。

2002年1月17日四诊。大便稀，但腹不疼痛。脉舌同上。守上方，加神曲

12g，土茯苓12g。5剂。

2002年1月23日五诊。腹泻每日2～3次，伴腹痛。脉细数，舌红，苔白，咽红。改投协1+协4+牡丹皮20g，栀子6g，五味子10g，焦山楂15g，炒谷芽、炒麦芽各15g，土茯苓10g，金银花15g，连翘10g，广木香10g，薏苡仁20g。25剂。

2002年2月22日六诊。近日复查，转为小三阳，谷丙转氨酶：165.72U/L。脉弦数，舌红，苔薄白。守上方，去协4、广木香，加生地黄15g，枳实10g，虎杖20g，赤芍20g，车前子10g。10剂。

赏析：无证可辨，这是中医临证中最常见、最头痛的问题，如餐前血糖甚高，或餐后2h血糖亦高，但并无多饮、多食、多尿及形体消瘦等中医的消渴症状。又如血总胆红素超过正常范围，又非药物所导致，全然不见目黄、身黄及尿黄，不胜枚举。此时，就需要结合西医学某病的一般规律及特点，从中医学角度来审视，进行论治；有据可凭，即中医临床不时遇到的，从脉舌——脉弦数、舌淡、苔白、边齿印看，可知肝郁有热，脾虚湿盛是眼下该患者最基本的病机。是以投协1（逍遥散加赤芍）合协2（五苓散）疏肝理气，健脾运湿，加金银花、连翘清热解毒，白花蛇舌草、土茯苓利湿败毒，辅协49（去制何首乌）即二至丸合酸枣仁、北沙参、黄芪养阴益气，且可防祛湿而伤阴之弊，丹参、赤芍、郁金、牡丹皮养血活血，化瘀解毒，炒谷芽、炒麦芽、川厚朴、杏仁柔肝和胃理气。三诊患者腹泻说明脾湿重肝热轻，故去清泻肝胆的协17（龙胆泻肝汤），重拾疏肝健脾的协1。五诊患者仍腹泻且伴腹痛，与脉细数、舌红、苔白、咽红合参，说明湿热均较重，故在协1基础上加牡丹皮、栀子即丹栀逍遥散既清肝理气，又运湿清热，金银花、连翘以强清热败毒之力，合协4（一贯煎）以养肝肾之阴，且可助湿邪之出，即滋阴利水（湿），土茯苓、薏苡仁共奏利湿解毒之效，焦山楂、炒谷芽、炒麦芽、广木香理气化湿，调和肝胃。五味子护肝降酶。至六诊时共服药63剂，耗时140d，乐见变大三阳为小三阳，肝功能也较前下降，故守前方去协4、广木香，加枳实、赤芍、生地黄、虎杖、车前子行气活血，解毒清热。由此证明，中医药在防治西医学疑难疾病方面优势显著，不得不展示。

又：本案与上述案2、案3、案4同用协1合协2，其解毒养阴之功是诸案所未及的。

六、疏肝理肺兼益肾

尿频

郑某，女，50 岁。2005 年 7 月 7 日初诊。

每夏尿频复发约 5 年，加重 3 年。

患者 5 年前突发尿频（一昼夜 5 ～ 6 次），伴尿胀、小腹胀，忍尿则痛，原因不明，西药无效。胸闷，偶心慌。腰胀痛，头昏晕，绝经 3 年。经查无异。脉弦，略数，舌暗，苔白。证属肝郁肾虚，肃降太过。治宜疏肝理肺，益肾缩泉。方投协 1+ 协 56+ 协 48+ 瞿麦 15g，川厚朴 10g。7 剂。

2005 年 7 月 14 日二诊。诸症有所减轻，但自觉下腹部气多，矢气少。天热则排尿不适加剧、天凉则轻。脉舌同上。守上方，加小茴香 6g。7 剂。

2005 年 7 月 28 日三诊。尿胀有所减轻，忍尿则痛亦减，头不昏、腰不胀，但大便 2 ～ 3 日 1 行，尿少。脉细，舌淡红，苔白，根略厚。改投协 2+ 协 11+ 协 35+ 协 55+ 川厚朴 10g，菟丝子 10g，杏仁 10g，生姜 3 片。7 剂。

2005 年 8 月 4 日四诊。大便每日 1 行，夜尿 1 次，稍长，白天忍尿则小腹痛，腰胀，余可。脉舌同上。守上方，去协 35，加协 48。7 剂。

2005 年 8 月 13 日五诊。忍尿则痛不显，尿略长而有力，夜尿 1 次，腰胀亦减，大便调。脉略弦，舌暗红，苔中白。守上方。7 剂。

> **赏析**：膀胱者，州都之官，津液藏焉，气化则能出矣。此外，小便排出正常否，与肾之气化、肺之肃降、肝之疏泄皆有关。脉弦、略数、舌暗及苔白是诊断本案的关键所在。肝郁疏泄太过而累母（肾），加之脾湿传肾，两者相搏而致气化异常。故肝之疏泄不及则过早绝经，子病累母则腰胀痛。肝气上逆，侮肺及子（心）则头昏晕、胸闷、偶心慌。且可加剧尿频、尿胀、小腹胀、忍尿则痛诸症，故近 3 年上症尤重。是以疏肝之法作为首选，而协 1（逍遥散加赤芍）是再适合不过的首选之方。其所以要理肺是因为肝郁之气可反注于肺，而肺乃水之上源，故次选之协 56（当归贝母苦参丸）中的贝母可理气解肺之郁，使上源正常宣通，而协 48（缩泉丸）原系治本之药，但在本案中只能是发挥治标之功。川厚朴、瞿麦亦然，即理气以利尿通淋（因忍尿则痛）。从三诊起，偏于运脾湿（协 2 即五苓散），或兼引热下行（协 11 即四妙丸），

或兼顾暖肝阳（协 35 即吴茱萸汤），或临时泻肺（协 55 即葶苈大枣泻肺汤），证变方变，故主方有所变更，体现了知犯何逆，随证治之的原则。

七、清肝补肾润其肺

咳血

纪某，男，36 岁。2010 年 11 月 13 日初诊。

反复咳血 5 年余。

患者 5 年前即早起痰中带血，偶尔中午也带。阴茎举之不坚 3 年，或腰酸。脉沉弦，舌红，苔少而白，边齿印。证属肝郁化热，肺肾两虚。治宜调肝补肾，养阴润肺。方投协 1+ 协 21+ 牡丹皮 10g，栀子 10g，白及 10g，白茅根 15g，怀牛膝 15g，淫羊藿 20g，韭子 10g，巴戟天 15g，杜仲 15g。10 剂。

2010 年 11 月 24 日二诊。上药服至第 5 剂时痰中带血即消失。但仍腰酸，余尚可。脉略沉数，舌红，苔白。守上方，去协 21、白及，加协 4。20 剂。

赏析：弦为肝脉，沉弦，为肝气郁结不能升发疏畅之象，肝郁日久则化火，木旺侮金，煎液成痰，肺阴耗伤，血无气摄，是以痰中带血。肝失疏泄，累及其母故腰酸。舌红、苔少、边齿印乃阴虚兼湿之象，故用协 1（逍遥散加赤芍）加牡丹皮、栀子即丹栀逍遥散疏而清之，合协 21（玄麦甘桔茶加射干）清而利之，滋而润之。怀牛膝引火下行、引血归经，白及、白茅根凉血止血。鉴于阴茎举之不坚达 3 年之久，且或腰酸，故用淫羊藿、韭子、巴戟天、杜仲温肾助阳，强健筋骨。与协 21 相合，可达金水相生之目的。二诊痰中带血已消失，故去协 21、白及，加协 4（一贯煎）滋阴益肾，以阴中求阳。

八、清肝润肺除坚结

颈部肿块

刘某，男，47 岁。2008 年 8 月 25 日初诊。

发现颈部肿块 7 年余。

　　患者 7 年前发现颈部肿块，如红枣大，后逐渐增大，但无压痛，吞咽时仅轻微受阻，有时出气较难。自觉白天肿块稍柔软，体积偏小，夜晚则增大，质地稍硬。或手心汗出，饮食睡眠及二便尚可，夜尿 1 次。血压 118/64mmHg。脉微数，舌红，苔白厚腻微黄。证属肝郁气滞，痰瘀互结。治宜清肝润肺，软坚散结。方投协 1+协 21+ 牡蛎 30g，夏枯草 20g，青皮 10g，昆布 12g，海藻 12g，瞿麦 20g，瓜蒌皮 15g。4 剂。

　　2008 年 8 月 28 日二诊。大便次数增多，或每日 5 行，但基本成形，不伴腹胀腹痛。不解大便时仅轻微腹胀腹痛。呃逆。小便正常。脉微数，舌红，苔老黄略干。咽红。改投协 1+ 协 33+ 牡丹皮 20g，栀子 10g，玄参 10g，浙贝母 15g，桃仁 10g，桂枝 10g。10 剂。

　　2008 年 9 月 18 日三诊。大便减为每日 2～3 行。轻微腹胀、腹痛消失。面部气色日趋正常。脉微数略弦，舌红，苔黄略腻。守上方，去乌药，加瓜蒌皮 10g。7 剂。

　　2008 年 11 月 6 日四诊。自觉肿块略软，但有胀满之感。打鼾，咽中有痰，容易排出（停药 3d 后则难以排出）。脉微数略弦，舌红，苔薄黄。咽红。守上方，去玄参、瓜蒌皮，加瓜蒌仁 15g，射干 10g。20 剂。

　　赏析：颈部肿块，属中医学"瘿瘤"之类，多为气滞痰凝，与瘀互结，聚之日久而成。阴成形，肿块属阴，故白天属阳肿块稍柔软，体积偏小，而夜晚阴盛时则自觉增大，质地稍硬。其所处部位与肝胆经脉有关。因肿块的压迫，气道受阻，故吞咽时轻微受阻、有时出气较难。邪在肝胆，疏泄太过，故手心汗出。脉微数、舌红、苔白厚腻微黄系肝郁化火，湿邪内生所致。用协 1（逍遥散加赤芍）加夏枯草清肝活血，健脾祛湿，加青皮、瓜蒌皮、牡蛎、昆布、海藻、瞿麦疏肝行气理肺，利湿清热散结。合协 21（玄麦甘桔茶加射干）润肺化痰。二诊改投协 1 合协 33（桂枝茯苓丸）加桃仁、牡丹皮、栀子、玄参、浙贝母、桂枝以强疏肝活血、清热散结之力。四诊时方诉肿块略软，但有胀满之感，且咽中有痰，故守方去玄参、瓜蒌皮，加瓜蒌仁、射干化痰理气利咽。

　　又：本案与上案比较，侧重治疗颈部肿块，故加协 33（桂枝茯苓丸）化积，以缓中补虚。虽同为清肝，但上案所用为牡丹皮、栀子，本案所用为夏枯草（初诊），有异曲同工之妙。

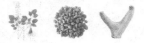

九、养肝活血除风热

左手拇指桡侧至腕关节上方痛、红、肿

蔡某，男，61 岁。2008 年 11 月 27 日初诊。

左手拇指桡侧至腕关节上方疼痛、发红、略肿近 3 个月。

患者近 3 个月前左手桡侧从拇指至腕关节上方红、肿、痛或热，握力较差，旋转不利，经西医检查无异，余可。脉微数，舌红，苔少而白。证属肝筋不荣、气血瘀滞。治宜疏肝养阴，清热祛风。方投协 4+ 桃仁 10g，红花 10g，延胡索 10g，桑枝 20g，栀子 10g。7 剂。

2008 年 12 月 4 日二诊。其女代诉：今晨发现拇指活动尚正常，揉之无明显不适，要求继续服药。脉舌未见。守上方。7 剂。

> **赏析**：肝主筋，关节活动自如，全赖筋脉伸缩正常。若风邪外袭，而风气通于肝，伤及肝之所主，邪滞筋脉则关节旋转不利，犹如《金匮要略·五脏风寒积聚病脉证并治第十一》"肝中寒者，两臂不举，……胸中痛，不得转侧"状。气血运行不畅，久之郁而化热致关节红、肿、痛或热，其握力自然较差。以协 4（一贯煎）加桃仁、红花、延胡索养阴理气，活血柔筋，黄芩、栀子清肝胆之热且可护阴，浙贝母、瓜蒌仁清热化痰，使肺金不致乘克肝木，桑枝、防风、羌活祛风止痛。在内治脏、在外治筋，一箭双雕，故二诊时患者拇指即活动正常。

十、养肝清肝健脾气

双侧下颌淋巴结肿大

曾某，男，24 岁。2001 年 7 月 2 日初诊。

双侧颌淋巴结肿大 1 周。

患者近 1 周来右下颌淋巴结肿大（约 0.4cm×0.3cm），左下颌亦然，略大。余无明显不适。脉弦，舌红，苔薄白。证属肝阴亏虚，湿热蕴积。治宜养肝清肝，健脾散结。方投协 4+ 协 2+ 制香附 10g，郁金 10g，板蓝根 10g，黄芩 8g，炒栀子 8g，夏枯草 15g，瞿麦 10g，丹参 15g，炒酸枣仁 12g，薏苡仁 20g，炒谷芽、炒麦芽各 15g。6 剂。

2001 年 7 月 16 日二诊。药毕自行观察约 1 周，发现上症消失。余可。守上方，去黄芩、栀子、夏枯草，加神曲 12g。6 剂。

> 赏析：双侧下颌淋巴结肿大，与脉弦、舌红、苔薄白合参，显系阴虚气滞，湿聚化热而成。患者年轻气盛，体质尚健，素无他恙，临床表现较单纯，故邪正兼顾。是以投协 4（一贯煎）养肝肾之阴，以助气机条达，合炒栀子、夏枯草、黄芩清降肝胆，制香附、郁金疏肝活血，丹参、炒酸枣仁、板蓝根、瞿麦、薏苡仁理血解毒，散结利湿。合协 2（五苓散）健脾运湿，以体现"肝病实脾"之旨。炒谷芽、炒麦芽调肝和胃。二诊时上症竟失，收药甫到病全除之效。

十一、养阴健脾兼理气

两肋间、胁下、少腹、小腿交替疼痛

葛某，男，66 岁。2006 年 4 月 21 日初诊。

两肋间、胁下、少腹、小腿交替疼痛约 2 年。

患者 2 年前即两肋间、胁下、少腹、小腿交替疼痛，天气变化则加剧，轻按则痛、重按则痛失。自诉用防风等药后疼痛缓解或消失。偶尔手指尖麻木。饮食、睡眠及二便尚可。脉细微数，舌红，苔白，边齿印。证属肝虚脾湿，气血不和。治宜养阴健脾，理气和血。方投协 4+ 协 2+ 延胡索 10g，丹参 15g，薏苡仁 20g，佩兰 10g，防风 10g，独活 10g。7 剂。

2006 年 4 月 28 日二诊。自觉上症好像消失，但近 3d 凌晨 5:00 左右右耳门略痛，按之则消失。脉舌同上。嘱暂停用药，以观后效。

2006 年 5 月 12 日三诊。近来上症复发，以左胁疼痛为主，右大腿亦轻微疼痛，但均较原来为轻。脉舌同上。守初诊方，加玫瑰花 6g。7 剂。

2006 年 10 月 6 日四诊。经过将近 5 个月的观察，上症未再发作。嘱无须继续服药，可自行调养。

赏析：该案主要病在足厥阴肝经。患者自行用防风等药后疼痛缓解或消失，这说明该案之痛与外来之风相关，天气变化则加剧即是明证，况风气通于肝。邪在肝经，气血运行不利，则两肋间、胁下、少腹乃至小腿交替疼痛，且偶尔手指尖麻木。脉细微数、舌红、苔白及边有齿印，悉为阴虚气滞，乘克脾土，湿邪内生之象。投协4（一贯煎）滋肝肾之阴，使肝经得养，气机得畅。加延胡索、丹参和血理气，以助肝气畅达。防风、独活祛风以护肝。合协2（五苓散）健脾运湿，加薏苡仁、佩兰以强化湿之功。邪气去则主气复。故四诊时患者诉上证未再作。

又：上述2案皆用协4及协2，虽一病证偏上、一病证偏下，但悉责之肝经不利，前者兼顾清热，后者兼顾祛风活血。

十二、调肝健脾祛风湿

脱发

李某，女，31岁。2013年6月18日初诊。

脱发1年。

患者1年前开始脱发。口周发黑4年。颈部夜晚亦发黑。余可。脉细，舌红，苔白。证属肝虚而郁，脾湿兼风。治宜调肝健脾，养阴祛风。方投协4+协47+协2+丹参15g，黄精10g，防风10g，地肤子10g，苦参10g。7剂。

至2013年9月6日止，断断续续共六诊，耗时2个月余，服药共42剂，始终以初诊方为基础，略作增益，脱发终被控制。

赏析：此脱发与《金匮要略·血痹虚劳病脉证并治第六》桂枝加龙骨牡蛎汤所主之脱发有相近之处，即关乎肝肾。因其失精日久致水不涵木，肝之阴血亏虚，不能上荣而脱发，且偏于阴阳两虚，而本案则偏于肝肾阴虚；脾，其华在唇，脾虚致湿无所制，日久则口周发黑。黑乃肾色，此说明脾湿开始传肾，与《金匮要略·痰饮咳嗽病脉证并治第十二》木防己汤所主重症支饮"面色黧黑"之病机相同。血为脾所统，湿邪困脾，气血生化受阻，而为血之余的发，失其所养，亦可加剧其脱。夜晚属阴，入夜则湿邪得天之助而加剧，反侮于肝胆，则夜晚颈部亦发黑。用协4（一贯煎）合协47（四逆散）养肝肾之阴，调畅气机而有助于阴血化生。再用协2（五苓散）健脾利湿以助气血生化，丹参、黄精养血活血以富血源，防风、地肤子、苦参祛风燥湿以治其标，邪去则正复。

十三、调肝理脾除湿热

便秘

唐某，女，38岁。2013年9月1日初诊。

便秘11年。

患者11年前生产后即便秘，2～3日1行。腹胀、胃脘部有梗阻感（饮食无碍）约3周。或耳鸣、（左）手麻甚、口干苦。视物模糊，易怒。行经腰痛，尿黄。脉沉弦，舌红，尖尤甚，苔白。证属肝郁阴虚，湿热痞结。治宜疏肝养阴，健脾开降。方投协4+协47+协2+干姜6g，川黄连6g，全瓜蒌20g，炒莱菔子15g，何首乌15g，桑枝20g，沙苑子10g。7剂。

2013年9月11日二诊。药毕观察3d，大便调畅。口干苦未作。余同上。脉稍沉，舌红，苔白。改投协4+协7+协39+桂枝10g，川厚朴10g，肉苁蓉20g，沙苑子10g，小茴香6g。7剂。

2013年9月18日三诊。大便2～3日1行，咽、脘俱适。偶视物模糊。经行已9d，色黯，少许块状。尿黄。脉略弦，舌红，尖尤甚，苔白。守上方，加竹叶10g。7剂。

2013年9月26日四诊。上证俱失。但咽干、咽红、腹胀。脉舌同上。守上方，加玄参10g。9剂。

赏析：患者便秘出现于生产后，缘生育损及肝经，肝血不足，失于疏泄，进而木不疏土，湿聚化热，故症见便秘、腹胀、胃脘部有梗阻感。肝气冲逆兼肝肾阴虚，故或耳鸣、手麻（左甚）、视物模糊、易怒、经行腰痛（月经亦关乎肝）。肝病传脾及胆，脾运不及，致湿聚化热，故口干苦。脾病传肾则尿黄。脉沉弦、舌红尖甚、苔白正肝郁阴虚兼湿盛之征。首选协4（一贯煎）合协47（四逆散）养阴疏肝，加何首乌、沙苑子以强养阴血之功。次选协2（五苓散）

> 健脾运湿，加干姜、川黄连辛开苦降以助脾除其湿热，再加全瓜蒌、炒莱菔子化痰消积开痞。加桑枝治手麻以除其标。是以药到而（初诊后）主症自除。

又：本案与案 12 所用方剂相同，但所治之病则迥异，前者辅以祛风、后者辅以开降，进一步丰富了《金匮要略》乃至中医学异病同治的内涵，值得细细品味。

十四、调肝活血除湿热

便秘

李某，女，67 岁。2014 年 3 月 4 日初诊。

便秘 10 年。

患者 10 年前即便秘，3 ～ 5 日 1 行。痰稠，夜晚口水多。每逢春天即听力差，或头晕，易生气。右手指伸直难，下肢恶冷。夜尿 1 次。高血压 20 余年（其父母有），血压 156/76mmHg。10 年前发现血糖高，餐前血糖 6 ～ 7mmol/L。脉弦，舌红，有瘀点，苔微黄。证属阴虚气滞，湿热内蕴。治宜调肝活血，清利湿热。方投协 4+ 协 47+ 协 11+ 桃仁 10g，红花 10g，葛根 15g，黄芩 10g，菊花 10g，杜仲 15g，沙苑子 10g，天麻 10g。7 剂。

2014 年 3 月 11 日二诊。服第 3 剂时大便每日 1 行，量少、肠鸣、矢气多，连续 4d。口水不显，现右上肢痛。脉弦，舌红，苔微黄。守上方，加肉苁蓉 20g。7 剂。

2014 年 3 月 18 日三诊。服上药前 3d，大便每日 1 行，今日已行 1 次。口水减，肠鸣、矢气较多。右上肢疼痛略减。自觉身体较轻松。脉微弦，舌红，苔少，微黄。血压 148/66mmHg（右，左侧正常）。守上方，加栀子 10g。7 剂。

> **赏析**：肝旺于春，而风气通于肝，肝阴虚气滞，每逢春天则因势升发太过致听力差或头晕。筋失肝主则右手指伸直难。肝气郁则易生气。肝病侮肺，肺宣发肃降失职，加之肝升太过则便秘。湿盛伤阳则夜晚口水多，湿郁化热则痰稠。湿热内蕴，阳气被阻不能达于下则下肢冷（有别于肾阳虚不能温煦下肢）。脉弦、舌红、有瘀点、苔微黄，系阴虚气滞，瘀热相搏之征。用协 4（一贯煎）合协 47（四逆散）养肝益肾，调畅气机，使疏泄正常而助便通，且除

听力差、头晕、易生气及右手指伸直难诸症。桃仁、红花、黄芩及菊花活血清肝胆之热，辅协 11（四妙丸）引湿热下行而出之，天麻平肝化痰湿，葛根升清，升极而降（近乎《金匮要略·奔豚气病脉证并治第八》治肝气奔豚的奔豚汤中用葛根），亦有助于通便。杜仲、沙苑子平补肝肾，未径用通便之药而便自调。二诊诉大便每日 1 行，且口水不显，是故乘胜追击，守上方加肉苁蓉润肠通便而收全功。

又：本案与案 13 比较，所治之病均为便秘，上案在养阴疏肝之同时兼顾祛除中焦之湿热，本案则引湿热下行，同样充分体现了中医同病异治的内涵。

十五、祛风除湿养肝肾

腰膝疼痛

刘某，女，65 岁。2013 年 8 月 22 日初诊。

腰膝疼痛反复发作 10 年余。

患者 10 年前即腰膝疼痛，季节转换则剧。7 年前颈项疼痛。常耳鸣，或手足麻（木）、头昏、胸闷、心慌、口咽干燥。晨吐白痰。脉沉弦，舌红，苔白。7 年前发现血压高，现血压 118/66mmHg。5 年前发现血糖高，现血糖 6.5mmol/L。证属肝肾阴虚，风湿阻络。治宜滋补肝肾，祛风除湿，通络止痛。方投协 4+ 协 28+ 桃仁 10g，红花 10g，桑寄生 20g，姜黄 10g，忍冬藤 30g，炒莱菔子 15g，僵蚕 10g，7 剂。

2013 年 8 月 30 日二诊。腰痛减、颈痛失，未胸闷、心慌，但足趾麻，余同上。脉舌同上。守上方，加白芥子 6g。7 剂。

赏析：《素问·脉要精微论篇》："腰者肾之府，转摇不能，肾将惫矣。膝者筋之府，屈伸不能，行则偻附，筋将惫矣。"肝肾俱阴虚，不能主筋与骨，风尤其是湿乃至于寒，趁虚而入，气血瘀阻，故致腰膝悉痛。《素问·疟论篇》"夫痎疟皆生于风"，而"风气通于肝"，故《金匮要略·疟病脉证并治第四》继承了这一理论，在从脉象入手论述疟病的病因病机及治法时道："疟脉自弦，弦数者多热，弦迟者多寒，弦小紧者下之差……"皆不离"弦"，故本案的弦

脉主风无疑。而湿邪即《金匮要略》首篇所谓"浊邪"，其常"居下"（腰及其腰以下），风湿相合，经络不通而痛。季节转换时因肝肾亏虚，应变能力低下，故痛剧。肝病传脾，致气血不足；肾病侮脾，致湿邪内生，故手足麻木、晨起吐白痰。脾病及肺累心则胸闷、口咽干燥、心慌。肝肾不足，津不上承则头昏、耳鸣，这其中（包括口咽干燥在内）也不排除扰上之风痰作祟。脉沉弦、舌红、苔白乃阴虚气滞，风邪侵袭，湿邪内生之征。投协4（一贯煎）养肝肾之阴，扶正固本，合协28（桂枝芍药知母汤）祛风除湿，养阴缓痛。加桃仁、红花活血化瘀通络，桑寄生、忍冬藤、姜黄益肾活络止痛，僵蚕、炒莱菔子祛风痰。二诊则腰痛减，颈痛消失，但足趾麻，加白芥子祛皮里膜外之痰。

十六、养肝健脾除湿热

左腰瞤动伴左腿麻木

许某，女，77岁。2007年3月5日初诊。

左腰瞤动伴左腿麻木、疼痛月余。

患者春节期间即左腰瞤动，伴左腿麻木而痛，经治疗腿痛曾消失。或心慌，口苦，口干思水。纳可，眠可。患糖尿病13年（餐后血糖11.6mmol／L）、高血压病40年（现血压136／66mmHg）。便秘，尿黄。脉数，舌边红，苔白。证属阴虚脾虚，湿热下注。治宜养阴健脾，清利湿热。方投协4+协2+协11+桃仁10g，红花10g，枳实15g，地龙15g，延胡索10g，栀子10g。7剂。

2007年3月12日二诊。腰部瞤动减轻，左腿感觉尚可。脉数，舌红，苔中薄黄。守上方，去栀子，加知母10g。7剂。

赏析：肝经气化行于身之左，肝经气血郁滞，则左腰瞤动、左腿麻木而痛。肝病及心则或心慌，传脾则输运不及致湿邪内生，日久郁而化热，加之脾不输津于上则口苦、口干思水。便秘与输运不及也相关。湿热相搏，传病于肾则尿黄。脉数、舌边红、苔白系肝肾阴虚，湿热内蕴之征。用协4（一贯煎）养肝肾之阴以助肝经条畅，筋荣则腰不瞤动或瞤亦轻、腿不麻，合协2（五苓散）健脾运湿而输津、通便，以体现肝病实脾而除口干、口苦、思水诸症，以协

11（四妙丸）加栀子清肝、引湿热下行，桃仁、红花、地龙活血通经，枳实、延胡索理气血以止痛。

十七、养肝健脾兼活血

右坐骨神经痛

陈某，男，35岁。2004年4月22日初诊。

右坐骨神经痛1周，加重3d。

患者1周前即右坐骨神经痛（或跳痛，或僵硬而痛），近3d加重，行走不便。纳寐可，二便调。脉弦数，舌红，苔少。证属肝肾不足，脾湿血滞。治宜养肝健脾，活血通脉。方投协4+协15+协70+协2+桃仁10g，红花10g，延胡索15g，姜黄10g，木瓜10g，威灵仙15g，薏苡仁30g，浙贝母10g，路路通10g。5剂。

2004年5月10日二诊。痛症减轻。但咽中不适。二便调。余可。脉细微数，舌红，苔少。改投协2+协15+协21+协70+薏苡仁20g，陈皮10g，法半夏10g，板蓝根10g，独活12g，瓜蒌皮10g。6剂。

2004年5月17日三诊。痛症消失，但行走时右腿欠灵便。咽中较适，但自觉有少许痰。脉细，舌暗红，苔少。守上方，加黄芪20g，枸杞子20g，薤白10g。10剂。

赏析：坐骨神经痛属中医学"痹证"范畴，本案除疼痛及由疼痛引起的行走不便外，再无他证可辨。脉弦数、舌红、苔少是协助辨证的重要依据，肝肾阴虚且化热是本案的主要病机。肝主筋，足受血而能行。肝肾阴虚且化热则患者右坐骨神经痛乃至行走不便。故投协4（一贯煎）、协15（四物汤）合协70（芍药甘草汤）养血滋阴，柔肝缓急止痛。湿从何来？"伤于湿者，下先受之"（《素问·太阴阳明论篇》），"浊邪居下"（《金匮要略·脏腑经络先后病脉证并治第一》），此所谓浊邪即湿邪。根据湿邪犯人的这一规律，陈师在治疗腰及其以下的病证时，或多或少地会兼用利湿之品，再投协2（五苓散）正是基于此。桃仁、红花、延胡索、路路通活血通络止痛，姜黄、木瓜、威灵仙、薏苡仁利湿除痛，浙贝母清肺解郁，使气行则血行，有下病取上之意。二诊时疼痛减轻，但咽中不适，多系无形之湿邪在脾且及子（肺）引起，是以改投协 2（五苓散）+ 协 15（四物汤）+ 协 21（玄麦甘桔茶加射干）+ 协 70（芍药甘草汤），并加瓜蒌皮、薏苡仁、陈皮、法半夏化痰湿、健脾气，板蓝根利咽，独活引经祛在下之湿，故三诊时疼痛消失。

十八、养阴理肺和气血

尿频、尿急、尿等待、尿分叉、尿浊

童某，男，18 岁。2009 年 2 月 12 日初诊。

尿频、尿急、尿等待、尿分叉、尿浊 1 年余。

患者约 1 年前出现尿频、尿急、尿等待、尿分叉、尿浊，经治疗无效。现在约每小时小便 1 次，若饮水多则尿次更多，小便末带白色黏液，或夜尿 1 次。肾有小结石。或后项疼痛，梦多，咽干，晨起恶心。饮食及大便正常。脉微数略弦，舌红，苔少而白。咽红。证属肝肾阴虚，肺虚气滞。治宜养阴理气，润肺祛邪。方投协 4+ 协 21+ 协 56+ 金钱草 20g，制香附 10g，郁金 10g，桃仁 10g，天花粉 15g，瞿麦 10g。7 剂。

2009 年 3 月 10 日二诊。夜尿消失，小便末浑浊减少。停药观察约 20d，发现天晴加跑步则尿正常，天阴则剧。梦仍多，口干思水，大便稀，每日 2 行。脉略数，舌红，苔白，边齿印。守上方，去瞿麦，加白术 10g，茯苓 12g。7 剂。

2009 年 3 月 26 日三诊。夜尿 1 次，白天饮水则尿。偶有耳鸣。久坐则两足发麻，偶尔右少腹疼痛，或左胸轻微刺痛，梦多依然。纳佳。脉微数，舌红，苔白，边齿印。改投协 25+ 萆薢 10g，升麻 3g，栀子 10g，芡实 20g，延胡索 10g，黄芩 10g，柏子仁 8g。7 剂。

2009 年 5 月 14 日四诊。其祖母代诉：尿次减少，但依然梦多。正患感冒。脉舌未见。守上方，加鸡内金 10g。7 剂。

2009 年 6 月 11 日五诊。其祖母代诉：小便正常，仍梦多。头昏，腿软。脉舌未见。守上方，加神曲 10g。7 剂。

赏析：从脉微数略弦、舌红、苔少而白及咽红可以看出，肝肾肺阴虚，气机不利，疏泄太过是本案的基本病机。正因此故则尿频、尿急、尿等待、尿分叉。

阴虚有热则尿浊，久久煎熬致水脏产生小结石。肝病传脾，少量湿邪内生，则早起恶心。湿与热相搏扰心则梦多。虚热侮肺则咽红、咽干。肝病侮肺、肾病累肺，致膀胱经经气不利则或后项疼痛。投协4（一贯煎）养肝肾之阴，畅达气机，使疏泄正常而改善小便异常现象，协21（玄麦甘桔茶加射干）合协56（当归贝母苦参丸）润肺解郁，活血燥湿，使水之上源复常。桃仁、天花粉、金钱草、瞿麦通经利水，制香附、郁金调理气血。二诊虽夜尿消失、尿末浑浊减少，但疗效并不尽如人意。可喜的是患者观察发现天晴加跑步则尿正常，天阴则剧，这说明与阳气偏虚多少有关联。其大便稀、舌边齿印乃脾虚生湿之征，亦乃湿邪外出之象，故守上方去瞿麦，加茯苓、白术健脾益气燥湿。三诊虽述夜尿仅1次，而依然梦多、耳鸣、久坐则两足发麻、偶尔右少腹疼痛或左胸轻微刺痛，气血亏虚之象也。故改投协25（归脾汤）加延胡索、草薢、黄芩、升麻、栀子补脾养血、活血升清、清热降浊，芡实、柏子仁益心缩泉。

十九、调补肝肾兼活血

两小腿水肿

赵某，男，32岁。2014年9月20日初诊。

两小腿水肿约4个月。

患者4个月前即两小腿水肿，朝轻暮重。现两腰部有抽搐感。晨起口干。血压高3～4年。2005年发现痛风。脉弦，舌红，苔白。证属肝郁阴虚，肾失温化。治宜滋阴扶阳，活血利水。方投协4+协41+防己10g，苦参10g，钩藤10g，僵蚕10g，桃仁10g，红花10g，桑寄生15g，黄芩10g。7剂。

2014年12月13日二诊。药后精神振奋，因故停药2个月余。现小腿轻度水肿，夜晚尤剧。腰及背部有抽搐感。晨起口干、口苦，有时呃逆，但食欲尚可。上眼胞胀痛。大便每日2～3行，质稍稀，小便可。血压140/100mmHg。脉弦，左略沉，舌红，苔白，边齿印。改投协1+协31+杏仁10g，白茅根20g，地龙10g，桑寄生15g，杜仲15g，黄芩10g，夏枯草15g，炒谷芽、炒麦芽各15g，炒莱菔子15g，僵蚕10g。7剂。

2014年12月20日三诊。水肿消失，抽搐、呃逆减轻。大便每日4～5行，矢气特臭。余可。脉弦，舌红，苔白。守上方，加白蔻仁10g，薏苡仁20g。7剂。

赏析：水流湿，火就燥，下焦属肝肾，肝肾气化不足，则水湿留滞，小腿水肿，且夜晚尤剧，晨起减轻属阳虚。腰部有抽搐感提示气血虚。早起口干、脉弦、舌红则是肝郁阴虚。病属阴阳俱虚，虚实夹杂，方投协4（一贯煎）养肝肾之阴，协41（真武汤加赤芍）温阳利水。加防己、苦参、黄芩利湿兼清气滞湿郁所化之热，桑寄生、钩藤、僵蚕补肾息风，桃仁、红花活血利水。二诊时症见上眼胞胀痛，说明脾湿更重，因上眼胞属脾。湿盛于脾，升清不足，影响胃气和降故时呃逆。大便每日2～3行，稍稀及舌红、苔白、边齿印说明老病复发，湿邪依然较盛，是以改投协1（逍遥散加赤芍）合协31（五皮饮）疏肝健脾、利水消肿，加杏仁、地龙、白茅根宣肺通络利水，桑寄生、杜仲补肝肾，僵蚕、黄芩、夏枯草息风清热，炒谷芽、炒麦芽及炒莱菔子调和肝胃。三诊时水肿消失，抽搐、呃逆减轻，但矢气特臭（湿邪外达之征），点出中焦失于运化，为辨证之眼目。

第二节 消 胆

一、清胆理血除湿热

左膝滑膜炎

赵某，男，27岁。2015年5月8日初诊。

左膝滑膜炎1个月。

患者1个月前被诊断为左膝滑膜炎，住院20d，抽水17ml。出院3d后复发，左膝肿胀，皮肤略红。心烦，或发怒。口干、口苦，纳减。早晨唾沫黄。脉濡，舌红，苔白。证属湿热下注，痰热上扰。治宜清胆化痰，理血利湿。方投协34+协11+协15+制胆南星6g，川黄连6g，通草3g，忍冬藤30g，桃仁10g，红花10g，防己10g，萆薢15g。10剂。

2015年6月19日二诊。因肠风复发而就诊时述，药毕上症即失。

赏析：左膝滑膜炎，病在筋膜，经住院用西药治疗后虽暂时被控制，但出院 3d 后即复发，呈现左膝肿胀之症。炉烟虽暂熄，但灰中仍有火，邪气不去，且内舍于肝（膝为筋之府，而筋主于肝），故而时发怒。母病及子则心烦，肝病传脾（胃）则口干、纳减。肝病出胆，胆经痰热致早晨唾沫黄且口苦。脉濡、苔白为痰湿之象。投协 34（温胆汤）加胆南星、川黄连即黄连温胆汤清胆化痰和胃。合协 11（四妙丸）加通草、忍冬藤、防己、萆薢清利下焦湿热，通利关节而除其肿胀。辅协 15（四物汤）合桃仁、红花即桃红四物汤养血化瘀以尽利其水。

二、健脾理血兼开窍

癫痫

黄某，男，9 个月。2014 年 7 月 13 日初诊。

癫痫发作 2 次。

2014 年 7 月 7 日及 7 月 11 日晚，患者洗澡后均突然大叫、哭泣、身硬、目不瞤，或两眼上翻、手足抽搐，持续数分钟，掐人中后复常，随即入睡。近几天尿黄而少。指纹风、气两关俱紫，舌红，苔中白（近 2 个月曾先后 2 次从床上摔下，枕骨、右颅骨外骨折）。证属气血两虚，痰瘀阻窍。治宜补益气血，化痰祛瘀。方投协 51+协 15+ 桃仁 10g，红花 10g，天花粉 15g，三七粉（另包，冲）3g，郁金 10g，石菖蒲 10g，佩兰 6g，薏苡仁 15g。5 剂。每剂服 3d，每日 3 次。

2014 年 8 月 10 日二诊。8 月 1 日晚发作 1 次，哭泣难，握拳紧。可眨眼，眼球亦可转动。口流涎，略咳。喜俯卧，大便稀。指纹风、气两关青紫，舌红，苔薄白。守上方，加炒莱菔子 10g。5 剂。服法同上。

追访 10 个月，2015 年 6 月 17 日其母诉未再复发。

赏析：小儿属稚阴稚阳之体，气血不足，神气未充，从床上摔下，且伴枕骨、右颅骨外骨折，有所跌仆，恶血必归于肝，惊气扰心，痰瘀内生，表现为突发大叫（肝）、哭泣（肺）、身硬（脾）、目不瞤（肝、脾），或两眼上翻（脾、肝），手足抽搐（肝、脾），指纹风、气两关俱紫，提示肝胆惊痰，传病于脾。故治宜补益气血以养神魂，化痰祛瘀则窍开。首选协 15（四物汤）加桃仁、

红花、三七粉及天花粉，理血生津、化瘀通络、柔肝救胆，以体现肝（胆）病实肝，以治其外伤导致的血络瘀阻。次选协51（四君子汤）益气健脾，以绝生痰之源，且体现肝病实脾之旨。如此则肝脾调和。佩兰、薏苡仁、郁金、石菖蒲化湿祛痰开窍。二诊见患儿略咳、大便稀、俯卧，知脾胃食积，守上方加炒莱菔子消食化积。

三、清胆养肝化瘀浊

痫证

汤某，男，40岁。2014年12月12日初诊。

痫证反复发作2年。

患者于2012年10月某日下午5:00在公交车上突然晕倒，口吐白沫，双目上翻，鼾声似猪叫。后每月1发，去年曾2发（昼夜各1发），今年已2发。发作前头部有触电样感觉，发作时四肢抽搐（2012年3月21日晚9:00在办公室玩电脑时被雷击过，晕倒约40min后自醒，当时头晕欲吐，翌日发现额头有黄豆大小焦煳痕，10d后焦煳处脱皮）。最近2发系12月6日凌晨。平素因生意不景气而压力大，或心烦。手足心或汗出，夜身睏，鼾声大。阴囊潮湿。纳可，大便每日1行，或稀。夜尿1～2次。脉沉，舌红，苔白，边齿印。证属肝胆惊扰，痰瘀阻窍。治宜清胆养肝，化瘀祛浊。方投协34+协4+协70+制胆南星6g，川黄连6g，僵蚕10g，天麻10g，炒莱菔子10g，桃仁15g，郁金10g，薏苡仁20g，苦参10g，制附片6g。7剂。

2014年12月24日二诊。夜身睏、打鼾均减。昨夜曾盗汗，或心烦，阴囊依潮，眠稍短。余可。脉弦，舌红，苔少而白。守上方。7剂。

2015年1月8日三诊。夜身睏、打鼾又减，盗汗亦减，但昨晚反弹。睡眠时间稍长，阴囊仍湿。记忆力差。脉舌同上。守上方，加蛇床子10g。7剂。

2015年2月11日四诊。便秘4d，口腔溃疡复发2d，阴囊潮湿，运动太过则盗汗。凌晨3:00夜尿后复睡难。或头昏沉。余可。脉细，舌红，苔白厚。守上方，加五倍子10g。7剂。

2015年3月15日五诊。3月4日痫证复发，持续10min，未眠。口腔溃疡复发7d。现乏力、乏味，口干饮水多，饮水则尿。阴囊潮湿。大便溏，每日1～2行。脉左细右弦，舌红，苔白，根部黄。守初诊方加五倍子10g，神曲10g。7剂。

2015 年 6 月 26 日其妻诉迄今为止未再复发。

> **赏析:**胆在志为惊,患者突遭雷击,受惊过度,致惊痰入胆,胆病及子(心),加之惊亦伤心,致痫证反复发作。又平素因生意不景气而心理压力大,痰湿化热则或心烦。胆病传脾,输运异常则手足心或汗,犹如《金匮要略·痰饮咳嗽病脉证并治第十二》溢饮证之"饮水流行,归于四肢,当汗出而不汗出,身体疼重"一般;痰阻经络清窍,久而生热化风则鼾声大、夜身瞤。胆热累肾、脾湿传肾则阴囊潮湿,且久久不化。脉沉左细、苔白、边齿印,提示体内湿邪过盛。用协 34(温胆汤)合川黄连即黄连温胆汤,加制胆南星清化肝胆惊痰,僵蚕、天麻及炒莱菔子以强化痰之力,且可抑木息风。合协 4(一贯煎)养肝肾之阴以助胆经痰热之化,且亦可息风(因为阴虚亦可生风)。辅协 70(芍药甘草汤)合薏苡仁柔肝息风、缓解筋脉拘急以防复发。痰湿日久多致血瘀即陈师"水(痰、湿)不利则为血"之论,是以用桃仁、郁金化瘀开窍除痰湿,制附片温补肾阳,以体现阳中求阴。苦参燥湿清热解毒以治其阴囊潮湿。守方半年,两年之痼疾竟未复发。

又:以上 2 案病证相同,但有轻重之异,故前者养肝救胆兼以补脾益气,后者清胆化痰兼以养阴柔肝,异曲同工。

四、清胆活血养肝肾

性功能差

陈某,男,48 岁。2013 年 6 月 8 日初诊。

性功能差约 2 年。

患者年轻时即性功能稍差,近 2 年有所加剧,或淡漠、早泄、举之不坚。偶尔心悸,两目干涩或痒。4 年前曾经腰扭伤,现右腿麻木,且发现腰椎间盘病变。尿黄。脉略滑,舌红偏暗,苔白。证属胆经痰热,阴虚及阳。治宜清胆化痰,滋补肝肾。方投协 34+ 协 4+ 桃仁 10g,红花 10g,柴胡 10g,三七粉(另包,冲)10g,天花粉 15g,杜仲 15g,川续断 15g,细辛 6g,韭子 10g,淫羊藿 15g,黄芪 20g。10 剂。

2013 年 6 月 27 日二诊。双目稍适,或早勃,膝部酸。停药一段则反弹。余同上。

脉缓,舌红,苔中薄黄。守上方,加沙苑子10g,菊花10g。20剂。

> 赏析:对性功能差的辨治大多立足于肾,故收效不尽如人意,陈师治本病每每立足于肝。如对肝郁脾虚者用逍遥散,其脾湿尤重的则合五苓散;对肝胆湿热者则投龙胆泻肝汤,其兼心阴虚内热者则合导赤散;等等。前阴,宗筋之所聚。其功能则与肝、肾密切相关,若亏虚或受邪,则性功能差,其临床表现为或淡漠,或早泄,或举之不坚,或三者兼而有之。将肝血不足则腿麻、两目干涩或痒、阴虚生热则尿黄等症与脉略滑、舌红偏暗、苔白合参,可见本案乃虚实夹杂所致,但以虚为主,虚中夹实(痰湿乃至于热)。首选协34(温胆汤)清胆化痰以助肝养,次选协4(一贯煎)径养肝肾之阴,加淫羊藿、杜仲、川续断、韭子扶阳益精。所加黄芪、柴胡、桃仁、红花、三七、天花粉、细辛诸味药疏肝益气、化痰活血通经之功则是针对其痼疾——腰扭伤、腰椎间盘病变,体现了治新病兼顾痼疾,其理论源头则在于《伤寒论》"喘家作,桂枝汤加厚朴杏子佳"。二诊时诉"或早勃",此乃向愈之佳兆,足证药已中的。惜停药一段招致反弹,但其症远比初诊时要轻,仅膝部发酸而已,系肝阴不足之象,故守方加沙苑子、菊花养肝益精明目(初诊时有两目干涩或痒)。立足于胆肝调节性功能,体现"肝(胆)主疏泄"之重要,为中医临床辨治性功能差,再开法门。

五、清胆养肝滋肺阴

腰痛

王某,男,40岁。2013年6月30日初诊。

腰痛复发年余。

患者前年始腰痛,去年复发,阴天尤剧,至今未愈。易怒,或头昏。面部少许红疹,油脂多,涎水亦多,夜晚尤甚。早泄。夜尿1～2次。血脂及尿酸均高。脉滑,舌红,苔白,咽红。证属胆经痰热,阴虚气滞。治宜清胆化痰,养阴理气。方投协34+协4+协21+制胆南星8g,川黄连6g,独活10g,川续断15g,焦山楂20g。7剂。

2013年7月13日二诊。腰痛略减,睡眠较好,吐涎不明显。但自觉疲劳。脉略沉,左濡,舌红,苔白。守上方,加黄芪20g。7剂。

2013年7月21日三诊。夜晚磨牙、说梦话、流涎。有时大便毕带鲜血,夜尿1次。脉略沉,舌红,苔白。守上方,去协21,加炒莱菔子10g,茵陈蒿20g,炙远志8g。7剂。

2013年7月28日四诊。未曾腰痛,余症俱减。但俯卧则流口水。纳佳。脉略滑,舌红,苔白。守上方,加藿香10g。10剂。

> **赏析**:将涎水多、易怒,或头昏、油脂多与脉滑、苔白合参,可知胆经痰热是本案的基本病机。胆病传脾,输运不及,湿邪内生则涎水多且夜晚尤甚(夜属阴,脾湿得天之助则更盛)、油脂多。胆病入肝,阴虚气滞则易怒或头昏。胆经痰热,加之肝疏太过则早泄。肝胆病累母(肾)则腰痛,每逢阴天则水湿较重,与胆经痰热相搏则更剧。肝胆病传脾(两目及其以下、两颊之间,以鼻为核心,为脾胃所主)侮肺,则面部红疹、咽红。舌红正肝肾肺阴虚之象。以协34(温胆汤)加川黄连即黄连温胆汤清胆化痰以釜底抽薪,佐制胆南星以强化痰之力,再以协4(一贯煎)合协21(玄麦甘桔茶加射干)滋养肝肺肾之阴而使肝气条达,从而息怒气、除头昏、消咽红。独活、川续断除湿壮腰而止其痛,焦山楂和胃,以体现肝胆病实胃。至四诊时方诉未曾腰痛,此大势已去,故稍事调整,以尽去胆经之痰湿而收全功。

六、理木润肺兼解毒

淋巴瘤

丁某,男,54岁。2007年9月6日初诊。

发现淋巴瘤将近2年。

患者于2005年10月做扁桃体手术时意外发现淋巴瘤,今年3月曾在武汉协和医院住院治疗(3个月以前在家乡随州化疗9个疗程即54d,来协和后又化疗6个疗程即60d)。头发脱落、变细,右耳鸣,或轻微头昏,或右肋间疼痛且喜按。口苦,咽干,夜晚咽痒,咳则痒除。两手指尖发木。或大便溏,每日1～2行,夜尿1次。脉弦,舌红,苔白。证属胆经痰滞,阴虚毒结。治宜理木润肺,活络解毒。方投协34+协23+协70+山豆根6g,板蓝根10g,薏苡仁20g,白重楼(南方多称"白蚤休")10g,天花粉15g,半枝莲20g,延胡索10g,玫瑰花6g,玄参10g。4剂。

2007年11月15日二诊。服上药之初,上症依然,但经停药观察2个多月后

上症部分消失。依然右耳鸣伴牙痛、右肋间或疼痛。视力差，夜晚入睡困难。脉弦，舌红，苔薄白。咽红。改投协 4+ 协 39+ 协 47+ 丹参 15g，延胡索 10g，玫瑰花 10g，半枝莲 20g，瞿麦 20g，炒谷芽、炒麦芽各 15g，炒栀子 10g。7 剂。

2007 年 11 月 21 日三诊。上症依然，但咽干减轻。每至农历初一、十五的夜间 3:00—4:00 即入睡难。脉舌同上。守上方。7 剂。

2007 年 11 月 29 日四诊。耳鸣减，仍咽干。脉弦，舌红，苔少。咽红。守上方，去半枝莲、栀子，加板蓝根 10g，玄参 10g。7 剂。

2007 年 12 月 6 日五诊。感觉尚好，右胸疼痛减轻。但依然耳鸣，有时左耳短暂刺痛。咽干。脉沉细，舌红，苔少。咽红。再改投协 4+ 协 21+ 协 39+ 丹参 15g，延胡索 10g，玫瑰花 10g，瞿麦 10g，炒谷芽、炒麦芽各 15g，板蓝根 10g，茯苓 12g，泽泻 20g，郁金 10g。7 剂。

2007 年 12 月 13 日六诊。耳鸣略减，牙痛减轻。但右胸及右肋间有时依然疼痛。脉弦，舌红，苔白。守上方，去泽泻、郁金，加柴胡 6g，白芍 12g。7 剂。

2007 年 12 月 20 日七诊。脉证与上大同。守上方。7 剂。

2007 年 12 月 27 日八诊。自觉咽喉右侧疼痛，睡眠欠深。大便稀，每日 1 行，偶 2 行。脉弦沉，右略细，舌红，苔白。守上方，加三七末（另包，冲）6g，白重楼（南方多称"白蚤休"）10g。3 剂。

赏析： 患淋巴瘤经数次化疗，精气大虚，故症见发落、头昏、耳鸣。胁肋属肝胆，右肋间有时疼痛，按压则舒，知肝经气血亏虚。肝虚则木不疏土，致两手指尖发木、大便溏。气不化津加之母病及子则口苦、咽干及咽痒。用协 34（温胆汤）清胆化痰，协 23（半夏厚朴汤）健脾宣肺、降气化痰，协 70（芍药甘草汤）柔肝缓痛，所加山豆根、板蓝根、玄参、天花粉、白重楼、半枝莲、延胡索、玫瑰花、薏苡仁解毒、润肺、活血、化湿而利咽。二诊见上症部分消失，但兼见耳鸣伴牙痛，且视力差、入睡难，故改投协 4（一贯煎）养肝肾之阴，协 47（四逆散）疏肝理气以助肝肾阴虚之复，协 39（瓜蒌薤白半夏汤）振复心肺之阳以助祛邪之功，丹参、延胡索、玫瑰花养血活血通络，半枝莲、瞿麦、炒栀子利湿清热解毒，炒谷芽、炒麦芽调和肝胃。守方至五诊，诸症方减，但仍咽痛耳痛，是以去协 47 加协 21（玄麦甘桔茶加射干）润肺利咽。郁金、茯苓、泽泻疏肝活血利湿。

<h2 style="text-align:center">第三节 消 心</h2>

滋阴清心调肝脾

血尿

张某，男，61 岁。2006 年 4 月 10 日初诊。

血尿 8d。

患者 8d 前出现血尿。2002 年曾患乳糜血尿，住院治疗 20d 后痊愈出院。9 年前即患右肾结石，经中西药治疗，排出结石 3 颗，当时曾伴血尿。4 月 3 日又见血尿（4 月 2 日曾饮啤酒 3 瓶），伴左少腹及腰部疼痛。或头昏，大便尚可。脉微数，舌红，尖尤甚，苔中根白。证属阴虚有热，肝脾不调。治宜滋阴清心，调和肝脾。方投协 19+ 协 57+ 车前子 15g，白术 10g，瞿麦 15g，鸡内金 10g，炒枳实 10g，桃仁 10g，三七粉（另包，冲）10g。7 剂。

2006 年 4 月 18 日二诊。药至第 3 剂时血尿止。但昨日尿浊，夹有少许血液，余尿色白。腰痛失。脉舌同上。守上方，三七减为 6g，另加萆薢 15g。7 剂。

赏析：肾开窍于前后二阴，而肝经过阴器，故小便正常与否关乎肝肾。而小肠者，受盛之官，有泌别清浊之功，将尿血与脉微数、舌红、尖尤甚合参，可见既有肝脾不调，又有心阴虚内热，且已移热于小肠，故见血尿。患者既往有血尿史，且右肾结石，饮啤酒后，其辛甘之性助脾湿胃热，加剧了肝脾不调，灼伤脉络，是以诱发血尿。肝脾不调，下病碍上则见时头昏，肝经不利则左少腹疼痛，子病累母则腰部疼痛。《金匮要略·百合狐惑阴阳毒病证治第三》的"其脉微数"与本案的"脉微数"有相近之处：彼以心阴虚内热为主，移热于小肠则见"尿赤"，与肺阴虚内热，不能通调水道以致下流郁滞也有关，此则与心阴虚内热且移热于小肠有关，但与肝脾不调、疏泄不畅也相涉。故首投协 19（导赤散）滋养心阴，清心利尿，次投协 57（当归芍药散）调和肝脾，除湿清热，再加车前子、瞿麦、鸡内金利水排石，兼顾其痼疾。桃仁、三七活血化瘀。药至第 3 剂时尿血止、腰痛失。鉴于有尿浊，故守方加萆薢以泄之。

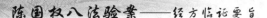

❀ 第四节 消 脾 ❀

一、理脾清胆畅三焦

大便次数多

陈某，女，26岁。2013年11月21日初诊。

大便次数多1个月。

患者1个月前即大便每日2～3行，多先干后稀，最近均偏溏，或伴腹痛。自认为与饮食不节（每日吃4～6个玉米）相关。或右侧头痛，背酸，天冷则左胸疼痛多年。或脱发，口苦。月经后期，痛经多年。脉细数，舌淡，苔白。证属脾虚湿阻，胆胃有热。治宜理脾清胆，调畅三焦。方投协2+协7+杏仁10g，白蔻仁8g，薏苡仁20g，黄芩10g，川芎10g，广木香10g，炒莱菔子10g，神曲10g。7剂。

2013年12月4日二诊。大便调，头适。左胸疼痛不显，仅感不适，腰部亦不适。月经未至（应每月11—18日来潮）。脉细，舌淡，苔白。守上方，加当归15g，炒白芍15g，杜仲20g。7剂。

赏析：大便每日2～3行，先干后稀，多属脾湿胃热所致。正因此故，加之胆热传胃（也不排除脾湿胃热反侮胆经），中焦升降紊乱，脾之输运太过则大便频，胃胆之热上逆则口苦。胆经有热，经气不利则或右侧头痛。脾胃俱病，累母（心）及子（肺），胸阳不振则背酸。从天冷则左胸疼痛多年看，胸阳不振已非一日之寒，故反过来心病可及子（脾胃）、肺病可累母（脾胃）。发为血之余，脾胃俱病，气血生化不足故脱发。脉细数、舌淡、苔白系气血亏虚且有湿之征。痛经虽多年，且月经后期与此也并非毫无关联，从某种意义上讲痛经及月经后期，久而久之导致了大便频。因冲任隶于阳明，经言："太冲脉盛，月事以时下。"脾胃不足，太冲脉亏虚，故月经后期乃至痛经，二者互相影响、互为因果，大便时所伴腹痛多与脾湿传肾也相关。故湿邪虽重在中焦，但却下注上犯，弥漫三焦。方投协2（五苓散）健脾利湿，加杏仁、白蔻仁、薏苡仁（浓缩三仁汤之意）开上、宣中、导下，合协7（香砂六君子丸去木香加制香附）暖脾益气以祛湿，广木香、川芎、黄芩理气清胆胃，炒莱菔子、神曲降气化湿理三焦。二诊时大便调，但左胸及腰不适，月经尚未至，故守上方加当归、炒白芍、杜仲养血柔肝益肾治其腰痛。

二、健脾化湿调阴阳

腹痛、腹泻

董某，男，43 岁。2014 年 9 月 23 日初诊。

断续腹痛、腹泻 20 余年。

患者自 19 岁开始，凡饭后喝凉水即腹痛、腹泻，延续至今。前年下雪天的某晚小便时曾突然昏厥。纳可。现大便不成形。自诉有轻度前列腺炎。脉弦，舌红，苔白。证属脾虚湿盛，阴阳不和。治宜健脾运湿，调和阴阳。方投协 2+ 协 22+ 煅龙骨、煅牡蛎各 20g，川厚朴 10g，杏仁 10g，白蔻仁 10g，薏苡仁 20g，白茅根 15g，桃仁 10g，玄参 10g，制香附 10g，郁金 10g。7 剂。

2014 年 9 月 30 日二诊。服药至第 3 剂时，试食红枣后居然未腹疼、腹泻（往日则痛、泻），且大便成形，每日 1 行。脉舌同上，守上方。10 剂。

2014 年 10 月 10 日三诊。大便调，偶稀。腹部舒适。或盗汗，汗剧则背胀。脉弦，舌红，苔白腻。守上方，加柴胡 10g，黄芩 10g，浮小麦 50g。10 剂。

2014 年 10 月 26 日四诊。上症尽失，无特殊明显不适。脉舌与上大同。守上方，加萆薢 15g。10 剂。

赏析：患者病起于饭后喝凉水，致腹痛、腹泻延续至今。因寒邪侵入腹络，而寒性收引，脉络拘急，加之脾阳不足故腹痛。正因脾阳不足，不与阴和，阴阳失调，致脾虚湿盛。喝凉水后加剧了其脾湿致腹泻。下雪天某夜小便时突然昏厥，乃阳随尿失，水火不济所成，犹如《金匮要略·百合狐蜮阴阳毒病证治第三》"……若溺快然，但头眩者……"状。脾病侮肝则脉弦，苔白乃湿邪之征。方投协 2（五苓散）健脾运湿，合协 22（桂枝汤）加煅龙骨、煅牡蛎即桂枝加龙牡汤调和脾胃之阴阳。加杏仁、白蔻仁、薏苡仁（浓缩三仁汤之意）合白茅根、厚朴开上、宣中、导下以化湿，桃仁、郁金、玄参疏肝理气，活血养阴。二诊即未腹痛、腹泻且大便成形，三诊时又添盗汗乃至背胀，故守上方加柴胡、黄芩（浓缩小柴胡汤之方义）合浮小麦调畅胆经以敛汗。

三、养阴健脾兼疏风

腰酸背痛

余某，女，31 岁。2013 年 11 月 30 日初诊。

腰酸背痛月余。

患者近 1 个月来每活动后即腰酸背痛。冬天怕冷。长期入睡难、易醒。纳呆。面部轻度黄褐斑 2 年。白带多，味腥。脉细，舌红，苔少。证属脾虚有湿，诸阴不足。治宜健脾祛湿，养阴疏风。方投协 2+ 协 4+ 协 38+ 协 46+ 防风 10g，桑叶 10g，蝉蜕 6g，焦山楂 20g。7 剂。

2013 年 12 月 8 日二诊。腰背疼痛减轻，睡眠好转，白带减少。余如上述。脉舌同上。守上方。7 剂。

> **赏析**：脉细、舌红、苔少结合腰酸背痛可见，不仅肝肾阴虚，而且心肺之阴亦虚（不濡于背部则痛，犹如心肺之阳不达于背部则痛一样）。足太阳膀胱经循经于背腰，素有方才所言之阴虚，活动后耗损其阴，致经气不荣、不利，也可加剧其酸痛。心肺阴虚，阳无所入，加之肝肾阴虚，母（肝）病及子（心），肾水无以上济心火，四者相搏致入睡难、易醒。心肺病及脾累脾、肝肾病传脾侮脾则纳呆。阴虚则阳无所化，有湿则伤及其阳，故冬天怕冷。上已论及，两目之下（含两目）、两颊之间，以鼻为核心，为脾胃所主，脾虚生湿，上应于面，与风邪相合，久而久之气血轻度郁滞，而致面部黄褐斑。脾湿传肾则白带多且味腥。脉细不仅主阴虚，亦主有湿。以协 2（五苓散）健脾运湿，合协 4（一贯煎）、协 38（百合地黄汤）及协 46（酸枣仁汤）3 方，共奏养肝肾心肺阴液之功，桑叶、防风、蝉蜕清热疏风。药已中的，故二诊时诉腰背疼痛俱减、睡眠好转、白带减少。

四、健脾养阴除湿热

便秘

王某，男，23 岁。2013 年 11 月 16 日初诊。

便秘 4 年。

4 年前即便秘，多 3 日 1 行，无明显季节性差异。口臭，有痔疮。余可。脉略沉，舌红，苔少。证属脾虚有湿，阴虚有热。治宜健脾利湿，养阴清热。方投协 2+ 协 4+ 协 59+ 知母 10g，玄参 10g，板蓝根 10g。7 剂。

2013 年 11 月 26 日二诊。大便减至 2 日 1 行，口臭亦减（服前 2 剂时颈部起红疹 2 ～ 3d，不痒，后自行消失）。脉舌同上。守上方，加全瓜蒌 20g。7 剂。

> **赏析**：腑以通为顺，患者长期便秘，胃气不降，气滞化热则见口臭。湿热下注于肠，日久气血郁滞而为痔。脾胃湿热反侮于肝，日久致肝肾阴虚，而见舌红、苔少。投协 2（五苓散）健脾运湿，协 4（一贯煎）养肝肾之阴以助脾运，体现了治"克我"之脏，加协 59（赤豆当归散）、知母、板蓝根养血、清利中下焦湿热，益玄参润肺以助大肠畅通。二诊诉诸症俱减，加全瓜蒌行气化痰，进一步促使肺与大肠相表里而腑气尽通。

大便带血丝

郭某，女，45 岁。2014 年 1 月 22 日初诊。

大便带血丝年余。

患者 2013 年 7 月始腹疼，每晨腹泻 5 ～ 7 次，诊为结肠炎。现大便每日 1 行，或带鲜红血丝，或肛周潮湿，有混合痔。或腹胀，两腹股沟或热或凉。睡觉易醒。小便可。脉细，舌红，苔中白，稍厚。证属脾虚阴亏，湿热内蕴。治宜健脾养阴，清利湿热。方投协 2+ 协 4+ 协 59+ 苦参 10g，柴胡 10g，黄芩 10g，延胡索 10g，小茴香 6g，川厚朴 10g，焦山楂 20g。20 剂。

2014 年 2 月 16 日二诊。大便时未见血丝。腹胀（从右少腹→脐上→左少腹）、痛俱减，腹股沟凉热亦减。无肛周不适，易醒少。但胃或不适，咽中亦不适且波及耳部。或尿灼。脉细，舌红，苔少、中根微黄。守上方，去协 2，加协 20，黄柏 10g，玄参 10g。20 剂。

> **赏析**：湿盛则濡泻，将每晨腹泻 5 ～ 7 次与苔中白及稍厚合参，知湿盛于脾，下注于肠是本案的主要病机。而脉细、舌红说明肝肾阴虚，疏泄异常是本案的次要病机。脾湿侮肝，肝虚传脾，互为因果，则腹泻、腹痛、或腹胀。湿邪困脾，统血紊乱，阴络损伤，加之有混合痔，故大便带鲜红血丝。肝病及胆，疏泄紊乱则两腹股沟或热或凉，或肛周潮湿。湿邪困脾累心，故睡眠时易醒。

首选协2（五苓散）健脾利湿以实大便，次选协59（赤豆当归散）合苦参、川厚朴、小茴香、延胡索养血活血，清热利湿，行气止痛，后选协4（一贯煎）养肝肾之阴以复疏泄之功，柴胡、黄芩（浓缩小柴胡汤之方义）以除其腹股沟之凉热。焦山楂和胃以助湿化。二诊时大便未见带血丝，且腹胀、痛俱减，腹股沟凉热亦减，肛周适。但咽中不适、尿灼，是以守上方去协2，加协20（小柴胡汤）和解少阳，加黄柏、玄参清热养阴。

又：本案治疗用方同上案，所加之味不尽相同，本案湿热之邪较上案为重，故症状繁杂，但针对病机辨证论治则无二致。

五、健脾理血除湿热

皮肤刺痛

蔡某，女，41岁。2014年1月24日初诊。

皮肤刺痛1个月。

患者1个月前下半身突发针刺样轻微痛，不分昼夜。或入睡难，早晨口苦。经行则腰胀痛。脉微弦，舌红，苔薄白，中偏厚。证属脾虚血亏，下焦湿热。治宜健脾养肝，活血祛邪。方投协2+协15+协11+桃仁10g，红花10g，独活10g，桑寄生15g，黄芩10g，鸡内金10g。7剂。

2014年3月15日二诊。刺痛消失，但停药观察月余后复发。现上肢偶有刺痛。本次月经前1周乳房胀痛，经至则消失。脉细，舌淡红，苔白。守上方，去协11，加协35。7剂。

赏析：上已言及，上肢之病多责之肝，下肢之病多责之肾，而四肢俱病则责之脾。该患者初诊时下肢刺痛，亦为肝血虚而瘀所致，脉微弦可征，故投协15（四物汤）加桃仁、红花即桃红四物汤养血活血、化瘀通经络。苔薄白且中部偏厚为脾虚湿盛之征。脾湿化热则早晨口苦，脾湿累心或入睡难，脾湿传肾，肾失所养，虚实夹杂致经行腰胀痛。投协2（五苓散）健脾运湿，祛邪即所以扶正。后投协11（四妙丸）加黄芩清利湿热，桑寄生、独活益肾去湿止痛，鸡内金调和脾胃。二诊时刺痛消失，惜未乘胜追击，为老病复发提供了机遇，以致上肢有时亦痛，这足以证明初诊投协2健脾兼顾四肢是正确的。虑及经前1周乳房胀痛，是故去协11（四妙丸），加协35（吴茱萸汤）暖肝温阳而止痛。

六、健脾养血通经络

全身肿

徐某，女，53岁。2014年12月4日初诊。

面、手俱肿10年，全身肿2年。

患者10年前面、手俱肿，多在夏天。近2年全身肿。右足背、左小腿外侧痛。左腰弯曲即痛。嗜睡。2013年4月绝经，外阴痒（自诉有脚气）。大便每日2行，质稀，或夜尿。脉弦，舌红，苔白。证属脾虚湿盛，血虚而瘀。治宜健脾养血，通经利水。方投协2+协15+协33+防己10g，车前子10g，薏苡仁20g，苦参10g，蛇床子10g。7剂。

2014年12月31日二诊。足肿大减，手肿亦减，阴痒消失。余同上。脉舌同上。守上方，加防风10g。7剂。

2015年4月15日再诊时述上症几愈。

赏析：四肢为脾所主，脾气亏虚致土不制水，则面、手俱肿乃至全身肿。《金匮要略·水气病脉证并治第十四》有"经为血，血不利则为水"之论，从本案的病史看，是水不利在先，久而久之导致血不利，水血之结互为因果，合阻经脉，由"肿"（面、手、全身）演变为"痛"（右足背、左小腿外侧）。脾病及心，心阳（气）不振，难以出于阴（血）则嗜睡。脾湿传肾，加之肝血虚累肾，实虚相合，致肾窍之一的外阴瘙痒，或夜尿。大便质稀乃湿邪之征。以协2（五苓散）合防己、车前子、薏苡仁健脾利水，协15（四物汤）养肝血以助上肢水肿之除，协33（桂枝茯苓丸）活血通络以利湿，苦参、蛇床子燥湿解毒杀虫治其阴痒。

七、健脾和胃兼开降

疑似奔豚气病

廖某，女，58岁。2004年4月15日初诊。

胃脘隐痛放射至咽或右胁1年。

患者近1年胃脘隐痛反复发作，喜温、按，且放射至咽部或右胁部。或反酸，或呃逆，或头左侧刺痛。多梦，精神疲倦。大便溏，小便余沥。脉细，微弦，舌红偏暗，苔白，根部微黄。病为疑似奔豚气。证属脾胃失和，升降失常。治宜健脾和胃，调和升降。方投协2+协36+干姜6g，川黄连3g，川厚朴10g，法半夏10g，制香附10g，丹参15g，玫瑰花10g，菟丝子12g。6剂。

2004年4月22日二诊。药后曾腹泻，但胃脘舒适，呃逆消失，反酸减。现左足发痒。脉舌同上。守上方，去干姜、川黄连，加炒枳实10g，砂仁6g。6剂。

2004年4月29日三诊。胃脘微痛、痞满。脉微弦而数，舌暗，苔白。守初诊方，加炒枳实10g，砂仁6g。9剂。

2004年5月17日四诊。偶胃痛，复反酸，但较轻。或心慌，或腰痛、腿软，易疲乏。大便略干。脉细，舌红，苔白。改投协7+协39+延胡索10g，炒枳实10g，枸杞子15g，广木香10g，丹参15g，玉竹10g。6剂。

2004年5月27日五诊。胃痛未作。反酸减轻，心慌亦减。口干不欲饮。大便成形。余同上。脉左弦右细略滑，舌淡暗，苔白。守上方，去玉竹，加菊花15g，柴胡3g，石斛10g。6剂。

> **赏析**：中焦为升清降浊之枢，湿热蕴结其中，气机阻滞则胃脘隐痛，实中兼虚尤其是阳虚，则喜温喜按，脾土病及肺侮肝，况足太阴脾经布散于舌根部，故疼痛放射至咽部或右胁部。湿热蕴结，木不疏土则反酸，胃不降浊则呃逆。脾胃不和，累及于心则多梦。脾病侮胆则头左侧刺痛。湿热困脾则精神疲倦。大便溏即湿盛之征。脾病传肾，气化不利则小便余沥。用协2（五苓散）健脾运湿，合协36（旋覆代赭石汤）和胃益气降气，干姜、川黄连辛开苦降以除其湿热，制香附、川厚朴、法半夏、丹参、玫瑰花理气养血，化瘀通络而止痛，菟丝子补肾利尿。四诊邪祛大半，以虚为主，偶胃痛、反酸减，余邪扰心则或心慌。脾病传肾则腿软，其疲乏之理与初诊同。改投协7（香

砂六君子丸去木香加制香附)暖脾益气祛湿,合协39(瓜蒌薤白半夏汤)振复心肺之阳,以生脾胃、令母实,广木香、炒枳实、延胡索以理气活血止痛,玉竹、丹参、枸杞子和胃养血益肝。

八、调和肝脾兼理气 腹泻

罗某,女,21 岁。2007 年 11 月 29 日初诊。

腹泻复发 2d。

2005 年 6 月 29 日患者突发腹泻,每日 7～8 次,伴脘腹疼痛。在湖北中医学院(现湖北中医药大学)附属医院就诊,服药 7 剂痊愈。平素常腹胀,食后尤剧,大便较正常。2007 年 5 月 13 日腹泻又发,每日 2～3 次,腹胀在所必有,痛则欲泻,泻后痛减,伴轻度下坠感,矢气较多,就诊某中医服药 2 周而愈。前日又因受寒而诱发腹泻,每日 7～8 行,除伴腹胀外尚伴恶心。曾自服藿香正气丸,症状有所缓解。秋末冬初胸腹起红疹,伴瘙痒。白带偏多,色黄。脉沉细,舌红,苔薄白而润,边齿印。证属湿邪内盛,肝脾不调。治宜益气祛湿,调和肝脾。方投协 2+ 协 12+ 苦参 10g,小茴香 8g。4 剂。

2007 年 12 月 6 日二诊。腹胀、腹泻好转。口渴不欲饮水,纳佳,但食后易胃脘胀满不适,有下坠感,呃逆嗳气频繁。近 3d 夜间潮热。向来腰膝酸软,体力差。偶尔喉中有痰,咯之不爽,色黄。白带多,偏黄。大便每日 1 行,基本成形,质软,自觉肛门灼热,微有里急后重感,排之不爽。小便正常。脉沉细,舌红,苔白。守上方,去泽泻、猪苓,桂枝减为 3g,加黄芪 20g,枸杞子20g。7 剂。

赏析:受寒是外因,外因通过内因即脾虚湿盛而起作用,外寒与内湿相搏,脾输太过则大便每日 6～7 行,即所谓"湿盛则濡泻"。前后二阴相关,后阴不利则波及前阴,加上脾湿传病于肾,日久化热则白带偏多且色黄。脾为湿困,不能与胃相表里,胃气上逆则恶心。湿盛则气滞故排之不爽、肛门有里急后重之感,湿郁化热则肛门灼热。脉沉细、苔薄白而润、边齿印,为脾虚湿盛之征,而其脉沉可视为肝阳虚而寒之象。《金匮要略》之湿痹以"小便不利，大便反快"为主症，其治"但当利其小便"，本案大便每日7～8行与"大便反快"相当，尽管初诊未言及"小便不利"，但其治法可与湿痹之治相同，故首选协2（五苓散）健脾运湿，以治其根本。大便每日7～8行属《伤寒论》厥阴病篇中乌梅丸所主"久利"之类，故次选协12（乌梅丸）调和肝脾，散寒化湿。加苦参、小茴香以强除湿理气而消胀之功。二诊述纳佳，但口渴不欲饮水、食后每胃脘胀满不适、有下坠感及呃逆嗳气频繁，说明脾湿依然较盛，致输降紊乱而成。腰膝酸软、体力差亦系脾湿传肾、脾为湿困而然。脾湿及肺化热，肃降异常则喉中有黄痰且咯之不爽。故守上方去泽泻、猪苓且桂枝减量，令其主要发挥白术、茯苓的燥湿健脾益气之功，以防利多伤阴，同时加黄芪、枸杞子以益气养血。

九、运湿益肾兼祛风

左足肿

陈某，女，25岁。2013年8月10日初诊。

左足肿复发1个月余。

患者7年前曾左足肿，不治而愈。1个月余前复发，经西医查无异。面红疹多年，或心慌，或腰椎痛。白带多而臭。大便3d1行。脉濡，舌红，苔薄白。证属湿热下注，肾虚兼风。治宜运脾补肾，利湿祛风。方投协2+协8+制附片3g，桂枝3g，全瓜蒌30g，杏仁10g，防己10g，苦参10g，炒莱菔子10g，蒲公英20g，桑叶10g。7剂。

2013年9月1日二诊。上症俱减，停药则反复。但白带减，咽干而痒。脉舌同上。守上方，加玄参10g。7剂。

从三诊始去协2，先后加协11乃至协4，至2013年12月8日第九诊止，共服药56剂，足肿方尽失。其间曾兼治面红疹、脱发、白带多、鼻衄及目干而痒等症。

赏析： 肾气不足，气化失司，脾虚湿聚，郁而化热，传病于肾，故足肿、白带多而臭。腰椎痛与肾气虚不能主其骨相关。脾湿累心，加之肾不能与心相交互济致心慌。脾湿兼风致面部红疹。脉濡、苔薄白系湿盛之征。首选协2（五苓散）健脾运湿，加杏仁、全瓜蒌、炒莱菔子、桑叶宣肺化湿，清热祛风（兼顾其面部红疹）。次选协8（金匮肾气丸去桂枝、附子）加制附片、桂枝即金匮肾气丸益肾气以助湿化，防己、苦参、蒲公英利湿清热以助络通。三诊去协2（五苓散）、加协11（四妙丸）变健脾利湿为清利下焦湿热，故足肿方尽失。湿热除，风邪散，则面红疹、脱发、白带多、鼻衄及目干而痒等症亦随之而解。

十、运脾益肾理血脉

足底痛

陈某，男，49岁。2005年6月6日初诊。

足底痛约1个月。

患者约1个月前足底痛，放射至腰部（与天气无关）。面色发暗，自觉头昏。纳可（现烟、酒均克制），睡眠可。大便每日1行，小便可。血压（有高血压病家族史）忽高忽低。血压140/100mmHg。查血脂、血沉、抗凝均正常。脉略弦，舌暗，苔白。证属脾虚有湿，肾虚血瘀。治宜运脾祛湿，益肾理血。方投协2+协8+桂枝3g，制附片3g，桑寄生15g，杜仲20g，夏枯草20g，炒枳实10g，桃仁10g，红花10g。7剂。

2005年6月13日二诊。脚底轻松，身体有力，但演变为踝部及足大趾痛。两目胀而不爽，近觉有飞蚊感。脉舌同上。血压124/90mmHg。守上方，去协2，加协11，菊花12g。7剂。

2005年6月20日三诊。足大趾不痛，踝痛及眼胀俱减，足底痛引起的头后侧痛也好转，现头部轻松。（补述）原手关节的乌色已转红，全身轻松。但昨日自服人参引起面肿，后跟、内踝略痛，指尖略胀，酸软，易疲劳，头后侧重。大便每日1行，无夜尿。血压126/96mmHg。脉略弦，舌暗，苔白。守上方，加石决明30g。7剂。

2005年6月30日四诊。足痛减，但后项绷急，眼略胀。余同上。脉舌同前。守上方，加葛根10g。7剂。

赏析：面色发暗、头昏及舌暗、苔白指示病根之所在，即脾虚生湿（苔白可证）且统血无力，应于面、累于心则面、舌俱暗。阳气不升，加之血压偏高则头昏。足底为涌泉穴所在，肾经所主，肾气亏虚，脾湿趁机传之，经络不通则足底痛，波及腰部则隐痛，侮肝则脉略弦，使原本就偏高的血压更高。当然本案的脾湿也不排除系多年的高血压导致肝疏不畅，日久传脾而成。以协2（五苓散）健脾运湿，合协8（金匮肾气丸去桂枝、附子）加桂枝、制附片即金匮肾气丸益肾气，除足底及腰部之痛。桑寄生、杜仲补肾壮腰以助痛除，且可降低血压，夏枯草、炒枳实、桃仁、红花清肝理气活血，既可助脾运，又可协同降血压而除面、舌之暗。二诊时主症已除，针对两目胀而不爽、自觉有飞蚊感而去协2，加协11（四妙丸）引热下行，并加菊花清肝明目。

又：本案与案9比较，尽显辨证论治之奇妙，主诉分别为"左足肿"与"足底痛"，而用方则同为协2（五苓散）合协8加桂枝、制附片，二诊时主症已除，同是去协2、加协11（四妙丸），前者兼顾祛风而救肺，而肺乃水之上源，故有助于足肿之消；后者兼顾活血，因"血不利则为水"，瘀去则利于湿邪的排出，途无大殊而归同，此妙之所在。

十一、暖脾祛湿理气血

饭后胃脘梗阻、疼痛、麻木

高某，男，37岁。2013年11月26日初诊。

饭后胃脘梗阻、疼痛约10个月，麻木2个月。

患者2013年春节后即饭后胃脘梗阻、疼痛，持续约10个月，2个月前胃脘又麻木。食酸则头晕，伴口臭。目涩，或心慌，眠欠深，梦多，醒来早。左膝痛。尿黄。脉细，舌红，苔白。证属脾阳不足，湿邪内盛。治宜暖脾理气，健中祛湿。方投协7+ 协2+ 槟榔10g，川厚朴10g，姜半夏10g，神曲10g，延胡索10g，薏苡仁20g，玄参10g，沙苑子10g。7剂。

2013年12月12日二诊。胃脘疼痛、麻木俱减，口臭亦大减，未心慌。余同上。脉弦，舌红，苔白。守上方，加菊花10g。7剂。

赏析：胃主纳食降浊，饭后胃脘梗痛，全因脾阳不足，湿邪内盛，升清不及，降浊受阻。正因如斯则口臭。脾湿累心则心慌、眠欠深、梦多、醒来早，侮肝则食酸后加剧了脾湿而头晕、肝血不上荣则目涩、肝所主之筋不荣则左膝痛，传肾则尿黄。脉细、苔白主湿明矣。投协7（香砂六君子丸去木香加制香附）暖脾益气以祛湿，协2（五苓散）健脾以强祛湿之功，加姜半夏苦以降浊，槟榔、川厚朴、延胡索理气血以除梗痛，薏苡仁、神曲化浊醒脾以助湿去，沙苑子平补肝肾而疗目涩，玄参润肺养阴，以防祛湿伤阴之弊。

十二、暖脾调肝扶胸阳

肠鸣

贺某，女，45岁。2013年12月22日初诊。

肠鸣2个月。

患者于2个月前出现肠鸣、矢气，或腹绞痛。上楼则心慌、背或痛（盐袋热敷则失）。眠可，纳可。大便稀，每日2行，或带血。饮水多则尿频。脉沉，舌略红，苔白。证属阳气不足，肝脾不和。治宜暖脾祛湿，调肝扶阳。方投协7+ 协2+ 协39+ 当归10g，炒白芍10g，小茴香6g，炒酸枣仁20g。7剂。

2014年1月5日二诊。肠鸣大减，背未痛，大便未见带血。昨日饮食不当致腹胀痛、腹泻。脉略数，舌红，苔白。守上方加黄精10g，制附片6g。7剂。

赏析：中焦为阴阳升降之枢，肠鸣、矢气，或腹绞痛、大便稀且每日2行与脉沉、苔白合参，系脾阳不足，湿邪太过，偏渗于肠，气机不畅所致。脾湿累心及肺，日久伤及上焦之阳，神无所主、阳不达于背部则上楼心慌、背或疼痛。湿邪困脾，统血紊乱则大便时带血，与《金匮要略》黄土汤所主远血有相近之处。脾湿传肾，阳气亏虚，水无所摄，故饮水多则尿频、脉沉。尽管脉不弦，但从腹绞痛看，多系肝脾不调所致，又与《金匮要略·水气病脉证并治第十四》防己黄芪汤所主风水加芍药之"腹痛"相似。用协7（香砂六君子丸去木香加制香附）暖脾化湿，合协2（五苓散）以强健脾运湿之力，选协39（瓜蒌薤白半夏汤）振奋上焦之阳以生土、令母实，当归、炒酸枣仁、炒白芍养血调肝，以体现脾病实肝即治"克我"之脏的宗旨，小茴香温暖肾肝，以防脾湿传之。二诊则肠鸣大减、但腹泻，守上方加黄精、制附片滋阴助阳，以达阴阳平调之目的。

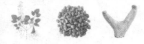

十三、暖脾养肝兼理气

脐周发胀

董某，女，25岁。2014年8月10日初诊。

脐周发胀半年。

患者半年前即脐周发胀，喜按。呃逆，或头晕（自认为与家中油漆所熏有关），双肾结石。白天二便尚可，夜尿1～2次。脉细，舌红，苔白。证属脾阳不足，阴虚气滞。治宜暖脾益气，滋阴导滞。方投协7+协4+槟榔10g，小茴香6g，乌药6g。7剂。

2014年8月17日二诊。脐周发胀及呃逆俱失。脉舌同上。守上方。7剂。

> **赏析**：肝经循行过阴器、抵小腹、布胁肋，肝脉受邪，经气不利，传病于脾则脐周发胀。喜按则提示病性属虚，呃逆、头晕则提示脾之升清不及、胃降不能。脉细、舌红、苔白正肝肾阴虚、脾虚有湿之征。脾病传肾，摄纳无权，虽年方25则夜尿1～2次。以协7（香砂六君子丸去木香加制香附）暖脾益气，协4（一贯煎）养肝肾之阴，以体现脾胃病实肝即治"克我"之脏，亦即陈师所谓"见脾（胃）之病，知肝所传，当先实肝"。小茴香、乌药、槟榔温肾纳气、行气、消胀。

十四、暖脾疏肝兼养阴

酒后胃凉

郑某，男，42岁。2013年4月29日初诊。

酒后胃凉8个月。

患者从去年下半年始，酒后胃凉。咽中不适，或哮喘，打鼾多，酒后剧。体重渐增，自觉油脂多，余可。脉弦，舌红，苔白。咽红。证属脾虚气滞，肝肾阴虚。治宜暖脾疏肝，养阴益气。方投协7+协47+协4+炒莱菔子15g，焦山楂30g，防风10g，槟榔15g，土鳖虫20g。10剂。

2013年5月10日二诊。胃凉大减，咽适，余同上。脉舌同上。方投：①上方加防己10g，白蔻仁10g。10剂。②前方再加龟甲胶20g，西洋参10g，桃仁10g，红花 10g，制附片 6g，炒谷芽、炒麦芽各 15g。20 剂。蜜为丸。

2013 年 7 月 6 日三诊。酒后依然胃凉，但较前轻微。睡眠时易醒，复睡难，打鼾。脉微弦，舌红，苔白。守初诊方，加僵蚕 10g，制胆南星 8g，知母 10g，大黄 10g。16 剂。

2013 年 7 月 30 日四诊。胃凉减，睡眠佳，咽适，但痰涎多。手心热，尿黄。脉滑，舌红，苔白。守上方，加天麻 10g，玫瑰花 10g。20 剂。

赏析：酒为辛甘之品，既能助胃热，又能添脾湿。在《金匮要略·黄疸病脉证并治第十五》中即有"酒黄疸"之证名，且其临床表现多系湿从热化，体质使然也。而本案则是热从湿化。湿属阴，最易伤阳，脾阳受损，故寒凉之气内生而胃凉。土实（湿）亦不能生肺金，故咽中不适，或哮喘、打鼾多，酒后剧。脾阳虚不能主肌肉，湿邪泛滥于肢体则见体重渐增、自觉油脂多、苔白。脾胃病侮肝及肺，肝肾阴虚兼肝郁而见舌红、咽红、脉弦。故用协 7（香砂六君子丸去木香加制香附）暖脾益气祛湿，以治其根本。协 47（四逆散）因其反侮之势而疏肝理气以健脾。协 4（一贯煎）养肝肾之阴以除舌红、咽红，且能与协 47 共同体现治"克我"之脏。加炒莱菔子、槟榔、焦山楂、土鳖虫以除湿、理气、消积、化瘀。二诊加龟甲胶、西洋参养阴益气，桃仁、红花化瘀通络，炒谷芽、炒麦芽化食、消积、疏肝，三诊、四诊睡眠不佳、痰涎多、手心热，加天麻、僵蚕、制胆南星、知母、大黄，化痰、消积兼清湿郁所化之微热。

十五、养阴健脾除风热

颧骨部位脱皮

何某，女，23 岁。2010 年 11 月 5 日初诊。

颧骨部位脱皮约 4 年，加剧 1 年。

患者从 2007 年开始凡用洗发水洗头时，若水液接触颧骨及其周围皮肤则疼痛、脱皮、灼热，多在夏末或天凉后方好转或结束。但今年天冷后依然疼痛、脱皮。或脱发，或耳鸣，易生气，欠开朗。手心汗出。咽中有痰，难以排出。纳呆。月经后期 4～5d，6～7d 方尽，伴血块，颜色偏黑。大便 3～4 日 1 行。脉略数，舌红，苔少。证属阴虚脾湿，风热上扰。治宜养阴健脾，疏风清热。方投协 4+ 协 2+ 协

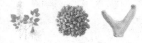

11+ 金银花 10g，黄芪 20g，防风 10g，郁金 10g，丹参 15g。7 剂。

2010 年 11 月 12 日二诊。脱皮减少，且有时不甚明显，灼热感亦减。大便基本上每日 1 行，伴肠鸣、矢气。纳略增，咽中依然有痰。脉数，舌红，苔少。守上方，加射干 10g。7 剂。

> **赏析：**上已言及，两目之下（含两目），两颊之间，以鼻为核心，为脾胃所主。从颧骨部位脱皮、灼热、疼痛及纳呆、手心汗出看，本案主要病在脾，即脾虚有湿，洗发水只是外因、洗头是诱因。患者平素脾虚有湿，方是内因，是矛盾的主要方面。用洗发水后，刺激皮肤则疼痛、脱皮。脾病侮肝传肾，致肝肾阴虚方脱发、手心汗出、耳鸣。肝阴虚气滞则易生气、欠开朗。脾湿及肺则咽中有痰，难以排出。肝失疏泄，不能调控血量或曰血海藏蓄失司则月经后期。气滞则血瘀，故月经伴血块且颜色偏黑。大便 3～4d1 行系湿邪困脾，输运不及而成。投协 2（五苓散）健脾运湿，以治其根本，协 4（一贯煎）养肝肾之阴，调畅肝气，使肝既能正常藏血，又能有规律地调控血量，使情志正常、月经有序。协 11（四妙丸）在本案中并非清利下焦湿热，而是引面部之风热及中焦之湿下行，这是陈师的经验用药。所加金银花、防风及黄芪、郁金、丹参以除风热、益气理血。二诊患者述脱皮减少甚或脱皮不明显、灼热感亦减、但咽中依然有痰，故效不更方，守上方加射干一味以化痰利咽。

第五节　消多脏腑

一、以消肝肾为主

（一）清肝解毒除湿热

带状疱疹

沈某，女，80 岁。2005 年 8 月 29 日初诊。

突发带状疱疹 9d。

患者 9d 前背部突发带状疱疹。经西药治疗有所好转。现患部有轻微刺痛感，伴胃脘不适。余尚可。脉弦微数，舌红，苔少。证属肝郁湿热，肝胃不和。治宜清肝解毒，引邪下行。方投协 1+ 协 11+ 牡丹皮 15g，栀子 10g，龙胆 8g，板蓝根

15g，炒谷芽、炒麦芽各 15g。7 剂。

2005 年 9 月 5 日二诊。带状疱疹已不明显，患部仅轻度瘙痒，胃脘舒适，但左下肢不适。脉舌同上。守上方，加延胡索 10g。7 剂。

解析：带状疱疹，多缘肝经湿热。肝木克脾土则胃脘不适。脉弦微数、舌红、苔少，肝郁化热兼阴虚之象也。首用协 1（逍遥散加赤芍）加牡丹皮、栀子即丹栀逍遥散，佐龙胆、板蓝根疏肝解郁、清热解毒，次用协 11（四妙丸）引湿热下行，炒谷芽、炒麦芽调肝和胃。二诊时，带状疱疹已不明显，患部仅轻度瘙痒，胃脘舒适，但左下肢不适，故加延胡索入肝经理血脉而除之。《素问·脉要精微论篇》："背者胸中之府。"本案的带状疱疹病发于背部，从《黄帝内经》所论来看，与心肺相关，通过脏腑相关即心病累母（肝）、肺病传肝，故其临床表现体现在肝，其治必从肝。

（二）疏肝活血扶胸阳

左胸不适（心房颤动）

杨某，男，61 岁。2007 年 11 月 15 日初诊。

左胸不适（心房颤动）反复发作约 1 年。

患者大约 1 年前即左胸不适，反复发作，经检查确诊为心房颤动。听力有所下降，余可。脉弦，舌淡红，苔薄白，边齿印。证属肝郁血滞，胸阳不振。治宜疏肝健脾，扶阳通络。方投协 1+ 协 39+ 丹参 15g，泽泻 30g，郁金 10g，桃仁 10g，延胡索 10g，白茅根 15g。7 剂。

2007 年 11 月 22 日二诊。胸中无明显不适。脉舌同上。守上方，去协 39、桃仁，加薤白 10g，川厚朴 10g，炒谷芽、炒麦芽各 15g。7 剂。

赏析：胸为心肺所居，阳气不足，则上焦不能如雾，清气化为痰湿，故觉胸部不适。肝郁脾湿血郁，输运失常，清阳不升，则听力有所下降。脉弦、舌淡红、苔薄白、边齿印，一派气郁夹湿之象。以协 1（逍遥散加赤芍）疏肝健脾活血，协 39（瓜蒌薤白半夏汤）振奋心肺之阳而化湿，以助心主血脉之功，加丹参、郁金、桃仁、延胡索养血开窍，化瘀通经，白茅根、泽泻理血脉利水，故收桴鼓之效。

（三）疏肝养阴兼祛邪

左手掌褪皮、瘙痒或裂口

康某，男，29 岁。2012 年 2 月 15 日初诊。

左手掌褪皮、瘙痒或裂口 7 年。

患者 7 年前开始即左手拇指褪皮、裂口，有时起小水疱，或痒痛，现逐渐向手掌扩展，春天稍剧，自行搽药膏会有所缓解。大便溏，每日 1 行，或夜尿 1 次。脉微弦，舌红，苔白。证属肝郁而虚，风湿上扰。治宜疏肝养阴，除湿祛风。方投协 1+ 协 4+ 百合 10g，玄参 10g，防风 10g，地肤子 10g，白鲜皮 10g，苦参 10g，茵陈蒿 20g，白茅根 15g。7 剂。

2012 年 3 月 3 日二诊。上症减轻。1 周前感冒，3d 前始咳嗽，咽痒，有痰，尿微黄。脉微弦，舌红，苔白，咽红。改投协 1+ 协 21+ 牡丹皮 10g，栀子 10g，五味子 6g，荆芥 10g，防风 10g，牛蒡子 8g，黄芪 20g，苦参 10g，茵陈 20g，车前子 10g。7 剂。

2012 年 3 月 17 日三诊。咳嗽已愈，手掌褪皮有所缓解。脉微弦，舌红，苔白。守 2 月 15 日方加佩兰 10g。7 剂。

> **赏析：** 血主濡之，肝郁血虚，又脾虚不主肌肉，则左手拇指褪皮、裂口，夹风湿则起小水疱，或痒痛，春天稍剧正风邪作祟也。大便溏乃脾虚湿盛之征矣。脉微弦、舌红、苔白系肝郁、阴虚及脾湿所致。用协 1（逍遥散加赤芍）加苦参、茵陈、白茅根疏肝健脾除湿，协 4（一贯煎）加百合、玄参养肝肾肺之阴治其本，防风、地肤子、白鲜皮、苦参祛风燥湿止痒治其标。三诊时手掌褪皮已有所缓解，7 年痼疾，已呈现向愈之机，是以乘胜追击。

（四）清疏其肝除湿热

全身痒疹

陈某，女，34 岁。2010 年 8 月 1 日初诊。

降雨前全身起痒疹约 30 年。

患者自 30 年前起每逢降雨前即全身起痒疹，雨停则自行消失，若服用抗过敏药则提前消失，以冬春秋为剧。但一直未被确诊为过敏症。头顶偏后下方疼痛，偶尔头昏或晕，耳鸣或心慌，或呃逆反酸。经前约 10d 即胸胀，经行首日腰腹俱痛，经色黑，呈块状。大便稠，尿黄。脉略沉而弦，舌红，苔白，边齿印。证属肝郁脾虚，风湿内扰。治宜疏肝健脾，清热祛风。方投协 1+ 协 2+ 牡丹皮 10g，栀子 10g，槟榔 10g，佩兰 10g，茵陈 20g，蔓荆子 6g，黄芩 10g，川芎 6g，浙贝母 10g，桑叶 10g。7 剂。

2010 年 8 月 8 日二诊。红疹减，但服药首日即大便稀，翌日更剧，呃逆频。脉舌同上。守上方加煅瓦楞子 20g，7 剂。

> **赏析**：降雨前即全身起痒疹，郁于内之湿与外界将至之湿乃与风相合所致也。头顶后下方为足太阳膀胱经循经部位，经气不利则疼痛。肝郁脾湿，清阳不升则偶尔头昏或晕。风气通于肝，风与湿相合扰于肝经，并累及其子（心）则耳鸣或心慌，肝木郁滞克土，故胃气上逆则或呃逆、反酸。肝经循经胸中，经脉不利，加之脾湿传肾，经前胸胀、腰腹俱痛。经色黑呈块状，乃夹瘀血之候也。尿黄系传肾之湿郁而化热之征。脉略沉而弦、舌红、苔白、边齿印为肝郁脾湿之象。方投协 1（逍遥散加赤芍）、牡丹皮、栀子即丹栀逍遥散疏肝健脾，运湿清热，合协 2（五苓散）加佩兰、茵陈蒿、槟榔以强疏肝健脾、化湿和胃之力。川芎、黄芩行血中之气而清胆热，浙贝母宣肺化痰，有助于肝经之通利，体现了肝病实肺，即治"克我"之脏。蔓荆子、桑叶祛风兼清热。二诊红疹减，但呃逆频，故守上方加煅瓦楞子抑酸护胃。

（五）养心祛风调肝脾

全身皮肤瘙痒

彭某，男，17 岁。2010 年 3 月 5 日初诊。

全身皮肤瘙痒约 17 年。

患者自出生不久，即耳部上端、腋下、阴部起红疹伴瘙痒，后波及胸背及全身皮肤，被诊断为异位性皮炎。经外用药后，暂时缓解，但不能根治，以春天为剧。余无异常。脉略弦，舌红，尖偏甚，苔白略厚。证属肝郁脾湿，阴虚有热。治宜疏肝健脾，养阴清热，和血息风。方投协 1+ 协 2+ 协 19+ 牡丹皮 10g，栀子 10g，苦参 10g，川黄连 8g，地肤子 10g，白鲜皮 10g，桃仁 10g，红花 10 g，百部 15g。7 剂。

2010 年 3 月 12 日二诊。感觉尚好，面部较前好转。脉舌同上。守上方，加炒谷芽、

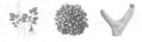

炒麦芽各 15g。20 剂。蜜为丸。

> **赏析**：脾主肌肉，全身皮肤瘙痒多责之脾。风木主令于春，风邪上扰，与脾湿相合而发病，故剧。"诸痛痒疮，皆属于心"（《素问·至真要大论篇》），从舌红、尖偏甚可以看出，本案的发病尚与心阴虚而热有关。从脉略弦可知，肝郁导致脾湿，故以协 1（逍遥散加赤芍）加牡丹皮、栀子即丹栀逍遥散清肝养血，健脾祛湿。息风先活血，血行风自灭，故加桃仁、红花。以协 2（五苓散）助其健脾祛湿之力，用协 19（导赤散）合黄连养心阴、清心热，百部、苦参、地肤子、白鲜皮理肺燥湿，祛风止痒。

又：本案与案 4 比较，在肝郁脾湿的相同病机基础上，又添心阴虚内热之病机，故加协 19（导赤散）合川黄连养心阴、清心热。

（六）养阴疏肝除湿热

肝功能异常、痛风

喻某，男，38 岁。2015 年 1 月 22 日初诊。

发现肝功能异常 6 年、痛风 5 年。

患者 6 年前发现肝功能异常（现转氨酶 120U/L）。5 年前发现痛风，每发则双足内踝疼痛（目前尚未发作，但近查血尿酸 500μmol/L）。性格内向，每易生气，右耳鸣。口干，饮水多。血压 130/96mmHg。脉弦，舌红，苔白。证属肝郁而虚，湿热下注。治宜疏肝养阴，清利湿热。方投协 47+ 协 4+ 协 11+ 五味子 10g，牡丹皮 20g，赤芍 20g，茵陈蒿 20g，夏枯草 15g，炒莱菔子 10g，土鳖虫 20g。10 剂。

2015 年 2 月 9 日二诊。服至 3 剂，足内踝疼痛、肿胀复发，用西药后肿胀消失，但隐痛依然。饮水减。脉舌同上。守上方，加薏苡仁 20g，延胡索 10g。20 剂。

2015 年 3 月 9 日三诊。自觉症状不明显，复查肝功能已正常。但足内踝依然疼痛。血压 126/84mmHg。脉弦，舌红，苔薄白。①守上方，加钩藤 10g，天麻 10g。10 剂。②前方再加龟甲胶 20g，西洋参 10g，姜黄 10g，通草 6g。20 剂。蜜为丸。

> **赏析**：痛风，属于当今社会"富贵病"的新成员，多因饮食不节，嗜食肥甘厚味尤其是海鲜、啤酒、豆制品之类，日久湿热内生，趁正气亏虚，随

处流注经络，气血瘀阻而疼痛屡发。本案初诊时可辨之证不多，唯右耳鸣、口干、饮水多也。结合性格内向、每易生气及脉弦、舌红、苔白看，肝肾阴虚，气机阻滞是其基本病机，故首选疏肝理气的协47（四逆散），次选养肝肾之阴的协4（一贯煎）。而协11（四妙丸）是结合西医学的病名而设的，意欲清利其无形之湿热而防痛风之作。肝郁所化之火、阴虚所生之热与无形之湿热，三者相搏致口干饮水多，故协11尚可引湿热下行而减轻或消除口干。右耳鸣多与肝郁火气炎上有涉。二诊时除饮水有减外，余无明显变化，且痛风复发第3天，这可能与使用协11后引湿热下行致经络阻滞，正邪交争有关。三诊时虽足内踝依然疼痛，但其他症状不明显，复查肝功能已正常。血压已降至正常范围（126/84mmHg），说明辨证基本准确、用药得当。初诊所加牡丹皮、赤芍、五味子及茵陈蒿藉凉血活血、解毒利湿而降其转氨酶，而夏枯草、炒莱菔子及土鳖虫可清肝化痰祛瘀。鉴于内踝疼痛依然，遂于原方基础上加龟甲胶、西洋参益肝阴，姜黄、通草通经止痛。蜜丸缓治。

（七）温肾调肝清胃热

全身皮肤起红疹伴瘙痒、萎缩性胃炎

胡某，女，68岁。2005年8月15日初诊。

全身皮肤起红疹伴瘙痒月余，食管灼热、胃脘不适约3年。

2005年7月初，患者全身皮肤起红疹伴瘙痒，经西医治疗3d无效。从第4天起，又觉咽中有热。月余以来，红疹时多时少、时隐时现，瘙痒时轻时重、时止时发。2002年始发胃脘不适、食管灼热，经胃镜检查确诊为萎缩性胃炎。但无恶心、反酸症。现两足恶冷、恶风，且交替麻木，手心发热。入睡困难，梦多，易惊醒。脉细，舌红，苔白。证属肾寒胃热，邪盛阴虚。治宜温肾调肝，养胃清热。方投协12+协32+地骨皮15g，玄参10g。7剂。

2005年8月22日二诊。全身皮肤瘙痒、两足发凉及食管灼热俱减，但背部又觉发凉，且出汗后发凉加剧。脉舌同上。守上方，加协37、全瓜蒌12g。7剂。

2005年9月6日三诊。四肢偶痒，食管灼热下降，腿凉有减，纳增，但睡眠尚差，二便调。脉细略沉，舌暗红，苔微黄。守上方，去全瓜蒌，加地肤子10g。7剂。

解析：无论在《伤寒论》还是在《金匮要略》中乌梅丸皆用治蚘厥证，也无论对其病机如何表述，其治皆以温阳散寒清热为宗旨。该案例上热下寒，即胃热（食管灼热、手心发热、咽中有热——胃热及肺）、肾寒（两足恶冷、恶风）。胃热则致脾不能正常地主肌肉，可致皮肤瘙痒；肾寒则不能温养肝木致疏泄紊乱，亦可加剧皮肤瘙痒，同时肾寒也可反侮于胃而加剧瘙痒。胃病累心，肾病传心致入睡困难、梦多、易惊醒。乌梅丸中之乌梅可调肝理肺，除患者易惊醒关乎胆、红疹时多时少、时隐时现，疹痒时轻时重、时止时发关乎肝之疏泄紊乱外，余症皆与肝不直接相关，但其上热下寒之病机决定了必须用协12（乌梅丸），以散寒清热，调和肝脾。再用协32（玉女煎）养胃阴、清胃热，地骨皮、玄参清虚热养肺阴，两者共奏平调上下之功。二诊时加协37（甘麦大枣汤）清养心肺，以安心神、生胃土、令母（胃）实，所加全瓜蒌旨在通胸阳以除背部发凉。

（八）清热养肝滋心肺

手足心热、胸背热

　　周某，女，47岁。2004年4月29日初诊。

　　自觉手足心热、胸背热月余。

　　患者于3月26日取环后前阴出血，经清宫血止，随即自觉手足心发热，胸背热甚。睡眠欠佳，饮食减少，二便可。脉微弦，舌嫩红，苔薄白，有裂纹。证属肝肾阴虚，心肺虚热。治宜滋补肝肾，清心润肺。方投协74+协4+协37+炒谷芽、炒麦芽各15g，炒酸枣仁12g。7剂。

　　2004年6月14日二诊。其母代诉：上症已失。但腰痛，弯腰后直立起来较困难（酸痛）。余可。脉舌未见。守上方，加沙苑子10g，杜仲15g。7剂。

　　赏析：患者因取环后前阴出血，虽经清宫而血止，但冲任胞宫已受损。血虚亦热，足厥阴肝经过阴器，同样适用于女性，所生之虚热伤及肝阴乃至于肾阴，木火及心，肾水不上济于心且累母（肺），故睡眠欠佳、胸背热甚。肝肾之虚热传脾、侮脾，则不仅饮食减少（因脾主思），而且为脾所主之手足心发热。脉微弦、舌嫩红、有裂纹、苔薄白，一派气滞阴虚之象。以协74（青蒿鳖甲汤）合协4（一贯煎）理气清热、滋阴养肝，炒谷芽、炒麦芽调肝和胃，加协37（甘麦大枣汤）清养心肺，炒酸枣仁养肝血以安心神。二诊上症已失，但腰酸痛。守上方加沙苑子、杜仲补肾壮腰。

（九）散寒化痰理血脉

右膝关节痛

朱某，女，66岁。2013年8月22日初诊。

右膝关节疼痛年余。

患者2012年4月突发右膝关节外侧或腘窝疼痛，右手亦麻。梦多。大便或稀，夜尿3～4次。脉沉濡，舌淡，苔白润。血压126/66mmHg。证属寒湿阻络、肝血亏虚。治宜散寒化湿，养血通络。方投协29+协34+协15+姜黄10g，地龙10g，薏苡仁20g，桑寄生15g，制附片6g。7剂。

2013年8月29日二诊。痛点下移至涌泉穴附近，梦多。夜尿2次。余同上。脉舌同前。守上方，加葛根20g，桑枝20g。7剂。

2013年9月5日三诊。手麻消失，疼痛又减，行走较快捷。脉细，舌淡红，苔白厚。守上方。7剂。

2013年9月12日四诊。自觉疼痛不明显。脉细，舌淡，苔白厚。补述感染支原体已9年。故改投协14+协11+协39。7剂。

2013年9月18日五诊。疼痛完全消失，唯足痒。脉舌同上。守上方。7剂。

赏析：大便或稀、夜尿3～4次，合脉沉濡、舌淡、苔白润。观之，乃寒湿在里、脾肾俱虚、水湿无所摄纳之象。寒湿淫溢四肢，郁阻经络，气血不能濡润关节，不通则右膝关节外侧或腘窝疼痛。肝血亏虚则右手麻，近乎《金匮要略·五脏风寒积聚病脉证并治第十一》"肝中寒者，两臂不举"（上已两次言及）之例，即单纯上肢病变多责之于肝。寒湿生痰，累及于心乃至于肺则梦多。用协29（乌头汤）散寒除湿，温经止痛，协34（温胆汤）清胆化痰通络，且可令子（心）安，协15（四物汤）养肝血以濡养四肢。加制附片与乌头相合以强散寒化湿之力，葛根、桑枝、姜黄、地龙、桑寄生、薏苡仁生津液，化痰湿，通经络，益肾气。守方则效，三诊时手麻消失、疼痛减，

行走快捷。脉细、舌淡、苔白厚为湿邪内盛之象,故改投协14(三仁汤)开上、宣中、导下,合协11(四妙丸)引湿乃至于湿郁所化之热下行,伍协39(瓜蒌薤白半夏汤)振奋心肺之阳。三方共奏化痰湿、扶阳气、通经络之功。

(十)化湿散寒兼活血

左足跟痛

彭某,男,32岁。2013年9月11日初诊。

左足跟痛半年。

患者半年前左足跟用热水浸泡时则压痛,但行走平稳且不痛,现压痛依然明显。肩背不适,或手麻。白发多。或尿频,尿无力。西医诊断为跟腱炎、颈椎病。脉沉,舌紫红,苔白厚。证属阳虚而寒,湿聚血瘀。治宜散寒化湿,温阳活血。方投协29+协14+协11+羌活10g,独活10g,葛根30g,桑枝20g,姜黄10g,细辛6g,桃仁10g,红花10g,菟丝子15g。7剂。

2013年9月26日二诊。足跟痛减,手麻亦减。近每夜尿2次。脉弦,舌红,苔白稍厚。守上方,加川续断20g。7剂。

2013年10月18日三诊。结合外敷后疼痛又减。黄褐斑已年余,性欲低下。脉弦,舌红,苔中根白,稍厚。守上方,去协14,加协4,淫羊藿15g。7剂。

赏析:足跟,大筋所主,足跟得热则压痛,其内必有寒湿,且与热水交争而然。督脉行身之肩背,大筋有邪,则肩背不适。肝肾不足,气血不能上荣则或手麻、白发多。寒湿下注伤及肾阳,致或尿频、尿无力。脉沉、舌紫红、苔白厚系阳虚而寒,湿聚血瘀之征。以协29(乌头汤)散寒化湿、温阳止痛,合协14(三仁汤)开上、宣中、导下以祛其湿,伍协11(四妙丸)祛下焦之湿且可防湿郁化热,加羌活、独活、葛根、桑枝、姜黄、细辛祛风、除湿、通络、止痛,桃仁、红花活血化瘀,菟丝子平补肝肾。三诊诉黄褐斑已年余、性欲低下,是以守上方去协14(三仁汤),加协4(一贯煎)、淫羊藿滋阴扶阳,助脾运祛风而除斑。

（十一）养心润肺除湿热

腰酸

徐某，女，35 岁。2007 年 4 月 2 日初诊。

腰酸 4 年。

患者 4 年前始发腰酸，时作时止，劳累则痛、左少腹胀痛。B 超示左侧附件回声增粗（怀 4 胎，均行刮宫术），尿蛋白（+）、红细胞（+）。有肾炎史。咽中不适，或咽干。大便干。脉略数，舌红，苔中根厚，略黄。咽红。证属下焦湿热，阴虚络阻。治宜清利湿热，养阴通络。方投协 11+ 协 33+ 协 21+ 蒲公英 20g，白茅根 15g，小茴香 6g，生地黄 15g。7 剂。

2007 年 9 月 6 日因他病就诊时，述上症已愈。

> **赏析**：患者有反复刮宫史，伤及胞宫，肝肾受损，少阴、厥阴经行不畅，加之湿热内生且趁虚下注则腰酸，遇劳累则正气更虚致腰痛、少腹胀痛。少阴、厥阴经并行于咽，肺阴不足，故咽中不适，或咽干、咽红。舌红及脉略数、苔中根厚且略黄为阴虚、湿热尤其是下焦湿热之象。用协 11（四妙丸）清利下焦湿热，协 33（桂枝茯苓丸）活血通络以除胞宫瘀热，协 21（玄麦甘桔茶加射干）合蒲公英养阴润肺清热以利咽，加生地黄以养肾阴，促使与金水相生而加快下焦湿热之除，反过来用小茴香、白茅根理气除湿热，以护其阴。

（十二）清热利湿养肝肾

双下肢干燥、瘙痒、起屑

叶某，女，46 岁。2004 年 12 月 13 日初诊。

每年冬天双下肢即干燥、瘙痒、起屑 5 年。

2000 年冬天，患者原因不明地突发双下肢皮肤干燥、瘙痒、起屑，每年冬天即发，春节后天气转暖即不治而愈。1 周前第 5 次发作，用西药无效，特就诊于中医。除上述症状外，余无明显不适。脉微数，舌暗红，苔少。证属下焦湿热，肝肾阴虚。治宜清热利湿，养阴理血。方投协 11+ 协 4+ 苦参 10g，丹参 15g，鸡血藤 30g，玄参 10g，赤芍 15g，益母草 10g，白芍 15g，炒谷芽、炒麦芽各 15g。7 剂。

2004 年 12 月 27 日二诊。上症略减，但因公出差，1 周未服药，故痒复如故。

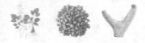

脉舌同上。守上方，加地肤子10g，制附片3g。7剂。

2005年1月3日来电诉，瘙痒已除。为防复发，特请同事前来索上方7剂。

2005年1月10日三诊。服上药期间下肢曾瘙痒1次。有时嗜睡。余无异常。脉微数，舌偏暗，有瘀点，苔白略干。守上方，加炒白术10g，山药20g。7剂。

解析：患者脉舌均难以明显地征其下焦湿热，《金匮要略》载"浊（湿）邪居下"，尽管病位在下，但并非单纯以湿邪为患，因微数之脉可主热，故只能作下焦湿热观。从舌暗红、苔少看，尚兼有肝肾阴虚而血瘀。是以首选协11（四妙丸）加苦参清热利湿燥湿，且引湿热下行，次选协4（一贯煎）养肝肾之阴，使肝气调畅而有助于瘀血的消散，加丹参、鸡血藤、玄参、益母草、赤芍、白芍养血活血。炒谷芽、炒麦芽调和肝胃。初诊略见成效。复诊时加地肤子以祛风，略加制附片温肾以收滋养肝肾之功（患者旧病复发及就诊时间正逢冬季，而春节后天气转暖即不治而愈）。2005年冬患者就诊时面告，未曾复发。

（十三）祛邪活血兼祛风

黄褐斑

王某，女，30岁。2005年3月18日初诊。

黄褐斑年余。

患者1年前面部出现黄褐斑。背部常发痒疹，有时头昏，梦多。胃炎发作时则欲吐，口苦思水。常腰痛，白带多而黄且腥，尿黄。脉细，舌红，苔少，根黄腻。证属下焦湿热，阴血瘀滞。治宜清利湿热，活血祛风。方投协11+协33+金银花15g，连翘10g，紫苏叶6g，桑叶10g，炒白术12g。7剂。

2005年3月27日二诊。药至3剂口苦始减，前天发现白带量大减，其色淡黄，腥味尚存。未发头昏，依然梦多。脉细，舌红，苔中根白。守上方，加土茯苓12g，炒酸枣仁10g。7剂。

2005年4月5日三诊。白带量少，无明显异味，梦有减。自述面部为"多云见晴天"。守上方，加黄精10g。18剂。

2005年5月3日四诊。患者面部斑色已褪，自认为是"阳光普照"。脉细，舌红，苔薄白。守上方，加百合10g。10剂。

解析：西医学认为黄褐斑为颜面部出现局限性淡褐色或褐色皮肤色素改变的一种皮肤病，属中医学"蝴蝶斑"范畴。本病发生原因比较复杂，西医学认为与内分泌有关。中医学认为与肝、脾、肾三脏最为密切。虽脾主肌肉，但肺合皮毛，黄褐斑表现在面部，不仅与脾有关，而且与肺有关。而前额乃心之分野，或曰乃心所主，故黄褐斑也关乎心。病在面、在上属阳。中医学认为黄褐斑也属于一种风象。故黄褐斑的治疗除与一般认为的肝、脾、肾有关以外，与心、肺也密切相关。本案口苦或责之胆，或责之胃，从脉细、舌红、苔少、根黄腻看，当责之于胃。综观胃炎发作时则欲吐、思水、背部常发痒疹，或头昏、梦多，可知此胃热乃下焦湿热侮土所致。胃气上逆则呕吐，脾不输津则思水。湿热在下焦则腰常痛、白带多而黄且腥、尿黄。湿热在下，肾水不上济于心，且累及其母（肺），心肺俱病，湿热趁虚上凌，故背部常发痒疹、或头昏、梦多，日久而成黄褐斑。首选协11（四妙丸）引湿热下行，使其从小便而出而除腰痛、白带多而黄且腥、尿黄等症。次选协33（桂枝茯苓丸）活血通络治其标以渐除其黄褐斑，所加金银花、连翘、紫苏叶、桑叶诸味以清热祛风。一味白术健脾，体现肾病实脾，即治"克我"之脏的妙意。黄褐斑就其表现的病位而论，主要在脾，而脾主肌肉，皮毛者，肺之合也，故四诊时又加百合，以滋阴润肺，使尽去其黄褐斑。

（十四）养阴健脾除风热

头部结节

赵某，女，20岁。2010年11月13日初诊。

头部左侧起硬结伴瘙痒约1个月。

患者1个月前头部左侧突发硬结伴瘙痒，但不痛，后逐渐向周围漫延，经西医皮肤科确诊为感染，用药后有所好转。半个月前右肘关节内侧亦起红疹伴瘙痒。近2d咽痛、胃胀、尿黄。脉略数，舌红，苔白。证属肝肾阴虚，脾虚湿热。治宜养肝健脾，清利湿热。方投协4+协2+协11+黄芩10g，川芎10g，龙胆10g，金银花10g，连翘10g，川黄连6g，神曲15g，白芷6g。7剂。

2010年11月20日二诊。瘙痒减，咽痛消失。脉舌同上。守上方。7剂。

2010年11月28日三诊。头部左侧结节已基本消失，但近几天左眼胞及眼角发痒。腹胀，大便溏。脉舌同上。守上方，加菊花15g。7剂。

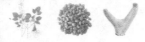

2010年12月4日四诊。左眼角瘙痒减轻，头顶部结节及右肘关节内侧瘙痒均不明显，触之则痒。上次月经后期6d，7～8d方尽，伴腰腿发胀。脉细，舌红，苔微黄。守上方，加丹参15g，女贞子15g，墨旱莲15g，桑叶10g，炒扁豆15g。20剂。蜜为丸。

赏析：头部左侧属少阳经循行部位，湿热结滞，日久则起硬结伴瘙痒。肝肾阴虚，湿热趁虚泛溢，则肘关节内侧起红疹伴瘙痒。肝病及胃则胀，肝胆之湿热反侮于肺则咽痛，脾湿传肾，加之肝胆之热累肾则尿黄。用协4（一贯煎）滋养肝肾之阴，川芎调畅胆经，尚可使一贯煎补而不滞。合协2（五苓散）健脾运湿。以协11（四妙丸）加黄芩、龙胆、金银花、连翘、黄连清肝胆肾之热而解毒。神曲和胃，白芷祛风。三诊时头部左侧结节已基本消失，唯眼胞及眼角发痒，是以守上方加菊花祛风明目。

（十五）调肝健脾润心肺

腰酸痛

朱某，男，30岁。2007年10月11日初诊。

腰酸痛约2年。

患者2年前感腰酸痛，喜按，与季节、天气变化无关。食入则自汗，常盗汗。用暴力则上肢僵硬，约15min方自行缓解。大便每日1～2行。脉数略弦，舌红，苔薄白。证属阴虚湿聚，心肺俱虚。治宜养阴祛邪，清润心肺。方投协4+ 协2+协37+炒栀子10g，独活10g，川续断15g，杜仲15g，炒枳实10g。7剂。

2007年11月2日二诊。腰酸痛及盗汗俱减。脉数，舌红，苔白。守上方。7剂。

赏析：腰为肾府，肾虚则腰酸痛且喜按。腰痛与季节、天气变化无关，说明非风湿之邪所致。肾水无以上济心火，加之肝阴虚所生内热扰于心则盗汗。胃气虚，进食后增加了脾胃的湿乃至于热则自汗出。脾湿乃至于胃热反侮于肝，与肝阴虚气滞相合，故上肢僵硬。大便每日1～2行为湿邪外出之象，苔薄白与之相呼应。舌红、脉数略弦系阴虚有热兼气郁之征。用协4（一贯煎）养肝肾之阴，使肝木能生心火、肾水能上济心火而除盗汗。再用协2（五苓散）健脾运湿，釜底抽薪而除进食后的自汗。后用协37（甘麦大枣汤）清养心肺

治盗汗之本，加炒栀子凉肝清心、炒枳实理气，独活、川续断、杜仲补肾壮腰止其痛。

又：案14与本案同用协4和协2，但上案湿热偏盛，故加协11，以及金银花、连翘、龙胆及川黄连等清热燥湿败毒之品，本案则兼有心肺阴虚内热，故加协37乃至补肾之品，以期水火互济。

（十六）养肝润肺除湿热

尿痛

何某，男，29岁。2014年1月7日初诊。

尿痛复发半个月。

患者2012年下半年突发尿痛（尿中），去年曾复发，半个月前再发（尿末带白浊）。阴囊潮湿，小腹或胀，口周红疹，近来腰酸。大便后或手纸上见血丝。脉弦，舌红，苔中薄黄。咽红。证属肝肾阴虚，下焦湿热。治宜养阴润肺，清利湿热。方投协4+协11+玄参10g，瓜蒌仁10g，连翘10g，萆薢15g，蒲公英20g，苦参10g，桑椹20g，槟榔10g，小茴香6g。7剂。

2014年7月9日二诊。上症几乎消失，唯腰酸。查尿白蛋白15～20g/L、前列腺液卵磷脂（++）。脉弦，舌红，苔少，咽红。守上方加菟丝子10g，车前子10g。7剂。

赏析：肾虽开窍于前后二阴，但肝经绕阴器、抵少腹，前阴之疾多责厥阴。肝肾阴虚，气机阻滞（脉弦可证），疏泄不及，加之下焦湿热则尿痛、尿浊且小腹或胀、阴囊潮湿。下焦湿热侮脾致口周红疹，及肺则咽红。肝病侮肺，肺不能与大肠相表里，反而加重了下焦湿热，熏及大肠，阴络受损则大便后见血丝。腰酸乃肾阴不足所致。舌红、苔中薄黄为阴虚有热之象。以协4（一贯煎）合小茴香、槟榔养肝肾之阴以理气，协11（四妙丸）合连翘、萆薢、蒲公英、苦参清热利湿燥湿，玄参合瓜蒌仁润肺、开结使上源宣通而生肾水、利大肠，一箭双雕，是以效如桴鼓。

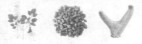

（十七）清湿热兼补肝肾

带状疱疹

达某，女，72岁。2005年9月26日初诊。

带状疱疹10余年。

患者10余年前起即患带状疱疹，时发时止，时轻时重。3d前再发，以右腰、胁为主，痛而不甚，患部流水，伴略痒。经自服中药效不显。每年夏初至秋末两膝眼下方皮肤色素沉着伴压痛亦10余年，但行走无碍，冬初自愈。患消渴病30余年。常失眠，反酸，两目干涩，自觉有"飞蚊"感。夜尿2～3次。脉弦数，舌红，有裂纹，苔根部白。证属肝肾阴虚，下焦湿热。治宜滋养肝肾，清利湿热。方投协4+协11+夏枯草20g，菊花12g，密蒙花10g，天花粉15g。14剂。

2005年10月12日二诊。药至9剂，疱疹方愈。两膝眼下方压痛已大减。睡眠好转，唯眼部飞蚊症无明显改善。守上方，加女贞子15g，墨旱莲15g，炒白术10g，山药30g。20剂。熬膏。

> **解析：** 带状疱疹，因肝经湿热，邪气久恋，正气受损，则患部流水、伴略痒、痛而不甚。本案的病位涵盖腰部，故病变脏腑尚关乎肾。时值秋天，两膝眼下方皮肤色素沉着伴压痛复发，"膝者筋之府也"（《素问·脉要精微论篇》），故此症亦关乎肝乃至于肾。正因肝阴不足，母病及子（心）、水不济火且亦累及其母（肺）则失眠，水不涵木则两目干涩、自觉有"飞蚊"感。肝病传脾、肾病侮胃则反酸。投协4（一贯煎）养肝肾之阴以治其根本，加夏枯草、菊花、密蒙花清肝明目，予清利湿热的协11（四妙丸）共治其标。基于《外台秘要》及《千金备急要方》治消渴病常用瓜蒌根，故加天花粉养阴清热，兼顾其长达30余年的消渴病。二诊时疱疹方愈、睡眠好转、两膝眼下方压痛亦大减，唯眼部飞蚊症无明显改善，是以守上方加女贞子、墨旱莲、炒白术、山药，蜜丸服之，一防带状疱疹复发，二防来年两膝眼下方之症再作。

又：以上2案同用协4合协11，但所主病证迥异，前者清利下焦湿热之力尤强，而后者偏于清肝。

（十八）立足肝肾兼理肺

断续尿痛、尿胀、夜尿多

魏某，男，30岁。2002年4月4日初诊。

断续尿痛、尿胀、夜尿多8年。

患者自1994年始即尿痛、尿胀、夜尿多、昼尿频，断续发作，近1年多小便淋漓不尽，每半小时1次，尿时黄时清，伴腰酸胀而痛，弯腰则剧，久坐亦痛甚。或头昏、耳鸣。入睡困难，记忆力差。常流清涕，口干、苦，但饮食尚可。大便每日3～4行，质干。腰椎片示：L_3-L_4、L_4-L_5骨质增生。脉细微数，舌边尖红，边有齿印，苔微黄而干。咽红。证属阴虚气滞，湿热下注。治宜养阴疏肝，清热利湿。方投协4+协11+协21+协47+泽泻20g，炒白术12g，郁金10g，广木香15g，炒谷芽、炒麦芽各20g。20剂。

2002年4月23日二诊。尿痛、尿胀消失。尿次减，每小时1次，大便次数亦略减。余同上。脉细，舌红，苔白。改投协8+协48+协56+桂枝3g，制附片5g，泽泻15g，炒白术15g，菟丝子12g，沙苑子10g，柴胡6g，枳壳10g，黄芪20g。20剂。

2002年5月23日三诊。小便间隔时间进一步延长。近来胃疼，食少则不疼。睡眠尚可。脉缓，舌红，苔白。守上方去浙贝母、苦参，加炒谷芽、炒麦芽各20g，焦山楂20g，升麻3g，杜仲15g。15剂。

赏析：将小便异常、大便每日3～4行与脉细微数、舌边尖红、边有齿印、苔微黄而干及咽红合参，知肝阴虚气滞，疏泄太过，传病于脾，致脾输也太过，是本案的基本病机。正因此故，是以尿痛、尿胀、夜尿多、昼尿频（每半小时1次），以致近1年多小便淋漓不尽。虚中夹实则伴腰酸胀而痛，弯腰则剧，久坐亦痛甚。尿色时黄时清正肝疏异常之象。肝之虚热与脾输太过，传病于肾所导致的下焦湿热相合，逆而上冲则头昏、耳鸣。脾升津不足，其湿化热，是以口干、苦。脾运不及致大便质干。肝病及心、脾病累心则入睡困难、记忆力差。脾病及肺，布津异常则经常流清涕，日久津亏则咽红。以协4（一贯煎）合协47（四逆散）养肝阴、理肝气以治其本，协11（四妙丸）清利下焦湿热，所合协21（玄麦甘桔茶加射干）并非为止咳化痰，而是养阴润肺，开提其气而使下游畅通，加泽泻、炒白术、郁金、广木香、炒谷芽、炒麦芽利尿健脾、行气和胃，故二诊时述尿痛、尿胀消失且二便次数均有所减少。虑及病程缠绵、旷日持久，故治法稍作调整，

以益气温阳为主,故选协8(金匮肾气丸去桂枝、附子)加桂枝、制附片即金匮肾气丸合协48(缩泉丸)。同时兼顾养肝理肺利下焦之湿,协56(当归贝母苦参丸)是再适合不过的了。加黄芪、炒白术、菟丝子、沙苑子、柴胡、枳壳健脾补肾,疏肝理气。三诊述胃痛,结合食少则不疼及脉缓看,多系困脾之湿所致,而多食则增加了其湿,而湿属阴,易伤阳气,故食多则痛,犹如《金匮要略·黄疸病脉证并治第十五》茵陈蒿汤所主"寒热不食,食谷即眩"之例。故而守上方去浙贝母、苦参以护中焦之阳,炒谷芽、炒麦芽、焦山楂、升麻和升胃气,杜仲益肾,在局部中体现脾病实肾。

(十九) 祛邪养阴兼活血

痛风

王某,男,38岁。2013年9月10日初诊。

痛风4年,复发7d。

患者2009年足痛,以右足为主,被确诊为痛风。7d前复发,翌日腰痛亦复发。或头闷,口干苦,尿黄。查血尿酸600μmol/L。脉左濡右弦,舌红,苔中根黄。咽红。证属肝肾阴虚,下焦湿热,经络瘀阻。治宜滋阴祛邪,通络止痛。方投协4+协11+协33+炒莱菔子10g,柴胡10g,焦山楂20g,桑椹20g,败酱草20g,玄参10g,板蓝根10g。7剂。

2013年9月24日二诊。上症俱减,脉舌同上。守上方。7剂。

2013年10月19日因外伤就诊时述疼痛已被控制。

赏析:痛风之病,上已涉及,其病位大多在腰及其以下尤其是两足,但也有例外者。足痛、腰痛以至于口干苦、尿黄、脉左濡、苔中根黄乃一派湿热之象,而咽红、舌红、脉右弦为阴虚气滞之明证。湿热内盛,清阳不升则或头闷。以协4(一贯煎)滋养肝肾,协11(四妙丸)清利下焦湿热,协33(桂枝茯苓丸)化瘀通络以助湿热之排出。加炒莱菔子、焦山楂和胃化湿,柴胡、桑椹引入肝经筋络,藉养血以舒缓经脉。玄参、板蓝根及败酱草润肺、解毒、利咽以助减缓疼痛,其中寓有养肺金以生肾水之意。桂枝茯苓丸原本消癥化瘀,虽此处用之亦不离化瘀,但尚藉以调和经络间血气。

痛风

孙某，男，36 岁。2014 年 4 月 23 日初诊。

痛风 3 年。

患者 2011 年发现痛风（足踝、左膝痛），季节变换（变冷）、饮食不当则发。现血尿酸约 500μmol/L。平素鼾声大，近几天夜晚流涎，昨日咽痒。近半年干咳、背胀。血压 118/78mmHg。中度脂肪肝，血脂高。余可。脉弦，舌红，苔薄黄。证属肝肾阴虚，湿热下注。治宜养阴通络，清热利湿。方投协 4+ 协 11+ 协 33+ 炒莱菔子 15g，焦山楂 30g，丹参 15g，羌活 10g，防风 10g，制胆南星 8g，柴胡 10g，枳实 15g。7 剂。

2014 年 5 月 7 日二诊。流涎消失，咽痒减轻。但受凉则咳。舌干，余同上。脉舌同前。守上方，加玄参 10g，桔梗 10g，防己 10g。

2014 年 7 月 2 日三诊。上症俱减。大便稀，或尿黄。脉弦，舌红，苔白，根稍厚。①守上方。7 剂。②守上方加龟甲胶 20g，西洋参 10g，僵蚕 10g。20 剂。蜜为丸。

> **赏析**：天人相应，季节变冷易助体内之湿，饮食不当可生热助湿，内蕴之湿热循经下注，加之肝气郁结（脉弦、中度脂肪肝、血脂高）则发痛风。脾虚生湿，上贮于肺，咽喉不利则平素鼾声大。近几天夜晚流涎是脾亦虚、湿更盛之症。近半年干咳、背胀为肝肾阴虚，反侮肺金，子（肾）病累母（肺）所致。咽痒乃风邪袭肺之征。舌红为阴虚所致，苔薄黄系热邪之象。用协 4（一贯煎）养肝肾之阴，使肝不侮肺、肾能令肺实而止咳，且有助于下焦湿热之排出，加柴胡、枳实疏肝解郁。协 11（四妙丸）清利下焦湿热，加炒莱菔子、焦山楂健脾化饮，以绝生湿之源。协 33（桂枝茯苓丸）加丹参活血通络，养血除风。羌活、防风、制胆南星祛风清热。二诊咽痒减轻，但受凉则咳、舌干，故加玄参养阴生津，桔梗利咽以畅其咳，防己利湿。三诊见苔白根稍厚、便稀、尿黄，加僵蚕疏风散热，西洋参健脾益气、龟甲胶滋阴补血以强除湿热之功。

又：以上 2 案所用主方相同，所治均为痛风，但前者兼顾解毒，后者兼顾祛风，以此为异。

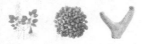

（二十）疏肝养阴除湿热

小腹、阴睾胀痛

秦某，男，43岁。2007年11月8日初诊。

小腹、阴睾胀痛2个月余。

患者2个多月前突发小腹胀痛，阴睾亦胀。经检查被确诊为前列腺炎。颈部、腰部经常酸痛。发现糖尿病约6年。大便每日1～2行。小便次数尚可，但时清时黄。余可。脉弦数，舌红，苔少，中根微黄。证属阴虚气滞，下焦湿热。治宜养阴疏肝，清利湿热。方投协4+协11+协56+柴胡6g，荔枝核15g，橘核10g，乌药6g，瞿麦10g。7剂。

2007年11月15日二诊。胀痛略减，小便较长。脉舌同上。守上方，加小茴香6g。7剂。

2007年11月22日三诊。睾丸胀消失，小腹仍胀。脉舌同上。守上方，加蒲公英20g，炒栀子10g。7剂。

2007年11月29日四诊。小腹胀满复发。昨晚睾丸发胀，后消失。早起口苦，尿黄。余如上述。脉弦数，舌红，苔黄。改投协11+协19+协56+瞿麦10g，橘核10g，延胡索10g，炒谷芽、炒麦芽各15g。7剂。

2007年12月6日五诊。小腹胀满减轻，睾丸无疼痛。早晨依然口苦，尿黄。脉数略弦，舌红，苔中微黄。咽红。守上方，加板蓝根10g。7剂。

赏析：足厥阴肝经绕阴器、抵少腹，肝肾阴虚，气机阻滞则小腹及阴睾胀痛。肝病传脾，日久则湿郁化热，传病于肾故小便时清时黄。肝病不能主筋，日久侮肺累肾则颈部、腰部经常酸痛。脉弦数、舌红、苔少、中根微黄系肝虚气滞、阴虚有热之征。以协4（一贯煎）养肝肾之阴则阴复气畅，合协11（四妙丸）清利湿热，加协56（当归贝母苦参丸）养肝血解肺郁利湿邪，伍柴胡、乌药以强疏肝行气之功，瞿麦理气活血软坚，荔枝核、橘核调畅肝经而入睾，行气化痰止痛。三诊述睾丸胀满消失，但四诊时小腹胀满复发，故改弦易辙，另投他方。五诊述晨起口苦、尿黄且咽红，说明湿热仍未清除，且化燥伤阴，故守四诊方加板蓝根以清肺，合协19（导赤散）清心实肺，此下病治上也。

（二十一）滋补肝肾祛湿热

右大腿前侧红肿痒痛

黄某，女，25 岁。2011 年 9 月 20 日初诊。

右大腿前侧红、痒、肿、痛 5 个月余，近两天复发。

患者 2011 年 5 月右大腿前侧红肿，经反复治疗无效，至今仍未尽愈。前天下午 6:00，右大腿内侧又发红、肿、痒、痛且热，由小渐大，昨方有所缓解。经行首日腹痛。脉细，舌红，苔少。证属肝肾阴虚，下焦湿热。治宜养阴祛邪，缓急止痛。方投协 4+ 协 11+ 协 70+ 蒲公英 15g，牡丹皮 10g，瞿麦 10g，连翘 10g，萆薢 15g，乌药 6g，地龙 10g。7 剂。

2011 年 10 月 2 日二诊。服至第 3 剂时红、肿、痛俱失。9 月 29 日阴雨时又发，只痛、肿而不红。经行第 2 天，未伴腹痛。脉细，舌红，偏暗，苔白。守上方，去蒲公英、瞿麦，加姜黄 10g，防己 10g，独活 10g。7 剂。

2011 年 10 月 9 日三诊。肿失，红色或隐或现，患部或发酸。大便稀。脉细，舌红，苔白，边齿印。守上方，去姜黄，加茯苓 15g，白术 10g。7 剂。

2011 年 10 月 16 日四诊。上症尽失。脉沉细，舌红，苔滑。守上方。7 剂。

> **赏析:**腰及其以下的病证多责之于肾，日久则波及其子(肝)。若肝肾阴虚，下肢失荣，则湿热夹风趁机下注，波及血分，则大腿内侧红、肿、痒、痛、热。脉细、舌红、苔少者，肝肾阴虚之象也。肝肾阴虚，气机阻滞则经行首日腹痛。以协 4（一贯煎）滋养肝肾，以助湿热之除，协 11（四妙丸）加蒲公英、连翘、萆薢、地龙、瞿麦、牡丹皮清热利湿，凉血解毒，通络散结，协 70（芍药甘草汤）加乌药缓筋理气止痛。四诊时上症尽失。

（二十二）养肝补脾除湿热

左下肢跛行（左髋关节积液）

刘某，男，20 个月。2013 年 8 月 24 日初诊。

左下肢跛行（左髋关节积液）10d。

患儿家属代诉：患儿 10d 前突发左下肢跛行，经某市儿童医院确诊为左髋关节积液。饮食及二便均可。脉细，舌红，苔少而白。证属肝肾阴虚，脾虚湿热。

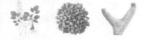

治宜养阴补脾，清热利湿。方投协 4+ 协 11+ 协 51+ 防己 10g，路路通 10g，浙贝母 10g。7 剂。

2013 年 9 月 6 日二诊。行走较平稳，但经常摔跤，余尚可。脉细，舌红，苔薄白。守上方，加川续断 10g，桃仁 10g。7 剂。

> **赏析**：肝主筋，且肝之气化行于人身之左，肝肾阴虚不能濡养筋脉，日久左髋关节积液而致左下肢跛行。脉细、舌红、苔少而白为肝肾阴虚，兼脾虚生湿且轻度化热（况阴虚亦能生内热）之征，肝阴虚传病于脾、肾阴虚反侮于脾使然也。故以协 4（一贯煎）养肝肾之阴，协 11（四妙丸）加防己、路路通清利下焦湿热，协 51（四君子汤）补脾益气。肺为水之上源，加浙贝母清肺以利下焦湿热之快捷排出。二诊症见行走较平稳，但常摔跤，是以守方并加川续断、桃仁强筋骨、化瘀滞以奏全功。

（二十三）养肝润肺理气血

尿频、尿急、尿痛、尿不尽、尿分叉及尿等待

黄某，男，62 岁。2007 年 11 月 22 日初诊。

尿频、尿急、尿痛、尿不尽、尿分叉及尿等待约 5 年。

患者 5 年前即尿频、尿急、尿痛、尿不尽、尿分叉及尿等待，时轻时重，偶服六味地黄丸后有所减轻，大便不通时上症加剧。轻度怕冷，腰痛，小腹胀痛，阴囊潮湿。纳佳。夜尿少则 2～3 次，多则 7～8 次。血压高 5～6 年。脉弦微数，舌红，苔中薄黄。咽红。证属阴虚气滞，湿热内蕴。治宜养阴润肺，理气活血。方投协 4+ 协 21+ 协 56+ 知母 10g，瞿麦 15g，桃仁 10g，乌药 6g，炒栀子 10g，炒谷芽、炒麦芽各 15g，菟丝子 12g。7 剂。

2007 年 11 月 29 日二诊。尿频、尿急、夜尿俱减。余如上述。脉微数略弦，舌红，苔薄白。咽红。守上方，去知母、炒栀子，加全瓜蒌 15g。7 剂。

2007 年 12 月 6 日三诊。尿频、尿急已不甚明显，感觉舒适。大便每日 2～3 行。余如上述。脉微数略弦，舌红，苔白，中部微黄。守上方，加萆薢 15g。7 剂。

从 2007 年 12 月 13 日至 2008 年 1 月 3 日又就诊 4 次，服药 25 剂，始终以上方为主，稍事加减。

2008 年 1 月 7 日面告小便正常。

赏析：该案属淋证无疑。肝肾阴虚气滞而致肝经不能过阴器，肾阴虚则气化不利致小便不畅，与水之上源之郁也相关。肝肾肺俱病，湿热下注，气机阻滞故见腰痛、阴囊潮湿、小腹胀痛。肝疏太过则昼夜之尿皆频，非阳虚不摄也。因为前后二阴相关，故大便不通时上症加剧。轻度怕冷并非阳虚，亦非卫外不固，而系肝疏异常所致。舌红、脉弦微数、苔中薄黄，显系阴虚有热乃至于有湿之象。以协4（一贯煎）滋补肝肾之阴，调畅气机，加菟丝子平补肾阳，以体现阳中求阴。再以协21（玄麦甘桔茶加射干）合协56（当归贝母苦参丸）润肺解郁，活血燥湿。炒栀子、知母、瞿麦清养肝胃，利尿通淋，桃仁、乌药活血理气以助淋通，炒谷芽、炒麦芽调肝和胃。

（二十四）滋养肝肾兼活血

黄褐斑

黄某，女，45岁。2005年7月9日初诊。

黄褐斑3个月。

患者3个月前面部开始出现黄褐斑。常光顾美容院，斑块时减时复如故。头顶及两太阳穴附近疼痛，头昏，腰痛（腰椎间盘突出），经行有块，伴经前乳胀痛。尿略频。脉数，舌暗红，苔少。证属肝肾阴虚，血瘀气滞。治宜滋养肝肾，活血化瘀。方投协4+协33+紫苏叶6g，桑叶10g，地肤子10g，黄芩10g，怀牛膝15g。7剂。

2005年7月17日二诊。头顶及两太阳穴附近疼痛有减，头昏不明显，小便正常。仍腰痛，按之稍舒。脉微数，舌红，苔薄白。守上方，去怀牛膝，加红花10g。7剂。

2005年7月26日三诊。面部左侧黄褐斑部分消减，右侧略淡。头部无明显不适，腰略痛。守上方，去黄芩，加吴茱萸3g，白术12g。10剂。

2005年8月24日携其女前来就诊时，发现面色如常。

解析：头顶及两太阳穴附近疼痛、头昏、经行有块伴经前乳胀痛是诊断本案的关键，即肝虚气滞，经气不利使然。肝病及胆，则两太阳穴附近疼痛，肾阴不足则腰痛。尿略频，肝之疏泄太过也。脉数、舌暗红、苔少系阴虚有热兼血络郁滞之征。肝病传脾，肾病侮脾，脾气不能上荣于面，日久而成黄褐斑。投协4（一贯煎）养肝肾之阴，调畅肝气，加怀牛膝引药入肝肾经，

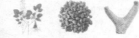

有助于肝肾之阴的恢复，且可引热下行，以减轻面部的压力（即郁滞），加黄芩以清降肝病出胆之热。用协33（桂枝茯苓丸）活血通络以助黄褐斑之消散，紫苏叶、桑叶、地肤子祛风清热。三诊时仿《金匮要略》肾气丸中用桂枝、附子之意，除守方加白术实脾外，尚略加吴茱萸（3g）暖肝以强一贯煎养肝阴乃至肝气之功，即少火生气，只是这里所生的是肝气而已！

（二十五）养阴通络除湿热

面部雀斑伴轻度瘙痒

邱某，女，30岁。2004年11月13日初诊。

面部雀斑伴轻度瘙痒年余。

2003年春末，患者面部发现雀斑，3～4个月后数量增多，是年秋末面部即发生轻度瘙痒。久服西药，皆无显效。左头痛、左耳鸣。心烦，记忆力差，脱发。月经后期，8d方尽，色黯，无明显血块。脉细，舌红，苔少。证属肝肾阴虚，血络瘀阻。治宜滋养肝肾，化瘀除邪。方投协4+协33+协11+杏仁20g，紫苏叶6g，桑叶10g，浮小麦50g。7剂。

2004年11月27日二诊。面部瘙痒已除，头痛消失，耳鸣、心烦皆减。经行第10天。脉舌同上。守上方。7剂。

解析：左头痛、左耳鸣、月经后期、经行少块等，俱关乎肝乃至于肾，即肝肾阴虚，气机阻滞，疏泄紊乱。而心烦乃至记忆力差、脱发系母（肝）病及子（心）、肾水不上济于心所成，久而久之阴血瘀阻，与风相合，雀斑乃成，瘙痒亦乃风邪之征。脉细、舌红、苔少一派阴虚兼内热之象。用协4（一贯煎）养肝肾之阴，调畅肝气，恢复其条达之性。再用协33（桂枝茯苓丸）活血通络以祛其风，即所谓"治风先治血，血行风自灭"也。加杏仁、紫苏叶、桑叶及浮小麦以宣肺、消风、清热、养心阴。

又：本案与案24同用协4与协33，本案之所以最后用协11（四妙丸）并非是为清利湿热，而是为引热下行（或许是管窥之见）。三法合用，药尽痒除。故二诊时守方以渐祛其雀斑。

（二十六）养血活血兼祛邪

左下肢发麻

周某，女，36 岁。2014 年 12 月 7 日初诊。

左下肢麻木 10 个月。

2013 年底患者发现左下肢麻木，得热则舒，左手亦麻木。背部常牵引而痛。检查示：①腰椎退行性变；② L_4-L_5 椎间盘轻度突出。睡不安神，头昏沉，或耳鸣。饥而不欲食，口稍苦，口干欲饮。月经先期 3 个周期，量少。经前乳胀。二便可。曾血压低。脉细，舌红，苔微黄。证属肝血亏虚，下焦湿热。治宜养血活血，清利湿热。方投协 15+ 协 11+ 桃仁 10g，红花 10g，鸡血藤 30g，黄芪 20g，独活 10g，羌活 10g，桑寄生 15g，姜黄 10g，细辛 6g，干姜 6g，川黄连 6g，白术 10g。10 剂。

2015 年 12 月 10 日述服上药后，下肢麻木已有半年未发。

> **赏析**：前已几次论及，一般而言，上肢之病多责之肝，下肢之病多责之肾，而四肢俱病则责之脾。但肝主筋（前已叙及），且肝之气化行于人身之左，故本案的左下肢麻木、左手麻木俱责之肝血虚不能濡润其筋脉。头昏沉及耳鸣亦关乎肝血虚。母病及子则睡不安神。肝病传胃，脾不输化升清，致饥而不欲食、口干思水。从脉细可知，此口稍苦非胆经有热，而是脾湿化热及胃。肝血不足，气机阻滞，血脉运行不畅则经前乳胀、月经先期且量少。首选协 15（四物汤）养肝血以治其根本，使筋脉得以濡养而麻除，加黄芪、鸡血藤、桃仁、红花以益气养血、活血通经。次选协 11（四妙丸）清利下焦湿热，加干姜、川黄连开降中焦之热（苔微黄可证），白术健脾，一者防肝病传脾，二者体现了肾病实脾，即治"克我"之脏。独活、羌活、桑寄生、细辛、姜黄祛风益肾、通络止痛。

（二十七）通络健脾除风热

黄褐斑

雷某，女，37 岁。2005 年 10 月 15 日初诊。

黄褐斑 3 个月。

患者 3 个多月前，因家庭琐事致心情不佳，约半个月后两颧部即呈现少许斑块，

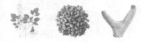

后呈渐进性扩大，色渐深。激动则右手震颤，喜吐涎，胃脘嘈杂，食入则愈。月经先期约1周。大便可，尿黄。脉细数，舌红，苔白。证属肝郁致瘀，血虚而燥。治宜通络健脾，清热祛风。方投协33+ 白术10g，山药20g，连翘10g，桑叶10g，地肤子10g，白鲜皮10g，制香附10g，郁金10g。7剂。

2005年10月24日二诊。服药第5天因工作问题与同事大吵一架，但手竟未发颤。吐涎及胃脘嘈杂均有减。但黄褐斑无明显松动。脉细，舌红，苔薄白。守上方，去连翘、郁金，加葛根10g，黄精10g。14剂。

2005年12月9日三诊。服毕8剂，黄褐斑开始变淡，继而松散脱落。脉舌同上。守上方，去葛根，加百合12g。10剂。

> **解析**：从脉细数看本案似乎与肝无关，但从初诊所述"因家庭琐事致心情不佳，约半个月后两颧部即呈现少许斑块……激动则右手震颤"，及二诊所述"服药第5天因工作问题与同事大吵一架"看，郁怒伤肝是本案的始动病因。月经先期1周乃肝疏太过之结果。肝病传脾，水谷之精微不能上归于肺，就地演变成痰饮，故喜吐涎，吐久伤胃阴致胃脘嘈杂。食入则胃阴得复，故嘈杂消失。肝脾俱病，湿聚血瘀，上应于面，日久而成黄褐斑。投协33（桂枝茯苓丸）加制香附、郁金活血通络理气，白术、山药补脾益气，连翘、桑叶、地肤子、白鲜皮清热祛风。药服21剂，至三诊时即述黄褐斑开始变淡，继而松散，脱落。

（二十八）活络养血除湿热

黄褐斑

欧某，女，38岁。2004年9月11日初诊。

黄褐斑约5年。

患者5年前即面部患黄褐斑，呈渐进性加剧。头晕，入睡困难，腰痛。月经后期，色黯有块，白带黄。脉细数，舌淡，苔薄白。证属血瘀而虚，下焦湿热。治宜活络养血，清利湿热。方投协33+ 协15+ 协11+ 川续断15g，泽泻20g，白术10g，紫苏叶6g，炙远志6g。10剂。

2004年9月24日二诊。自觉面部稍亮。头晕大减，腹痛消失，睡眠略好。脉舌同上。守上方，去泽泻、白术、川续断，加黄芪20g，炒酸枣仁12g。10剂。

2004年10月6日三诊。面部斑块明显淡化,额、颧部的斑块已不明显。入睡容易。白带清。脉细,舌淡,苔薄白。守上方,去协11,加地肤子12g。14剂。

2004年11月14日四诊。上药尽剂后停药20d余,欲观察远期疗效如何。刻诊:面部斑块尽失。脉舌同上。嘱其改服归脾丸1个月,以防复发。

> 赏析:桂枝茯苓丸在《金匮要略·妇人妊娠病脉证并治第二十》用于治疗癥胎互见者,以消癥化瘀。方中芍药入肝经,茯苓补脾,桂枝入心经,而肝、脾、心三脏分别具有藏血并调控血量、统血及主血脉之功能,其中桃仁、牡丹皮直接活血化瘀,该方组成无明显寒热、攻补之偏颇,陈师常用其加方治疗多科疾病,尤其治疗皮肤科的黄褐斑。月经后期、色暗有块、白带黄,瘀血夹湿热之象也。湿热传肾则腰痛,干心扰肺,加之肝血亏虚,不能上荣,则入睡困难、头晕。以协33(桂枝茯苓丸)活络化瘀,再以协15(四物汤)滋养肝血,加川续断补肾以生肝木、紫苏叶以祛头面之风,后以协11(四妙丸)引湿热下行,加炙远志、泽泻、白术养心安神,清热燥湿。三诊时面部斑块明显淡化,额、颧部的斑块已不明显。四诊时面部斑块尽失,5年之痼疾,34剂即瘳。

(二十九)活血养胃除风热

黄褐斑

李某,女,38岁。2004年7月7日初诊。

黄褐斑约7个月。

患者7个月前面部即有少许黄褐斑。经美容院美容近2个月,虽略有消散,但未能根治。现头晕,两太阳穴附近及颈项均不适。心烦,失眠。口腔溃疡,咽痛,喜饮。大便秘,小便黄。脉略弦而数,舌红,苔少,中部略黄。证属肝血郁滞,胃虚有热。治宜活血化瘀,养胃清热。方投协33+协32+黄芩10g,川芎10g,桑叶10g,薄荷8g,射干10g。7剂。

2004年7月15日二诊。心烦、失眠、口腔溃疡、咽痛均消失,头部亦较前舒适,但仍便秘、喜饮、尿黄。脉微数,舌红,苔根黄略厚。守上方,去川芎、薄荷、射干,加黄柏10g,地肤子10g,白鲜皮10g。10剂。

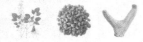

2004年7月30日三诊。黄褐斑呈灰白色,面部较舒适,二便润调,仍喜饮。脉缓,舌红,苔薄白而润。守上方,去黄柏,加黄精10g、白术10g。10剂。

2004年8月23日四诊。黄褐斑已褪尽,面部润泽。嘱其用苦瓜、豆角煮水洗面部,早晚各1次。

解析:头晕、两太阳穴附近及颈项均不适,为肝胆经脉不利所致。肝胆病及心则心烦、失眠,侮肺则咽痛、喜饮、大便秘,传脾,胃阴虚有热则口腔溃疡,累母则小便黄。脉略弦而数、舌红、苔少、中部略黄正是肝郁气滞,阴虚有热所成,日久则黄褐斑乃成,以协33(桂枝茯苓丸)活血通络,加黄芩、川芎以清胆畅肝。合协32(玉女煎)滋胃阴清胃热且能引热下行,桑叶、薄荷、射干疏风清热利咽。二诊加黄柏、地肤子、白鲜皮以强清热祛风之力。至四诊时黄褐斑已褪尽,面部润泽,故改以苦瓜、豆角煮水洗面部,以防复发。

(三十) 健脾养血除湿邪

黄褐斑

涂某,女,33岁。2004年10月24日初诊。

黄褐斑3个月。

患者3个月前出现黄褐斑。2个多月前开始脱发,伴头昏、梦多、记忆力减退,或头皮瘙痒。月经已8个月未潮。脉细,舌淡,苔白略厚。证属湿邪内停,血瘀兼虚。治宜健脾祛邪,养血活血。方投协2+协15+协33+紫苏叶6g,白鲜皮10g,川厚朴10g。10剂。

2004年11月7日二诊。药至第9剂月经喜潮,量多,头昏减轻,头皮瘙痒消失,梦较少。脉细,舌淡,苔薄白。守上方,去川厚朴,加制何首乌15g。14剂。

2004年12月10日三诊。黄褐斑已消失殆尽,月经方尽,无明显不适。记忆力也有所改善,唯仍梦多,但翌日头不昏。嘱其以饮食调养为治。

解析:瘀血阻滞冲任,致闭经达8个月之久。正是闭经导致了本案的黄褐斑。瘀血停滞日久,不能上荣于面,不仅生黄褐斑,进而导致脱发。血虚夹瘀则头昏、梦多、记忆力减退,夹湿兼风则头皮瘙痒。就病变脏腑而论,主要责之于脾与肝,脉细、舌淡、苔白略厚即是脾湿盛肝血虚的明证。用协2(五苓散)健脾运湿,合协15(四物汤)养肝血以除湿,选协33(桂枝茯苓丸)活血通络以除斑,紫苏叶、白鲜皮、川厚朴祛风化湿。药至第9剂月经喜潮,故头昏减轻、头皮痒消失。三诊时黄褐斑竟消失殆尽,此足以说明该案的黄褐斑系血虚而瘀所致。如此看来,"血不利"不仅能"为水",且能致黄褐斑也。

二、以消心脾为主

补养心脾兼活血

月经前带状疱疹

王某,女,43岁。2005年3月12日初诊。

月经前带状疱疹发作6年。

患者1999年春天始,月经前2～3d双下肢出现红斑,痛甚。经某医院确诊为带状疱疹,用药后消失。随后,每逢月经前2～3d必复发,经毕多自行消失。每次月经来潮之前,胸、腹、腰俱胀痛,经色黯。失眠,多梦,盗汗,额痛,面部黄褐斑,饮水多,尿黄。脉细,舌淡,苔白。证属心脾两虚,湿毒下注。治宜补养心脾,活血解毒。方投协25+协33+怀牛膝10g,板蓝根10g,白茅根15g,浮小麦30g。7剂。

2005年3月19日二诊。服药当晚即可安然入睡,梦减。余同上。守上方,加白芷6g。7剂。

2005年3月26日三诊。经前疱疹减轻,睡眠甚佳,经行前胸、腹、腰俱痛及额痛亦减,面部黄褐斑略褪。脉细,舌淡,苔白。守上方,加地肤子10g。7剂。

2005年4月23日四诊。服完上药后自行续服14剂。本次行经前带状疱疹未曾发作。脉舌同上。守上方,稍事出入,20剂。蜜为丸。

赏析:带状疱疹,多湿热瘀毒留滞肝经所致。月经规律与否与肝经关系密切,若肝之疏泄紊乱,则每逢月经前2～3d带状疱疹复发,经毕多自行消失。每次月经来潮之前,尚有胸、腹、腰俱胀痛,经色黯(可谓紊乱而均有序),肝经气血郁滞所致也。肝病传脾,湿邪内生,日久湿郁化热,上应于面则额痛、

黄褐斑，及肺则饮水多，扰心则失眠、多梦、盗汗，下注则尿黄。以协25（归脾汤）补养心脾，运湿除热，合协33（桂枝茯苓丸）活血通络消瘀，怀牛膝、板蓝根、白茅根引湿热下行，浮小麦敛汗。至四诊时共服药35剂，经前带状疱疹未曾发作。为防6年之痼疾复发，守三诊方稍事出入，蜜丸1料，缓缓图之。陈师治"定时发作"病虽常用小柴胡汤，但并非尽用之。本案即是证明。

三、以消脾肝为主

益气理血兼祛风

黄褐斑

廖某，女，37岁。2005年2月26日初诊。

黄褐斑3年。

患者3年前即黄褐斑。胸闷，叹气则舒。食入则脘梗，手足欠温且手足心汗出。腰胀痛。脉细数，舌淡，苔薄白。证属脾气不足，血虚致瘀。治宜补益气血，活血祛风。方投协51+协15+协33+黄芪20g，砂仁8g，桑叶10g。14剂。

2005年3月19日二诊。食入依然脘梗，手足心汗出及手足欠温无明显改善。脉细，舌红，苔少。守上方，去协15、协51，加协4、协37、紫苏叶6g，桑叶10g，地肤子10g，白术12g。7剂。

2005年3月28日三诊。黄褐斑部分消减，胃脘及手足舒适。脉细，舌红，苔薄白。守上方，加白芷6g。20剂。蜜为丸。是年国庆节面告，黄褐斑褪尽已月余。

解析：将胸闷、叹气则舒、食入则脘梗、手足欠温且手足心汗出与脉细数、舌淡、苔薄白合参知肝血不足，传病于脾，湿邪内生是本案的基本病机。过去曾认为肝实方传脾，而忽略了肝虚也能传脾的客观事实。正因肝血不足，疏泄不及致脾运迟滞，湿邪内生，故食入则脘梗、手足欠温且手足心汗出，脾湿传肾则腰胀痛。肝血亏虚，其经脉不利则胸闷、叹气则舒。其调控血量之功紊乱，加之脾气虚，统血失职，两者相合，日久气血郁滞不能供奉于面部而成黄褐斑。用协51（四君子汤）加黄芪、砂仁益气补脾，温阳祛湿，使脾能主四肢而使手足欠温、手足心汗出不复存在，且有利于黄褐斑的减轻甚

> 或消失。合协 15（四物汤）养肝血使肝能正常调控血量，且不至于继续乘克脾胃。择协 33（桂枝茯苓丸）活血通络，桑叶祛头面之风。

又：本节黄褐斑凡 6 例，病因略有差异，故其治稍有不同，再一次充分地展示了中医学异病同治的丰富内涵。

四、以消肺脾心为主

（一）祛风败毒养肝肾

疖肿

杨某，男，29 岁。2011 年 4 月 23 日初诊。

右侧面部疖肿约 1 个月。

患者大约从 9 年前开始大腿内侧即经常生疖肿，近 3 ～ 4 年频繁发作。2011 年春节前右面部首次生疖肿，持续近 3 个月之久。现患部红肿、化脓约 4d，方穿头（破溃）。余可。脉略沉微弦，舌红，苔白。证属风毒上扰，肝肾阴虚。治宜祛风败毒，滋养肝肾。方投协 75+ 协 4。7 剂。

2011 年 4 月 30 日二诊。上症几愈，患部红、肿、痛均不明显，但尚未封口。脉舌同上。守上方。7 剂。

2011 年 5 月 6 日三诊。上症尽愈。现无不适。脉弦，舌红，苔白。改投协 1+ 协 24+ 协 11+ 牡蛎 20g，牡丹皮 10g，王不留行 10g，炙鳖甲 20g，丹参 15g，桃仁 10g，红花 10g，栀子 10g，蒲公英 15g，连翘 10g，炒谷芽、炒麦芽各 15g。20 剂。蜜为丸。

> **赏析**：《素问·生气通天论篇》："营气不从，逆于肉理，乃生痈肿。"热毒壅聚，营气郁滞，气滞血瘀，聚而成形，故见局部红、肿、热、痛以至破溃流脓。予协 75（仙方活命饮）祛风败毒，清热散结，活血排脓。协 4（一贯煎）滋养肝肾之阴，以助其祛邪之力。虽方穿头（破溃），二诊时其所以未去皂角刺，是因为疖肿尚较硬，欲藉其穿透之力而尽散其结。三诊时上症尽愈，改投协 1（逍遥散加赤芍）、协 24（补中益气汤）及协 11（四妙丸）疏肝理脾，

补中益气，引湿热下行。加牡蛎、炙鳖甲软坚散结，以廓清余邪。丹参、桃仁、红花、牡丹皮、王不留行养血活血，凉血化瘀。栀子、蒲公英、连翘清余热解余毒，炒谷芽、炒麦芽调肝和胃，共奏防止复发之效。追访5年尚未复发。

（二）祛饮活血暖脾气

悬饮

蔡某，男，70岁。2013年6月11日初诊。

悬饮半年。

患者2013年6月起即咳，或伴血丝（先后约10次）。或胸闷，牵及右腰痛。近几天后项不适，夜流涎。大便每日1行，夜尿2次以上。检查示：双肺纤维增殖灶，伴肺气肿、多发肺大疱；右下叶、左上叶感染性病变；双侧胸腔积液。脉弦，舌红，苔白，边齿印。证属痰瘀阻滞，脾气亏虚。治宜化痰活血，暖脾益气。方投协61+协7+杏仁10g，炒莱菔子15g，川厚朴10g，柴胡10g，黄芩10g，郁金10g，旋覆花（布包）10g，白及10g，制附片6g。10剂。

2013年11月16日二诊。其子代诉：上症大减，偶尔咳嗽，鼻子能闻酸臭香辛。早起虽胸闷，但活动后消失。现尚能从事轻微体力劳动。或小便淋漓不尽。脉舌未见。守上方，加菟丝子15g，桔梗10g。10剂。

2014年3月18日三诊。其子代诉：上症又减，要求继服上方。嘱患者下次亲自前来就诊。

2014年3月25日四诊。依然咳嗽，吐白痰，质稀，或带少量血丝。依然胸闷，或咽干，偶尔饭后脘腹胀满。夜尿3次。脉微数，舌红，苔白厚。①守上方加淫羊藿15g，玄参10g。10剂。②前方再加黄芪20g，龟甲胶20g，防风10g，黄精10g，西洋参10g，桑椹20g，炒谷芽、炒麦芽各15g。20剂。蜜为丸。

赏析：《金匮要略·痰饮咳嗽病脉证并治第十二》对悬饮的表述是"饮后水流在胁下，咳唾引痛"，对重症留饮之一的表述是"留饮者，胁下痛引缺盆，咳嗽则辄已"。很显然此所谓留饮，即悬饮之积，将二者合观，可见悬饮的主症是咳嗽、吐脓痰或稀涎，轻者胁下痛、重者胸中痛乃至于缺盆作痛（系肝经循经之处）。该案除咳嗽以外，有时胸闷，比一般的悬饮要轻。任何一类具体的饮证，如痰、溢、支乃至于悬，均系脾不输津于肺，就地演化成痰涎而成；停聚胃或肠，或胃肠俱停而成痰饮；溢于四肢而成溢饮；上迫胸中则成支饮；反侮胁下即成悬饮。传于肾，则致右腰痛。饮邪侮肝再循肝经侮肺，故肺失肃降而咳，咳甚则损伤血络而伴痰中带血丝。饮邪侮肺，足太阳经经气不利，则后项不适。饮邪在脾，故夜流涎。检查发现双侧胸腔积液，可为佐证。脉弦、舌红、苔白、边齿印，正脾饮侮肝（经）而成悬饮之征。病痰饮者，当以温药和之。以协61（千金苇茎汤）加郁金、旋覆花、白及化痰祛瘀，活血止血，通络治其标，协7（香砂六君子丸去木香加制香附）暖脾益气，以绝产生痰饮之源，杏仁、川厚朴、炒莱菔子宣肺理气和胃，柴胡、黄芩（浓缩小柴胡汤之方义）使肝胆疏泄正常而有利于悬饮的排出，制附片振奋肾阳而除腰疼。二诊述上证大减，仅偶尔咳嗽，说明痰饮已去大半，但早起胸闷，故加菟丝子以体现脾病实肾，桔梗开提肺气欲除胸闷。四诊患者依然咳嗽、胸闷，或带少量血丝，或咽干，偶尔饭后脘腹胀满。故守上方再加黄芪、防风、西洋参益气固表，龟甲胶、黄精、桑椹补阴，炒谷芽、炒麦芽和胃。缓图久病，以收全功。

《金匮要略》治悬饮的主方是十枣汤，临床实践证明，悬饮尚可用他方，除本案所用香砂六君子丸以外，温病学中的香附旋覆花汤常被选用，有时脾阳不甚虚者，单用千金苇茎汤即协61也甚效。

（三）祛瘀消痰振胸阳

咳吐泡沫痰伴鲜血或紫血

陈某，男，63岁。2002年5月30日初诊。

咳吐泡沫痰伴鲜血或紫血4个月。

患者4个月前即咳吐泡沫痰，伴鲜血或紫血。胸痛，且波及两肩胛骨下方，或胁肋区痛。胸透示右下肺大面积炎性包块。脉弦，略数，舌暗，苔白略厚。证属痰瘀痹阻，胸阳不振。治宜祛瘀消痰，振奋胸阳。方投协61+协39+桔梗10g，射干10g，杏仁10g，川厚朴10g，郁金10g，白及10g，黄芩12g，牡丹皮12g，麦冬10g，鱼腥草20g。5剂。

2002年7月1日二诊。血已止，胁肋区痛减轻，喜按。但咳嗽依然，发音困难，

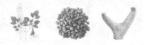

右背痛,纳呆。大便调,小便可。脉沉弦滑,舌红,苔黄干。改投协 20+ 协 34（去茯苓、甘草、生姜）+ 川厚朴 10g,杏仁 10g,鸡内金 10g,制胆南星 6g,延胡索 10g,炒谷芽、炒麦芽各 15g。5 剂。

> **赏析：** 上焦阳虚,中焦水气上凌心肺,肺失肃降,气不摄血则咳吐泡沫痰且伴鲜血或紫血。痰瘀阻滞络脉,肝经不利则胸胁痛。首选协 61（千金苇茎汤）化痰排瘀,合桔梗、射干、杏仁、川厚朴理气开胸止咳,次选协 39（瓜蒌薤白半夏汤）振奋心肺之阳,牡丹皮、郁金、白及化瘀止血,麦冬、黄芩、鱼腥草养阴清肺热。二诊时咳嗽依然,但血已止。现发音困难、右背痛、胁肋区痛减轻而喜按、纳呆,合脉沉弦滑、舌红、苔黄干观之,仍是胆郁痰阻之象,即改投协 20（小柴胡汤）合协 34（温胆汤去茯苓、甘草、生姜）加制胆南星、川厚朴、杏仁利胆化痰,延胡索、鸡内金、炒谷芽、炒麦芽止痛和胃。

（四）化痰排毒扶胸阳

胸闷痛（肺癌）

罗某,男,72 岁。2015 年 4 月 9 日初诊。

肺癌致胸闷痛 20d 余。

患者 20d 余前即右胸疼痛,波及背部,干扰睡眠,夜晚尤剧。咳吐稠痰,呈黑色,或带血丝。饮水则呛,大便干,2 日 1 行。夜尿 3 ～ 4 次。经检查确诊为左肺癌（但未切除,亦未进行放化疗）。脉细,微弦,舌红,苔白厚。咽红。证属痰瘀阻肺,毒结经络。治宜化痰排毒,扶阳活血。方投协 61+ 协 39+ 协 14+ 杏仁 10g,白及 10g,白重楼（南方多称"白蚤休"）10g,黄精 15g,玄参 10g,红参 6g,佩兰 10g,炒莱菔子 15g,白术 10g。30 剂。

2015 年 5 月 14 日二诊。右胸疼痛消失,吐痰带血丝减轻,睡眠转佳。但有时肋间痛。脉细,舌红,苔白。守上方,加玫瑰花 10g,佛手 10g,制鳖甲 20g,西洋参 10g,山药 30g。20 剂。蜜为丸。

> **赏析：** 肺癌,属肺之瘾积范畴。毒结于肺则宣降失司,由脾上输的如雾之精气多化为痰瘀,是以咳吐黑色（与肺金不生肾水以至于肾色上泛相关）

之稠痰，或带血丝。气无所主致经络不畅，则胸痛及背。痰瘀阻窍，子病累母（胃）则饮水则呛。肺之肃降不足，不能与大肠相表里，则大肠主津失职，故见大便干。睡眠障碍（失眠、嗜睡）不仅关乎心，亦关乎肺，故胸背痛干扰睡眠。上虚不制下，或曰子（肺）病累母（肾）则夜尿 3～4 次。协 61（千金苇茎汤）加白及、白重楼（南方多称"白蚤休"）、玄参祛瘀、解毒、宣肺、化痰、养阴，协 39（瓜蒌薤白半夏汤）振奋心肺之阳以助痰化，协 14（三仁汤）加重杏仁用量至 20g，以开上且兼宣中、导下而除湿，黄精、红参益气血，佩兰、炒莱菔子、白术化湿和胃，清正化源，补土生金。二诊胸痛已消失、吐痰带血丝减轻、睡眠转佳。但时肋间痛，此肺金乘克肝木，经络不畅使然，也可视为肺之病邪被分消下行转移至肝木之征。守上方加佛手、玫瑰花理气和络，乘胜追击，制鳖甲软坚散结，西洋参、山药共奏扶正祛邪之功。

又：上述皆用协 61 的 3 案，其案 1 脾气偏虚，故加协 7；后 2 案均合协 39，因上焦之阳偏虚；本案上焦之邪偏重，故加协 14 开上、宣中、导下以强除湿之力。

（孟立锋　陈国权　李瑞洁）

参 考 文 献

[1] 陈国权.《金匮》分消法浅析 [J].浙江中医学院学报，1986（4）:15.

[2]《中医辞典》编写委员会.简明中医辞典 [M].北京：人民卫生出版社，1979.

[3] 陈国权.精华理论话金匮 [M].北京：人民卫生出版社，2014.

[4] 徐慧琛，陈国权.陈国权教授论治血证验案五则 [J].中医药通报，2014，4（13）：25.

[5] 陈国权.感染性炎症用青霉素不效的中医观 [J].家庭医学，1995（4）：26.

[6] 陈国权.五脏六腑皆令人痒，非独心也 [J].中医药通报，2007（1）：28.

[7] 陈国权.《金匮》桂枝茯苓丸加方辨治黄褐斑 [J].中医药通报，2006，5（4）:19-22.

[8] 朱琥，王文广.陈国权用《金匮要略》方治疗"定时发作"病经验 [J].湖北中医杂志，2006（9）：20.

附：陈国权协定处方（第 2 版）

协 1（《太平惠民和剂局方》逍遥散加赤芍）

当归 12g，赤芍 15g，白芍 15g，柴胡 8g，薄荷 8g，茯苓 15g，炙甘草 8g，炒白术 12g，生姜 3 片（10g）。

协 2（《伤寒论》《金匮要略》五苓散）

泽泻 24g，桂枝 4g，茯苓 10g，猪苓 10g，炒白术 10g。

协 3（《伤寒论》《金匮要略》茵陈蒿汤）

茵陈蒿 30g，大黄 10g，栀子 10g。

协 4（《柳州医话》一贯煎）

生地黄 15g，当归 10g，川楝子 8g，北沙参 10g，麦冬 10g，枸杞子 15g。

协 5（《太平惠民和剂局方》参苓白术散去人参，加太子参）

太子参 10g，茯苓 12g，炒白术 10g，炒扁豆 10g，陈皮 10g，山药 15g，炙甘草 6g，莲子肉 10g，砂仁 6g，薏苡仁 20g，桔梗 6g，大枣 10 枚（20g），生姜 3 片（10g）。

协 6（《太平惠民和剂局方》藿香正气散去半夏曲，加半夏、神曲）

藿香 10g，大腹皮 10g，紫苏梗 8g，甘草 8g，桔梗 8g，陈皮 10g，茯苓 15g，炒白术 12g，川厚朴 10g，法半夏 10g，神曲 15g，白芷 8g，大枣 10 枚（20g），生姜 3 片（10g）。

协 7（《古今名医方论》香砂六君子丸去木香、人参、生姜、大枣，加制香附、党参）

制香附 10g，砂仁 8g，党参 10g，炒白术 12g，陈皮 10g，法半夏 10g，茯苓 12g，炙甘草 6g。

协 8（《金匮要略》肾气丸去桂枝、附子）

生地黄 24g，泽泻 10g，茯苓 10g，牡丹皮 10g，山茱萸 12g，山药 12g。

协 9（《金匮要略》温经汤去生姜、人参，加干姜、党参）

当归 12g，白芍 12g，桂枝 6g，吴茱萸 8g，川芎 6g，干姜 6g，法半夏 12g，牡丹皮 10g，麦冬 10g，党参 10g，炙甘草 8g，阿胶（另烊）15g。

协 10（《温病条辨》银翘散去牛蒡子）

金银花 15g，连翘 12g，薄荷 6g，荆芥 10g，淡豆豉 10g，淡竹叶 10g，甘草 10g，桔梗 10g，鲜芦根 30g～60g（或干品 10～20g）。

协 11（《丹溪心法》四妙丸）

苍术 10g，黄柏 10g，怀牛膝 10g，薏苡仁 20g。

协 12（《伤寒论》《金匮要略》乌梅丸去人参，加党参、广木香）

乌梅 40g，北细辛 6g，党参 10g，制附片 6g，桂枝 6g，蜀椒 8g，干姜 6g，川黄连 10g，黄柏 15g，当归 10g，广木香 15g。

协 13（《伤寒论》《金匮要略》半夏泻心汤去人参，加党参）

法半夏 10g，川黄连 8g，黄芩 12g，炙甘草 8g，干姜 6g，党参 10g，大枣 7 枚（14g）。

协 14（《温病条辨》三仁汤）

杏仁 12g，白蔻仁 6g，薏苡仁 20g，川厚朴 10g，法半夏 10g，通草 3～5g，滑石 20g，竹叶 10g。

协 15（《太平惠民和剂局方》四物汤）

熟地黄 10g，当归 10g，川芎 10g，白芍 10g。

协 16（《金匮要略》黄芪桂枝五物汤）

炙黄芪 10g，桂枝 10g，白芍 10g，大枣 12 枚（24g），生姜 6 片（20g）。

协 17（《兰室秘藏》龙胆泻肝汤，其中栀子、黄芩系近代所加）

龙胆 8g，栀子 10g，黄芩 10g，柴胡 8g，生地黄 15g，车前子 10g，泽泻 12g，木通 10g，甘草 8g，当归 10g。

协 18（《太平惠民和剂局方》八正散）

木通 10g，车前草 10g，萹蓄 10g，煨大黄 8g，滑石 20g，炙甘草 8g，瞿麦 20g，栀子 10g，灯心草 3g。

协 19（《小儿药证直诀》导赤散）

生地黄 15g，木通 10g，甘草 8g，竹叶 10g。

协 20（《伤寒论》《金匮要略》小柴胡汤去人参，加党参）

柴胡 15g，法半夏 12g，党参 10g，甘草 6g，黄芩 8g，大枣 12 枚（24g），生姜 3 片（10g）。

协 21（《简明中医辞典》玄麦甘桔茶加射干）

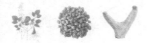

玄参 12g，麦冬 10g，甘草 8g，桔梗 10g，射干 10g。

协 22（《伤寒论》《金匮要略》桂枝汤）

桂枝 10g，白芍 10g，大枣 12 枚（24g），炙甘草 6g，生姜 3 片（10g）。

协 23（《金匮要略》半夏厚朴汤）

法半夏 12g，川厚朴 10g，紫苏叶 6g，茯苓 15g，生姜 6 片（20g）。

协 24（《脾胃论》补中益气汤）

炙黄芪 20g，炒白术 12g，陈皮 10g，升麻 6g，柴胡 10g，党参 10g，炙甘草 8g，当归 12g。

协 25（《妇人良方》归脾汤去人参、茯苓，加党参、茯神）

党参 12g，炒白术 10g，炙黄芪 20g，当归 12g，炙甘草 8g，茯神 12g，炙远志 6g，炒酸枣仁 12g，广木香 10g，桂圆肉 12g，大枣 12 枚（24g），生姜 6 片（20g）。

协 26（《伤寒论》《金匮要略》附方炙甘草汤去人参，加党参）

炙甘草 15g，桂枝 10g，大枣 10 枚（20g），麦冬 10g，火麻仁 8g，党参 15g，阿胶（另烊）15g，生地黄 15g，生姜 6 片（20g）。

协 27（《伤寒论》当归四逆汤）

当归 12g，白芍 12g，桂枝 10g，北细辛 8g，大枣 10 枚（20g）炙甘草 8g，通草 3g。

协 28（《金匮要略》桂枝芍药知母汤）

桂枝 10g，白芍 15g，知母 10g，炙麻黄 6g，防风 10g，制附片 6g，白术 20g，甘草 10g，生姜 3 片（10g）。

协 29（《金匮要略》乌头汤）

制川乌 10g，炙麻黄 8g，白芍 10g，炙甘草 10g，黄芪 20g。服药时每次加蜂蜜 20～30ml。

协 30（《医门法律》清燥救肺汤去人参，加北沙参）

北沙参 12g，炙甘草 8g，炙枇杷叶 10g，生石膏 15g，杏仁 10g，阿胶（另烊）15g，麦冬 10g，炒胡麻仁 8g，桑叶 10g。

协 31（《古今图书集成医部全录》引《澹寮方》五皮散）

陈皮 10g，大腹皮 10g，生姜皮 6g，桑白皮 20g，赤茯苓皮 15g。

协 32（《景岳全书》玉女煎）

熟地黄 15g，生石膏 15g，知母 10g，怀牛膝 10g，麦冬 10g。

协 33（《金匮要略》桂枝茯苓丸）

桂枝 10g，茯苓 10g，白芍 10g，牡丹皮 10g，桃仁 10g。

协 34（《备急千金要方》温胆汤加茯苓）

枳实 10g，竹茹 10g，陈皮 15g，法半夏 10g，茯苓 15g，甘草 6g，生姜 3 片（10g）。

协 35（《伤寒论》《金匮要略》吴茱萸汤去人参，加党参）

吴茱萸 8g，党参 10g，大枣 10 枚（20g），生姜 6 片（20g）。

协 36（《伤寒论》旋覆代赭石汤去人参，加党参）

旋覆花（布包）10g，代赭石 20g，党参 6g，法半夏 10g，炙甘草 10g，大枣 10 枚（20g），生姜 6 片（20g）。

协 37（《金匮要略》甘麦大枣汤）

甘草 15g，浮小麦 50g，大枣 10 枚（20g）。

协 38（《金匮要略》百合地黄汤）

百合 15g，生地黄 15g。

协 39（《金匮要略》瓜蒌薤白半夏汤）

全瓜蒌 15g，薤白 10g，法半夏 10g，白酒少许。

协 40（《伤寒论》《金匮要略》苓桂术甘汤）

茯苓 15g，桂枝 10g，炒白术 12g，炙甘草 8g。

协 41（《伤寒论》真武汤加赤芍）

茯苓 20g，炒白术 12g，白芍 15g，赤芍 15g，制附片 10g，生姜 6 片（20g）。

协 42（《医学心悟》止嗽散，非风寒感冒初期则不加生姜）

桔梗 15g，荆芥 15g，百部 15g，白前 15g，紫菀 15g，陈皮 12g，甘草 6g，生姜 3 片（10g）。

协 43（《外科理例》荆防败毒散去人参加党参，《摄生众妙方》无人参）

荆芥 10g，防风 10g，羌活 10g，独活 10g，前胡 10g，柴胡 10g，桔梗 10g，枳壳 10g，茯苓 10g，川芎 10g，甘草 10g，党参 10g。

协 44（《金匮要略》猪苓汤）

猪苓 10g，茯苓 10g，泽泻 10g，滑石 10g，阿胶（另包烊化）10g。

协 45（《温病条辨》桑菊饮）

桑叶 15g，菊花 8g，桔梗 10g，连翘 8g，杏仁 10g，甘草 6g，薄荷 6g，芦根 10g（或鲜品 20～40g）。

协 46（《金匮要略》酸枣仁汤）

炒酸枣仁 20g，川芎 10g，知母 10g，茯苓 15g，炙甘草 8g。

协 47（《伤寒论》四逆散）

柴胡 10g，枳实 15g，白芍 15g，炙甘草 8g。

协 48（《妇人良方》缩泉丸）

乌药 8g，益智仁 8g，山药 20g，白酒少许。

协 49（《医方集解》二至丸加制何首乌）

女贞子 20g，墨旱莲 20g，制何首乌 20g。

协 50（《金匮要略》苓甘五味姜辛汤）

茯苓 20g，炙甘草 8g，五味子 6g，干姜 6g，北细辛 6g。

协 51（《太平惠民和剂局方》四君子汤去人参，加党参）

党参 10g，茯苓 15g，白术 10g，炙甘草 8g。

协 52（《韩氏医通》三子养亲汤）

紫苏子 6g，白芥子 6g，炒莱菔子 10g。

协 53（《金匮要略》甘姜苓术汤）

炙甘草 10g，干姜 6g，茯苓 15g，白术 10g。

协 54（《太平惠民和剂局方》平胃散去生姜、大枣）

苍术 10g，厚朴 10g，陈皮 10g，炙甘草 8g。

协 55（《金匮要略》葶苈大枣泻肺汤）

葶苈子 10g，大枣 15g。

协 56（《金匮要略》当归贝母苦参丸）

当归 10g，浙贝母 10g，苦参 10g。

协 57（《金匮要略》当归芍药散）

当归 15g，白芍 30g，泽泻 25g，川芎 10g，茯苓 15g，白术 10g。

协 58（《证治准绳》五子衍宗丸）

菟丝子 20g，枸杞子 20g，覆盆子 15g，车前子 10g，五味子 8g。

协 59（《金匮要略》赤豆当归散）

赤小豆 15g，当归 15g。

协 60（《备急千金要方》独活寄生汤去人参，加党参。若需引热下行则改用怀牛膝）

独活 10g，桑寄生 15g，杜仲 15g，川牛膝 10g，北细辛 6g，秦艽 10g，茯苓 15g，桂枝 10g，防风 10g，川芎 10g，党参 15g，甘草 10g，当归 10g，白芍 10g，生地黄 15g。

协 61（《备急千金要方》苇茎汤）

苇茎 30g（或鲜品 60～100g），桃仁 10g，薏苡仁 30g，冬瓜仁 10g。

协 62（《景岳全书》引《医录》方生脉散，其人参现常用西洋参）

西洋参（阳虚改用红参）10g，麦冬 10g，五味子 10g。

协 63（《良方集腋》良附丸去香附子加制附片）

高良姜 10g，制附片 10g。

协 64（《金匮要略》芪芍桂酒汤）

黄芪 20g，白芍 20g，桂枝 10g，醋或米酒 20～30ml。

协 65（《伤寒论》《金匮要略》小承气汤）

大黄 10g，枳实 10g，川厚朴 10g。

协 66（《金匮要略》泽泻汤）

泽泻 30g，白术 15g。

协 67（《金匮要略》人参汤、《伤寒论》理中汤）

西洋参（或红参）10g，白术 10g，干姜 6g，炙甘草 8g。

协 68（《伤寒论》麻杏甘石汤）

炙麻黄 6g，杏仁 10g，炙甘草 8g，生石膏 20g。

协 69（《伤寒论》《金匮要略》小青龙汤）

炙麻黄 6g，桂枝 10g，北细辛 6g，干姜 6g，法半夏 10g，白芍 10g，炙甘草 6g，五味子 6g。

协 70（《伤寒论》芍药甘草汤）

白芍药 20g，炙甘草 10g。

协 71（《金匮要略》麦门冬汤去人参，加党参）

麦冬 30g，法半夏 10g，党参 15g，甘草 8g，粳米 30g，大枣 12 枚（24g）。

协 72（《金匮要略》甘草麻黄汤）

炙甘草 12g，炙麻黄 6g。

协 73（《丹溪心法》左金丸）

川黄连 10g，吴茱萸 5g。

协 74（《温病条辨》青蒿鳖甲汤）

青蒿 10g，制鳖甲 25g，生地黄 20g，知母 10g，牡丹皮 15g。

协 75（《外科发挥》仙方活命饮）

金银花 20～40g，防风 10g，白芷 10g，当归 10g，陈皮 10～30g，甘草 10g，赤芍 10g，浙贝母 10g，天花粉 10～30g，制乳香 10g，制没药 10g，炮山甲 6～10g，

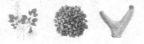

皂角刺 10 ~ 20g，白酒少许。

注：①本书协定处方在《内科病证验案析——经方临证要旨》（人民军医出版社，2016 年 1 月）的基础上增加了 4 方，并对其疏漏进行了修补。

②凡两方或两方以上合用者，相同药物的用量务必叠加。

③凡"甘草""牡蛎"等即是"生甘草""生牡蛎"，免添蛇足。

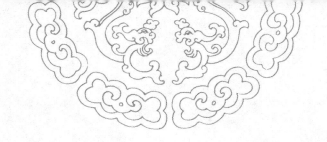

跋

　　理、法、方、药，向来是中医辨证论治的主线。八法在中医治法理论中占有重要的地位，八法多是指导、实施遣方用药的依据，而据八法罗列所治案例，则别具一格，独出心裁。将八法与脏腑相结合，则是将八法理论具体运用到相关脏腑疾病辨治中，拓展了八法的运用范畴，深化了八法的具体内涵，虽曰八法，而百法备焉。方从法出，效由方显，学者当于所列医案中细心体玩，领会八法灵活运用之法度，深研辨证论治之机要，于方药加减益损变化中，掌握方药使用之全貌，体悟八法临床运用之精髓。圆机活法，运用之妙，存乎一心，若学者从中有所得，则幸甚！

孟立锋